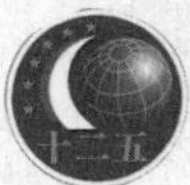

国家卫生和计划生育委员会“十二五”规划教材
全国卫生职业教育教材建设指导委员会“十二五”规划教材
全国高职高专院校教材
供护理、助产专业用

急危重症护理学

第3版

主　编　王惠珍
副主编　廖　毅　胡爱招
编　者（按姓氏笔画排序）
王继彦（大庆医学高等专科学校）
王惠珍（南方医科大学护理学院）
史　蕾（南方医科大学护理学院）（兼秘书）
刘晓红（安徽医学高等专科学校）
刘爱梅（山西医科大学汾阳学院）
杨丽全（莆田学院）
林碎钗（温州医科大学附属第一医院）
胡爱招（金华职业技术学院）
蓝惠兰（广东省人民医院）
廖　毅（温州医科大学）

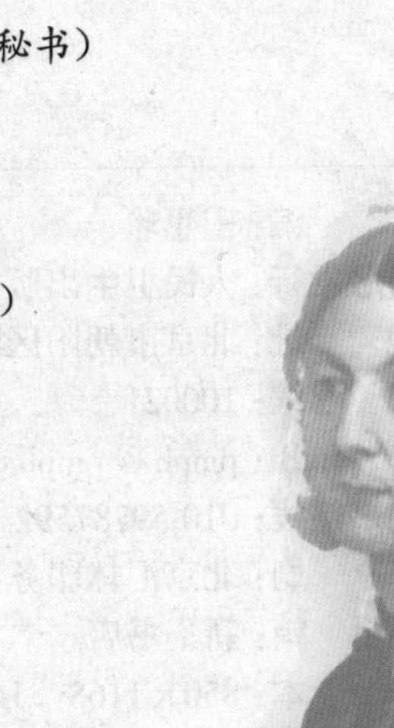

人民卫生出版社

图书在版编目(CIP)数据

急危重症护理学 / 王惠珍主编. —3版. —北京：人民卫生出版社，2013

ISBN 978-7-117-18332-1

Ⅰ. ①急… Ⅱ. ①王… Ⅲ. ①急性病－护理学－高等职业教育－教材②险症－护理学－高等职业教育－教材 Ⅳ. ①R472.2

中国版本图书馆CIP数据核字(2013)第290262号

急危重症护理学

第3版

主　　编：王惠珍
出版发行：人民卫生出版社（中继线 010-59780011）
地　　址：北京市朝阳区潘家园南里19号
邮　　编：100021
E - mail：pmph @ pmph.com
购书热线：010-59787592　010-59787584　010-65264830
印　　刷：北京汇林印务有限公司
经　　销：新华书店
开　　本：850×1168　1/16　　印张：12　　插页：8
字　　数：322千字
版　　次：2001年3月第1版　　2014年1月第3版
　　　　　2019年12月第3版第8次印刷（总第42次印刷）
标准书号：ISBN 978-7-117-18332-1/R・18333
定　　价：36.00元
打击盗版举报电话：010-59787491　E-mail：WQ @ pmph.com
（凡属印装质量问题请与本社市场营销中心联系退换）

修订说明

第一轮全国高职高专护理专业卫生部规划教材出版于1999年，是由全国护理学教材评审委员会和卫生部教材办公室规划并组织编写的“面向21世纪课程教材”。2006年第二轮教材出版，共23种，均为卫生部“十一五”规划教材；其中8种为普通高等教育“十一五”国家级规划教材，《基础护理学》为国家精品教材。本套教材是我国第一套高职高专护理专业教材，部分教材的读者已超过百万人，为我国护理专业发展和高职高专护理人才培养作出了卓越的贡献！

为了贯彻全国教育工作会议、《国家中长期教育改革和发展规划纲要（2010—2020年）》、《教育部关于“十二五”职业教育教材建设的若干意见》等重要会议及文件精神，在全国医学教育综合改革系列精神指引下，在护理学成为一级学科快速发展的前提下，全国卫生职业教育护理类专业教材评审委员会于2012年开始全国调研，2013年团结全国25个省市自治区99所院校的专家规划并共同编写完成第三轮教材。

第三轮教材的目标是“服务临床，立体建设，打造具有国内引领、国际领先意义的精品高职高专护理类专业教材”。本套教材的编写指导思想为：①坚持国家级规划教材的正确出版方向。②坚持遵循科学规律，编写精品教材。③坚持职业教育的特性和特色。④坚持护理学专业特色和发展需求，实现“五个对接”：与服务对象对接，体现以人为本、以病人为中心的整体护理理念；与岗位需求对接，贯彻“早临床、多临床、反复临床”，强化技能实训；与学科发展对接，更新旧的理念、理论、知识；与社会需求对接，渗透人文素质教育；与执业考试对接，帮助学生通过执业考试，实现双证合一。⑤坚持发挥教材评审委员会的顶层设计、宏观规划、评审把关的作用。⑥坚持科学地整合课程，构建科学的教材体系。⑦坚持“三基五性三特定”。⑧坚持人民卫生出版社“九三一”质量控制体系。⑨坚持“五湖四海”的精神，建设创新型编写团队。⑩坚持教学互长，教材学材互动，推动师资培养。

本套教材的特点为：

1. 教材体系创新　全套教材包括主教材、配套教材、网络增值服务平台、题库4个部分。主教材包括2个专业，即护理、助产；5个模块，即职业基础模块、职业技能模块、人文社科模块、能力拓展模块、临床实践模块；38种教材，其中修订23种，新编15种。以上教材均为国家卫生和计划生育委员会“十二五”规划教材，其中24种被确定为“十二五”职业教育国家规划教材立项选题。

2. 教材内容创新　本套教材设置了学习目标、导入情景/案例、知识拓展、课堂讨论、思考与练习等栏目，以适应项目学习、案例学习等不同教学方法和学习需求；注重吸收护理行业发展的新知识、新技术、新方法；丰富和创新实践教学内容和方法。

3. 教材呈现形式创新　本套教材根据高职高专护理类专业教育的特点和需求，除传统的纸质教材外，创新性地开发了网络增值服务平台，使教材更加生活化、情景化、动态化、形象化。除主教材外，开发了配合实践教学、护士执业考试的配套教材，实现了教材建设的立体化。

4. 教材编写团队创新　教材编写团队新增联络评审委员、临床一线护理专家，以保证教材有效的统筹规划，凸显权威性、实用性、先进性。

全套教材将于2014年1月出版，供全国高职高专院校使用。

教材目录

说明：

- 职业基础模块：分为传统和改革2个子模块，护理、助产专业任选其一。
- 职业技能模块：分为临床分科、生命周期、助产3个子模块，护理专业在前两个子模块中任选其一，助产专业选用第三个子模块。
- 人文社科模块：护理、助产专业共用。
- 能力拓展模块：护理、助产专业共用。
- 临床实践模块：分为护理、助产2个子模块，供两个专业分别使用。

序号	教材名称	版次	主编	所供专业	模块	配套教材	评审委员
1	人体形态与结构	1	牟兆新 夏广军	护理、助产	职业基础模块Ⅰ	√	路喜存
2	生物化学	1	何旭辉	护理、助产	职业基础模块Ⅰ	√	黄　刚
3	生理学	1	彭　波	护理、助产	职业基础模块Ⅰ	√	赵汉英
4	病原生物与免疫学※	3	刘荣臻 曹元应	护理、助产	职业基础模块Ⅰ	√	陈命家
5	病理学与病理生理学※	3	陈命家 丁运良	护理、助产	职业基础模块Ⅰ	√	吕俊峰
6	正常人体结构※	3	高洪泉	护理、助产	职业基础模块Ⅱ	√	巫向前
7	正常人体功能※	3	白　波	护理、助产	职业基础模块Ⅱ	√	巫向前
8	疾病学基础※	1	胡　野	护理、助产	职业基础模块Ⅱ	√	杨　红
9	护用药理学※	3	陈树君 秦红兵	护理、助产	职业基础模块Ⅰ、Ⅱ共用	√	姚　宏
10	护理学导论※	3	李晓松	护理、助产	职业基础模块Ⅰ、Ⅱ共用	√	刘登蕉
11	健康评估※	3	刘成玉	护理、助产	职业基础模块Ⅰ、Ⅱ共用	√	云　琳
12	基础护理学※	3	周春美 张连辉	护理、助产	职业技能模块Ⅰ、Ⅱ、Ⅲ共用	√	姜安丽
13	内科护理学※	3	李　丹 冯丽华	护理、助产	职业技能模块Ⅰ、Ⅲ共用	√	尤黎明
14	外科护理学※	3	熊云新 叶国英	护理、助产	职业技能模块Ⅰ、Ⅲ共用	√	李乐之 党世民
15	儿科护理学※	3	张玉兰	护理、助产	职业技能模块Ⅰ、Ⅲ共用	√	涂明华
16	妇产科护理学	3	夏海鸥	护理	职业技能模块Ⅰ	√	程瑞峰

续表

序号	教材名称	版次	主编	所供专业	模块	配套教材	评审委员
17	眼耳鼻咽喉口腔科护理学※	3	陈燕燕	护理、助产	职业技能模块Ⅰ、Ⅲ共用	√	姜丽萍
18	母婴护理学	2	简雅娟	护理	职业技能模块Ⅱ	√	夏海鸥
19	儿童护理学	2	臧伟红	护理	职业技能模块Ⅱ	√	梅国建
20	成人护理学※	2	张振香 蔡小红	护理	职业技能模块Ⅱ	√	云　琳
21	老年护理学※	3	孙建萍	护理、助产	职业技能模块Ⅰ、Ⅱ、Ⅲ共用	√	尚少梅
22	中医护理学※	3	温茂兴	护理、助产	职业技能模块Ⅰ、Ⅱ、Ⅲ共用	√	熊云新
23	营养与膳食※	3	季兰芳	护理、助产	职业技能模块Ⅰ、Ⅱ、Ⅲ共用		李晓松
24	社区护理学	3	姜丽萍	护理、助产	职业技能模块Ⅰ、Ⅱ、Ⅲ共用	√	尚少梅
25	康复护理学基础	1	张玲芝	护理、助产	职业技能模块Ⅰ、Ⅱ、Ⅲ共用		李春燕
26	精神科护理学※	3	雷　慧	护理、助产	职业技能模块Ⅰ、Ⅱ、Ⅲ共用	√	李　莘
27	急危重症护理学※	3	王惠珍	护理、助产	职业技能模块Ⅰ、Ⅱ、Ⅲ共用		李春燕
28	妇科护理学※	1	程瑞峰	助产	职业技能模块Ⅲ	√	夏海鸥
29	助产学	1	魏碧蓉	助产	职业技能模块Ⅲ	√	程瑞峰
30	优生优育与母婴保健	1	宋小青	助产	职业技能模块Ⅲ		夏海鸥
31	护理心理学基础※	2	李丽华	护理、助产	人文社科模块		秦敬民
32	护理伦理与法律法规※	1	秦敬民	护理、助产	人文社科模块		王　瑾
33	护理礼仪与人际沟通※	1	秦东华	护理、助产	人文社科模块		秦敬民
34	护理管理学基础	1	郑翠红	护理、助产	能力拓展模块		李　莘
35	护理研究基础	1	曹枫林	护理、助产	能力拓展模块		尚少梅
36	传染病护理※	1	张小来	护理、助产	职业技能模块Ⅱ	√	尤黎明
37	护理综合实训	1	张美琴 邢爱红	护理、助产	临床实践模块Ⅰ、Ⅱ共用		巫向前
38	助产综合实训	1	金庆跃	助产	临床实践模块Ⅱ		夏海鸥

注：凡标"※"者已被立项为"十二五"职业教育国家规划教材。

全国卫生职业教育护理类专业教材评审委员会名单

顾　　问

郭燕红　李秀华　尤黎明　姜安丽　涂明华

主任委员

巫向前　熊云新

副主任委员

金中杰　夏海鸥

委　　员（按姓氏拼音字母排序）

陈命家　程瑞峰　党世民　黄　刚　姜丽萍
李　苹　李春燕　李乐之　李晓松　刘登蕉
路喜存　吕俊峰　梅国建　秦敬民　尚少梅
王　瑾　杨　红　杨　军　姚　宏　云　琳
赵汉英

主编简介与寄语

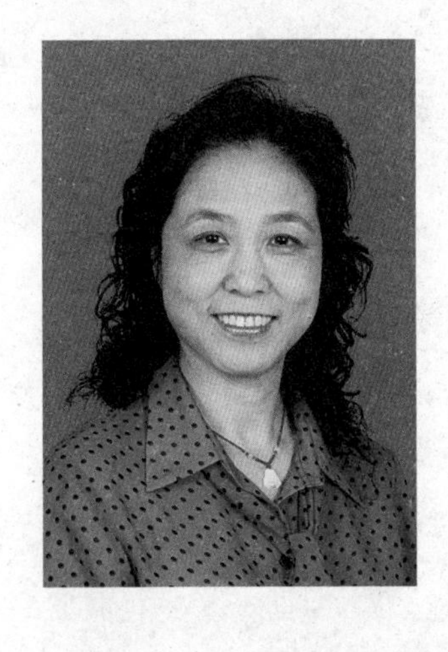

王惠珍，教授，博士生导师。现任南方医科大学护理学院院长。从事教学工作30余年，主要承担护理管理学、护理教育学、护理心理学、急危重症护理学的教学工作。任三种护理杂志编委。曾获军队院校“育才奖”银奖，被评为解放军总后勤部优秀教师、南粤优秀教师、首届校级名师。曾获军队科技进步三等奖2项、教育部教育软件优秀奖1项、教育部教学媒体教材一等奖1项、获各类教学成果奖及教学优秀奖16项。目前承担省部级研究课题8项，其中教育部课题3项，省级课题4项，已完成省部级课题多项。发表论文共80余篇，其中核心期刊发表论文20余篇，主编和参编国家级和省部级规划教材8部。多次举办参办国家级及省级新业务新技术培训班。

兼任广东省高等学校护理专业教学指导委员会主任委员，广东省护理学会教育专业委员会主任委员，教育部高等学校护理专业教学指导委员会委员，全国高等医学教育学会护理教育分会常务理事。

写给同学们的话——

“时间就是生命，抢救就是命令”。在学习急危重症护理学的过程中，同学们一定要增强急救意识，要努力提高在紧急情况下迅速评估、正确决策和果断实施的综合急救能力。只有这样，才能在与死亡拼速度的抢救过程中，为患者赢得生的希望。

前言

急危重症护理学是一门综合性、实践性很强的护理学科，其目的是通过讲授急危重症护理学的基本理论，训练急救、危重症监护的基本技能，增强学生的急救意识，培养学生在紧急情况下迅速评估、正确决策和果断实施的综合急救能力。随着医疗科技水平的飞速发展，急危重症救护的理念不断更新，急救技术、危重症监护技术快速发展、完善，教材的编写要紧密联系国内外急危重症护理最新的理论与技术进展，突出急危重症护理特有的逻辑性思维方式和实际临床工作的可操作性，强调对学生实践能力与创新精神的培养，鉴于此，《急危重症护理学》(第2版)进行了更新和修订。

本教材的编写力求内容科学、精炼、新颖，突出危重症护理学科特点，增强教材的系统性，避免与其他相关学科的简单重复，特别注重学生急救思维、急救意识的培养以及综合应用已有护理学科知识处理各种紧急、危重病症的能力。全书共分十四章，分别介绍了院前急救、急诊护理、危重症护理以及常用救护技术等内容，在教材编写形式上增加了导入情景，增强理论内容与临床实践的密切结合，培养学生的临床思维能力。通过对急危重症学科救护新理念、新进展等知识的拓展，开拓学生的知识面，并增加教材的可读性。

本教材供全国卫生职业教育高职高专院校护理、助产及其他医学专业学生使用，也可供在职急危重症护理工作者参考。

本教材的编写得到各参编单位领导和专家们的大力支持和帮助，在此深表谢意！但由于水平有限，时间仓促，疏漏和不妥之处，恳请广大读者指正。

王惠珍
2013年11月

目录

第一章 绪 论

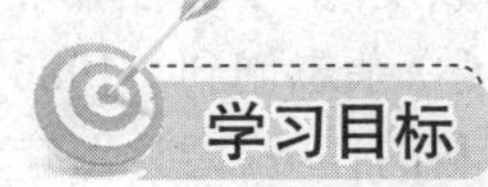

1. 掌握急危重症护理学的范畴、急诊医疗服务体系的概念。
2. 熟悉急危重症护理学的概念、急诊医疗服务体系的管理。
3. 了解急危重症护理学的发展简史、急危重症护士应具备的素质。

随着人类活动范围的不断扩大、生活节奏的加快、现代化程度的提高以及交通运输多样化，急危重症患者迅速增多，急危重症救护工作越来越受到重视。为了满足社会的需要，现代急危重症护理学应运而生，在挽救患者生命、提高抢救成功率、促进患者康复、减少伤残率、提高生命质量等方面发挥越来越重要的作用。

第一节 概 述

急危重症护理学（emergency and critical nursing）是一门研究各类急性病、急性创伤、慢性病急性发作及危重患者的抢救与护理的跨学科的综合性应用学科。它以挽救患者生命、提高抢救成功率、促进患者康复、减少伤残率、提高生命质量为目的。

急危重症护理学是与急诊医学及危重症医学同步建立和成长起来的，既是护理学的重要组成部分，又是急诊医学、危重病医学的组成部分。随着医学学科的发展，急危重症护理学得到了快速发展，在救治急危重症患者方面发挥了重要作用。在我国，它经历了急诊护理学、急救护理学、急危重症护理学等名称上的不断演变，其涵义也得到了极大拓展。

一、急危重症护理学的起源与发展

急危重症护理学的起源可追溯到1854—1856年间的克里米亚战争。前线战伤的英国士兵死亡率高达42%以上，弗洛伦斯•南丁格尔率领38名护士前往前线实行救护，使死亡率下降到2.2%。这充分说明了急救护理技术在抢救急危重症患者中的重要作用。

急危重症护理学是随着急救医学发展起来的护理学科。美国是急救医学的发源地。

20世纪50年代至60年代初，欧美国家的一些大的医疗中心相继建立了重症监护治疗病房。1963年，美国耶鲁大学的New Haven Hospital急诊科首次运用分诊技术。1966年，美国颁发了《公路安全法案》，规定要重视现场急救，并为此培训急救人员及非医务工作者的初级急救技术，取得较好效果。1968年，美国麻省理工学院建立急诊医疗服务体系。1972年，英国皇家护理学院（The Royal College of Nursing，RCN）A&E护理团体（Accident & Emergency Nursing Group）成立，该团体的主要功能之一便是为A&E护士不断更新临床急救知识与技术，并由此形成了当今急救护理课程的雏形。随着电子设备的发展，如心电示波器、电除颤器、人工呼吸机、血液透析机的出现并用于临床，使急救护理的理论和实践得到了进一步发展。1975年5月，国际红十字会在前联邦德国召开了急救医疗会议，提出了急救事业国际

化、国际互助和标准化方针，要求急救车装备必要的仪器，国际统一急救电话号码及交流急救经验。1979年，国际上正式承认急救医学是一门独立的医学学科，紧随其后，急救护理学也成为护理学中的一门重要学科。1983年，美国医学专业委员会确立麻醉、内科、外科和儿科四大医学专科中设立危重症医学专业。此后，急危重症护理在国际上迅猛发展，为急危重症患者提供最及时的救护，挽救了成千上万人的生命。

我国的急危重症护理工作，开始于抗日战争和解放战争时对伤员的战地初级救护和转运。20世纪50年代，我国按照前苏联模式开始在大中城市建立急救站；70年代开始建设心脏监护病房；80年代各医院相继成立急救中心。1980年10月，卫生部颁发“关于加强城市急救工作的意见”，要求根据条件加强急救工作。1981年《中国急救医学》杂志创刊。1983年，卫生部颁布了“城市医院急诊室（科）建设方案”，该方案规定了急诊科的任务、急诊医疗工作的方向、组织和管理，以及急诊工作的规章制度。许多医院相继成立了急诊科、专科或综合监护病房，从此我国的急危重症护理步入正轨。

1986年11月，我国通过了《中华人民共和国急救医疗法》。此后，急救工作加快发展，设立全国统一呼叫号码为“120”。20世纪90年代以来，随着我国经济实力的增强和全社会对急危重症护理重要性认识水平的提高，由院前急救、急诊科、ICU构成的急诊医疗服务体系逐步建立健全，拥有了现代化的监护型救护车和灵敏的通讯工具，使抢救半径缩短至5km左右。1999年由我国54个民航医疗机构联合发起成立了“中心民航机构管理委员会现代医学航空救援专业组”，使航空急救做到“应急、就近、方便”。

教育部将“急救护理学”确立为护理学科的必修课程，高等医学院校本、专科护理教育都开设了“急救护理学”。中华护理学会和危重症病监护委员会等各级专业协会积极开展专科培训及学术活动，培养了大批急危重症护理人才。

目前，我国急诊医疗服务体系基本健全、急救网络逐步形成，全民急救意识普遍提高。急危重症护理学的内容和范畴不断扩展，在急诊医疗服务体系中显示出举足轻重的地位和作用。

二、急危重症护理学的研究范畴

急危重症护理学是急救医学的重要组成部分，随着急救医学的发展，研究范畴日益扩大，内容更加丰富。

1. 院前急救　是指急危重症患者进入医院前的救护，包括现场急救和途中监护两大任务。现场急救指在发病现场对患者进行初步救护，如复苏、止血、包扎、固定、解毒等的救护。途中监护指从发病现场转送到医院途中需要实行的监测及护理，为后续救治争取时机。

2. 急诊科救护　是指急诊科医护人员对急危重症患者实行集中式抢救、监护、留院观察。经急诊科处理后，部分患者治愈出院；部分患者住院继续治疗；部分患者需收入重症监护病房进一步救治。

3. 重症监护病房救护　是指受过专门训练的医护人员在配备先进急救设备和监护设备的重症监护病房，对危重症疾病患者，如心搏呼吸骤停、休克、昏迷、多器官功能衰竭、严重水电解质酸碱平衡紊乱、急性多发性创伤等患者进行全面监护及治疗。

4. 灾难救护　是指对自然灾难（如地震、洪水、旱灾、台风、海啸、雪崩、火山爆发、泥石流、虫害等）和人为灾难（如交通事故、化学中毒、放射性污染、战争、武装冲突等）所造成的人员伤害迅速有效地进行救治。

5. 急危重症护理教学、管理和科研　包括急危重症护士的技术业务培训、急救护理工作的管理、科学研究和情报交流等。

三、急危重症护理学的学科特点与要求

急危重症护理学是一门跨学科的综合性学科，涉及临床各专科的知识，还要有综合运用的能力。抢救患者的过程中需要应用各临床专科技术和急救技术，其业务范围涉及甚广，工作性质与临床科室既紧密相连，又有其独立性和专业性。急危重症患者具有起病急、病情危重、变化快和病因复杂等特点，要求护士在最短的时间内用最有效的方法对接诊患者作出初步判断，并给予紧急救护。这对急危重症护士提出了更高的素质要求。

1. 培养良好的职业道德　急危重症患者起病急、病情危重、变化快，要求急危重症护士要有强烈的责任心，牢固树立“时间就是生命”的观念，高速度、高效率抢救患者的生命。还需要有不怕脏、不怕累、不怕危险的精神，在抢救灾害性事故患者时，还需要有献身精神。如果护士在工作中疏忽大意或掉以轻心，就会增加患者的痛苦，丧失抢救、治疗患者的时机。

2. 具有良好的管理协调能力　急危重症护士是各项救护措施的执行者，需要积极实施和配合各种急救操作，辅助抢救人员正确使用各种仪器，保证用药准确、及时。无论是急危重症护士还是患者、医护人员、家属和对外的联系者，能否排除抢救护理的各种障碍，协调好各个方面的关系，直接关系到抢救工作能否顺利开展。因此，急危重症护士必须具备良好的管理协调能力，才能有条不紊地开展各项抢救工作，提高抢救成功率。

3. 掌握扎实的理论知识　急救所面对的患者常常有多种疾病共同存在，会涉及内、外、妇、儿等各专科疾病中的急性病、危重病，在工作中需要这些专业范畴的专业知识，同时还会涉及伦理学、社会学、心理学等多方面的知识，这就要求护士不仅要有扎实的基础理论知识，还要善于将基础理论与各科知识相互联系，融会贯通，并将理论与实践结合，认真总结成功的经验和失败的教训，善于分析在抢救中遇到的各种问题，经过科学的思考，提高分析问题、解决问题的能力。

4. 熟悉常用急救技术　对急诊患者的抢救，特别是大规模急危重伤病患者的抢救，是一个系统工程，要求各方面人员协调作战，所以对急救技术水平要求很高，必须准确到位，否则很容易影响整体抢救效果。护士一定要熟悉掌握急救技术，才能及时有效应用。

5. 具备健康的体魄和良好的心理素质　急危重症患者的病情危重、变化快，抢救工作紧张激烈，随时可能出现大批的患者，使工作负荷加大，要求急危重症护士具有充沛的精力，随时应对突发事件。因此，急危重症护士必须拥有健康的体魄，有较强的耐力与体力，能吃苦耐劳，才能完成急危重症护理工作。

第二节　急救医疗服务体系的组成与管理

一、急救医疗服务体系的组成

急救医疗服务体系（emergency medical service system，EMSS）是综合院前急救、院内急诊科救护、重症监护室救护和各专科的“生命绿色通道”为一体的急救网络，即院前急救负责现场急救和途中救护，急诊科和ICU负责院内救护，它既适合平时的急诊医疗工作，也适合大型灾害和意外事故的急救。

急救医疗服务体系在概念上强调急诊的即刻性、连续性、层次性和系统性，主要是应对地震、水灾、火灾、重大交通事故、楼房倒塌、爆炸等灾难事故造成的群体伤员的紧急医疗救治。在事故现场或发病之初即对伤病员进行初步急救，先是人群自救互救，随后带有抢救设备的急救员和救护组来到现场参加急救；然后用配备急救器械的运输工具把患者安全、快速护送到医院的急诊中心，接受进一步抢救和诊断，即所谓医院急救；待其主要生命体征

稳定后再转送到重症或专科监护病房。

近30年来，急救医疗服务体系在国内外得到了迅速发展，日益受到各级卫生机构及广大患者的关注。建立一个组织结构严密，行动迅速，并能实施有效救治的医疗组织来提供快速的、合理的、及时的处理，将患者安全地转送到医院，使其在医院内进一步得到更有效的救治，成为急救医疗服务体系的主要目标。各国政府也逐渐认识到发展急救医疗服务体系的重要性和迫切性，发达国家尤其重视EMSS的发展和完善，这种随着高科技发展起来的急救医学模式一经建立就显出了勃勃生机。

我国急救医疗服务始于20世纪50年代，大中城市出现了院前医疗救治的专业机构——救护站。1980年10月，卫生部正式颁布了新中国成立后第一个关于急救的文件——《关于加强城市急救工作的意见》，总结了新中国急救工作的基本状况，提出了建立、健全急救组织，加强急救工作，逐步实现现代化的一系列意见，将发展急救事业作为医院建设的重要任务。随后，急救医疗服务体系在我国逐渐发展起来，建立了日益完备的城乡急救组织。它是院前急救中心(站)、医院急诊科、重症或专科监护病房三部分有机地联系起来的一个完整的现代化医疗机构。目前，我国二级以上的医院均设有急诊科，地市级城市均有急救中心或急救站，综合性大医院都建立了重症监护病房，配备了一定的专业队伍。

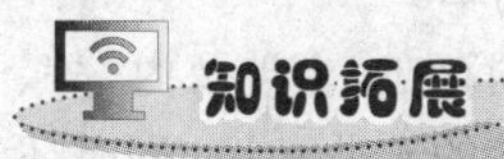

急救医疗服务体系

急救医疗服务体系(emergency medical service system，EMSS)是必须具有较强的受理应答呼救能力的专业通讯指挥、承担院外急救的机构。同时迅速地派出救护力量，到达现场处理急危重症患者。为了缩短救护时间，急救系统应该有一个统一的电话号码。如美国家喻户晓的“911”、法国的“15”、中国香港特别行政区的“999”、日本的“119”以及德国的“112”。1986年，我国将“120”定为医疗急救电话。近年来，部分城市开通了红十字会系统设立的“999”急救电话。

二、急诊医疗服务体系的管理

我国EMSS工作起步较晚，与发达国家相比还存在一定的差距。原卫生部从急救事业的组织建立、体制管理、救治质量等方面给予了政策性和指导性支持，推动我国EMSS的进程，探索一条符合我国国情的EMSS发展道路。

1. 建立灵敏的通讯网络　建立、健全灵敏的通讯网络是提高急救应急能力的基础，对重要单位、重点部门和医疗机构设立专线电话，以确保在紧急呼救时通讯畅通无阻，提高反应时效。

2. 改善院前急救的运输工具　急救用的运输工具既是运送病员的载体，又是现场及途中实施抢救、监护的场所。救护车要配备必要的设备，可实施气管插管、输液、心脏除颤等措施和心电监护、血氧饱和度等监测。在沿海地区、边远地区、牧区及有条件的城市，应因地制宜，根据急救需要发展急救直升机或快艇。各级卫生行政部门，要制定完善急救运输工具的使用管理制度，保证其功能正常良好。

3. 加强急救专业人员培训　编著统一并不断更新的适合我国院前急救实际情况的培训教材，对急救专业人员进行理论知识和操作技能的培训。建立院前急救人员准入制度，确保院前急救人员都经过专业培训并具备相应的业务水平。建立急救专业人员复训和考试制度，促进急救专业人员的业务水平不断提高。EMSS的管理人员需要具有医学资格，并接受管理培训。

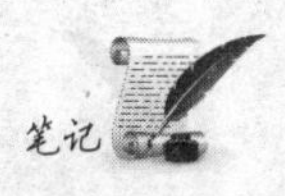

4. 普及社会急救 政府和各级各类医疗卫生机构应广泛宣传培训，普及急救技术，如徒手心肺复苏、骨折固定、止血、包扎、搬运等。意外灾害发生时，在专业人员尚未到达现场时，现场人员能自救和互救。广大群众在各种场所遇到急诊时，有义务向就近医疗机构或急救部门呼救。社会各部门、各单位接到呼救信息，必须从人力、物力、财力和技术方面给予全力援助。

5. 完善卫生法律法规 目前，我国的急救医疗规范、装备配备标准、急救人员培训与使用、院前急救服务标准还不统一。因此，需要完善相关的卫生法律法规，稳定急救队伍，加快学科发展，提高服务质量。

6. 组建布局合理的急救网络 我国人口众多，各地经济发展差异较大，卫生资源的配置利用不平衡，EMSS 的各环节存在衔接不良的问题。根据实际情况，卫生行政部门在县以上地区应组建本地区急救站、医院急诊科（室）、社区卫生服务中心等相结合的医疗急救网。在省（自治区、直辖市）应建立急救中心，掌握急救信息，承担院前急救、院内抢救、培训和科研等工作。通过建立统一管理机构，优化急救网络，合理利用急救资源，促进 EMSS 更加完善。

（胡爱招）

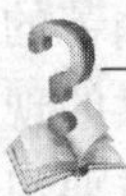

思考题

1. 简述急危重症护理学的研究范畴。
2. 急救医疗服务体系包括哪几部分？
3. 如何推动我国 EMSS 的发展和建设？

第二章 院前急救

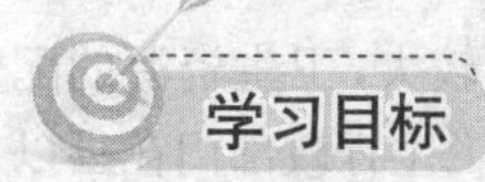

1. 掌握院前急救的特点、原则、基本护理工作程序及灾难院前救护要点。
2. 熟悉院前急救的工作模式。
3. 具有尊重患者、有效沟通的能力。

院前急救(prehospital emergency medical care)是指对急、重、危伤病员在进入医院以前所进行的医疗救护，包括伤病现场的医疗救护、运送及途中监护等环节。广义上是指医疗人员或目击者在伤病现场对伤病员进行的相关急救，以维持其基本生命体征，减轻痛苦的医疗行为。狭义上则专指从事急诊急救医疗工作的医务人员为急、重、危伤病员提供的现场急救、分诊分流、转运和途中救护服务等。院前急救是急诊医疗服务体系的一个重要组成部分，被视为急诊医疗服务体系的首要环节，与院内急救、重症监护密切相关，越来越受到社会和医疗机构的广泛关注。

第一节 概 述

一、院前急救的特点及原则

(一) 院前急救的特点

明确院前急救的特点在急救工作的组织及急救效率的提高方面具有重要的意义。院前急救的特点大致可归纳为以下几个方面：

1. 社会性及随机性较强　院前急救活动涉及社会的各个方面，已跨出了纯粹的医学领域，这是其社会性强的主要表现。院前急救随机性强的特点则主要表现在患者呼救没有时间的限制，病情种类多样化，重大事故或灾害的发生时间及地点往往也是未知的。

2. 时间紧急

(1) 行动急：急救工作要求一有“呼救”必须立即出动，一到现场必须迅速实施抢救，抢救后根据病情判断是需立即运送或就地监护治疗。不管是危重患者还是急诊患者，几乎都是急性病或慢性病的急性发作，急救工作必须充分体现“时间就是生命”的理念，紧急处理，刻不容缓。

(2) 心情急：多数患者及其亲属在伤病现场往往都是倍感焦虑和恐惧，要求迅速送往医院进行紧急抢救的心理十分迫切，即使是无生命危险的急诊患者也不例外。

3. 流动性大　院前急救系统一般都是在急救医疗服务的区域内活动，而急救地点可以分散在区域内的每个角落，如所管辖范围内的任何街道、工厂、学校及居民场所等。患者的流向一般也是不固定的，它可以是区域内每一个综合性医院(有固定接收医院的地区除外)。遇有特殊需要，如有突发灾害事故发生时，可能也会超越行政医疗区域分管范围，如可能到邻近省、市、县请求援助，前往出事点的往返距离常可达数百公里。

4. 急救环境条件差　现场救护的条件大多比较差，主要表现在急救人员、设备仪器均受限制；环境恶劣、设备受现场条件限制；患者病史不详，缺乏客观资料；运送时救护车的震动、马达声和路途颠簸等常给一些必要的检查、治疗工作带来困难，有时甚至因为险情未除造成人员的再度伤亡。

5. 病种复杂多样　呼救的患者疾病种类会涉及临床各专科，而且是未经筛选的急症和危重症患者，因此要求救护人员需要在较短时间做好患者病种的初步筛选、诊断和处理等工作。这就要求救护人员需要掌握全科的知识和技能，能自然地应付各专科急诊患者，此被视为院前急救十分重要的特点。

6. 以对症治疗为主　在院前急救现场，通常是没有足够的时间和良好的条件来给医护人员进行患者伤（病）情的鉴别诊断。医护人员的主要任务是对症急救，也即做好针对生命指征的问题尤其是心、肺、脑功能衰竭进行心肺脑复苏，以及对外伤的止血、包扎、固定和搬运等能使患者初步得以救生的各种对症急救工作。

7. 体力强度大　随车的救护人员在到达现场前可能要经历道路不平坦等带来的颠簸劳累。同时，院前急救的现场也是各种各样的，可能处于高楼或高坡上，也可能是位于车辆无法到达的偏僻地方，甚至是布满荆棘的地方，医护人员同时需要随身携带急救箱，既要救治患者，又要指导和帮助搬运患者，运送途中还需密切观察患者的病情变化。因此，在急救的整个过程中，体力消耗较大，这就要求救护人员需具备良好的身体素质。

（二）院前急救的原则

院前急救是救护人员在特定的环境中用极其有限的医疗条件来解决不可预知的医疗问题，因此院前急救总的原则是“先救命后治病，先重后轻”。具体原则列述如下：

1. 立即使伤（病）员脱离危险区　救护人员在伤病现场实施救护前应先进行周围环境的评估，必要时，要先排险后再实施救护。

（1）先复苏后固定：遇有心搏呼吸骤停合并骨折者，应首先用心肺复苏术对患者进行心肺复苏，直至心跳、呼吸恢复，患者基本生命体征趋向平稳后，再固定骨折。

（2）先止血后包扎：遇有大出血合并创口者，首先立即用指压、止血带、药物等方法进行止血，防止因持续性失血而导致失血性休克，然后再进行消毒、包扎创口。

（3）先重伤后轻伤：遇到群伤事故时，救护人员应分清急缓、轻重，优先抢救急、危、重病员，后抢救伤势较轻的病员，总的来说须遵循“先急后缓、先重后轻、先近后远”的原则。

2. 先救命后治病，先救治后运送　在伤病现场，应先争取时间现场挽救患者的生命，待病情稍稳定后再进行运送。在运送途中，不能停止对患者的抢救，要继续密切观察患者的病情变化；注意路途的选择，途中应尽可能减少颠簸，必要时注意保暖，确保患者能够平安抵达目的地，减少患者的痛苦，减少死亡。

3. 急救与呼救同时进行　当面对大批伤病员时，又有多人在现场的情况下，要具备良好的心理素质，利用熟练的急救处理经验，做到忙而不乱、紧张而有序地分工合作，急救和呼救相结合，以更快地争取到急救外援；当只有一人在场的情况下，应先进行紧急施救，而后在短时间内进行电话呼救。

4. 争分夺秒，就地取材　大量的急救实践证明，救护人员越早接近伤病员，受伤后所需的急救时间就越短，伤病员的存活率也就越高。这就要求救护人员在达到现场的第一时间要快速反应，就地取材，实施综合的急救措施，争分夺秒地开展一系列的救治工作，挽救患者的生命。

5. 保留离断肢体和器官　如断肢、断指、牙齿等。发生断肢后，尽快使伤者连同伤肢（指）离开现场，以抢救生命为主。准确记录断肢（指）的时间和伤后处理情况，了解致伤原因及损伤程度。

6. 搬运与医护一致性　应克服过去急救搬运由交通部门负责，途中医护由卫生部门负责的现象，避免因协调不够而使得途中抢救无保障，以及车辆颠簸等增加伤员不应有的痛苦和死亡。要做到医护和抢救运送的任务要求一致、协调步调一致、完成任务的指标一致。

7. 加强途中监护并记录病情　对患者进行现场急救处理后，要快速充分利用车上装备，如呼吸机、心电监护除颤仪、吸痰器、颈托等对患者进行生命支持与监护。强调在搬运及转送途中确保患者不会因此而危及生命或使其病情急剧恶化，将患者安全送至相关医院。

二、院前急救的现状与发展

（一）院前急救的现状

1. 西方院前急救的现状　英美急救模式和法德急救模式均有相应的国家急救法律作为保障，政府投入资金恒定；城市的报警电话号码统一，调度指挥统一实行计算机操控系统；急救人员均是医学院校毕业，急救培训比较规范；待遇较好，急救队伍稳定；发展较为成熟。

2. 中国院前急救的现状　中国的急救法律体系还未定型。城市报警电话号码分为医疗、警务和消防等几种，报警信息尚未普遍联网，调度指挥主要分为计算机平台和电话两种形式。急救人员虽也为医学院校的毕业生，但是培训欠规范。车载医疗装备参差不齐。目前，对于急救技术的规范及急救设备的研发、建立完善的院前急救体系，提高急救时效，是我国亟待解决的问题。

（二）院前急救的发展

1. 西方院前急救的发展　如同西方国家医学的发展一样，院前急救也是人类在长期与疾病作斗争的实践中产生和发展起来的，同样受社会经济、科学文化等多种因素的影响，经历了漫长的发展过程。院前急救被视为整个医疗卫生服务工作中急救医疗服务的一个重要组成部分，其组织形式和管理方式与本国的医疗制度相适应。西方国家的院前急救体系目前已处于发展成熟阶段，但仍然存在部分“急救盲区”现象。因此，国外也一直在努力不断改进和提高院前急救的技术和装备。

2. 中国院前急救的发展　我国的院前急救医疗体系的建设虽已经逐步得到了社会和政府的关注，但因为起步比较晚，目前还是一个新兴的学科。院前急救的发展共经历了三个阶段：第一阶段：改革开放以前，基本是以救护车转运服务的急救站形式存在。第二阶段：20 世纪末，中国的院前急救逐步形成了集独立型、院前型、依托型、指挥型为一体的运作模式。第三阶段：2003 年非典型肺炎（SARS）暴发之后，中国的院前急救得以快速发展，形成了代表政府职能的，集医学急救、灾难救援、医疗保障、危重症监护转运等功能为一体的急救医疗服务体系，急救中心也向医疗紧急救援中心转变，标志着院前急救进入了第三阶段。

重视院前急救技术的提高和设备的研究，提高院前急救的救护质量，从宏观和微观两方面共同努力，致力于提高医院的社会效益、降低社会群体的病死率及伤残率。

三、院前急救的工作模式

（一）英美模式

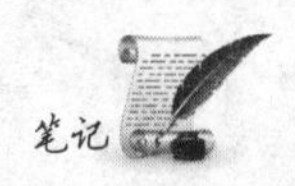

以英美为代表的发达国家的院前急救系统主要强调以转送为主，突出“急”字，即强调以医院急诊为中心，主张伤病员的院前快速转运，救护车一般只配备急救员和简单的器械、药品。急救车平时就在街道上行驶，急救员负责出诊，一旦接到呼救，立即直接奔赴伤病现

场，进行现场简单的医疗处置后将患者迅速转送医院，即强调在最短的时间内将伤病员送至医院，有些地区从呼救至患者入医院仅只需6分钟。但是该模式容易导致二次转院的发生。该模式采用统一的应急电话号码，集消防、警察和医疗急救为一体。采用这种院前急救工作模式的国家主要有美国、英国、澳大利亚等。

（二）欧洲模式

法国急救系统主要以救治为主，突出一个“救”字，强调伤病员的院前救治，救护车上一般配有经验丰富的医生和齐全的检查工具、救护设备及药品，类似一个移动的ICU病房。救护人员现场给予危重患者有效的救治，待患者生命体征平稳后，再直接转入有能力救治的相关医院，即强调在最短的时间里把“医院”送到患者的身边。该模式有效地避免了二次转院的发生。该急救系统模式一般有专用的医疗急救电话号码。该模式的急救理念就是要把最好的急救医生送到伤病现场，这样有利于现场情况的稳定，同时也有助于为患者提供高水平的医疗救护，转送其到相关医院进行进一步的救治。法国和俄罗斯等欧洲国家采用这种急救系统工作模式。

此外，法国紧急医疗救助体系（SAMU）对消防部门等救助机构具有调度指挥和协同的权利，私人救护车公司、红十字协会、公民保护协会、家庭医生等也是法国院前急救系统的辅助组成部分。

（三）中国模式

中国模式目前仍处于发展成熟之中，介于法、美模式之间，具有救治与运送相结合的特点。它强调以医院为中心，以该院的急诊科为职能核心。院前强调伤病员的快速转运，通过求救电话情况迅速判断需要派出的救护车种类，而患者的检伤分类、辅助检查、诊断与鉴别诊断等主要在医院急诊室完成，这点和美国模式相似，强调院前转送，院内救治；中国的院前急救，每辆救护车上配备1名医生和1名护士，医生根据现场情况决定立即转运或是首先给予一定的医疗干预稳定伤情，并有权决定将患者送往就近急诊室或适合病情的医院，这与法国模式很接近，强调患者的院前救治。

由于中国的地域差别，主要存在以下几种运行模式：

1. 广州模式　医院进行行政划区，通过调度指挥全市医院急诊室的救护车开展院前急救，调度指挥中心与院前急救人员是非隶属关系。其特点主要是投资少，充分利用医疗资源，但在各医院急诊科的协调方面具有一定的困难性。

2. 上海模式　单独开展院前急救，主要开展单一的院前急救工作，院前人员均隶属于急救中心，由专职急救员担任此项工作，管理起来比较容易，院前反应速度也较快。

3. 重庆模式　主要依托于综合医院开展院前急救，目前，医院急救中心建在重庆市第四人民医院内，相关人员均隶属医院管理。

4. 北京模式　独立型的院前、院内结合开展急救的工作模式，主要任务是院前急救，院内提供床位收治患者，这种模式多被认为不适合北京，其未能充分利用其他医院的医疗资源，需要巨额资金和大量人才来进行急救系统的完善，目前已经进行了改进。

5. 香港模式及苏州模式　香港及苏州模式是急救与消防、公安等相结合的联动型模式，报警电话统一是“999”。这种模式的急救人员训练有素，急救设备精良，院前反应快，目前在各地已被逐步采用。

6. 沈阳模式　注重将急诊重症监护室医生、急诊住院医生、专科医生推向院前急救，强调将院内急救搬到院前，提高了整体救治水平。

中国的院前急救模式受经济发展水平等的影响，各有特色，但也存在着一定的局限性。在未来的几年里，中国的院前急救模式将得到进一步的完善和发展，会更加突出急救的时效性。

第二节 院前急救护理

情景描述：

张师傅是一名货车司机，今年32岁，一天在公路上驾车时不慎与一辆满载乘客的大巴车迎面相撞，部分乘客被抛出车窗外而落水。

请思考：

1. 如果此时你刚好目睹了车祸经过，应如何紧急呼救？
2. 急救人员赶赴现场后应立即进行哪些方面的评估？
3. 现场救护中应遵循哪些原则？
4. 试述重症伤员转运途中的救护要点。

一、现场评估

（一）现场观察保证安全

急救人员首先应进行现场环境的评估，观察现场有无危险因素的存在，同时查询患者受伤的线索，这对判断伤情是很有必要的。如现场仍有危险因素存在，切不可盲目行事，应先去除危及在场人员生命或影响救治的因素，再进行救治，确保伤者和救援人员的安全。

（二）病情的评估

无论现场伤病员的病情如何，对伤病员的评估过程和方法大致都是相同的。但对于危重伤病员来说，常常需要病情评估、抢救和处理同时进行。首先要处理可能危害患者生命安全的情况，特别是心跳、呼吸骤停的患者。只有在威胁患者生命的危险因素去除后，才能有系统地进行详细的检查及处理其他情况。

1. 判断伤病员的清醒程度——response　若患者对呼唤、轻拍均无反应，婴儿拍打足跟或掐捏其上臂不能哭泣，则可判断其无意识。一旦初步确定患者神志昏迷，应立即呼救，请求援助。

2. 判断伤病员的气道是否通畅——airway　检查伤病员是否有呼吸困难症状存在，并查明原因，必要时清除伤病员口腔等部位的异物，有义齿托者需取出，保持伤病员气道的通畅，如伤病员昏迷，但没有颈椎骨折的可能时，可用仰头举颏（颌）法（或仰头抬颈法）；如伤病员昏迷，又有颈椎骨折的可能时，应指导其他人员协助固定伤员的头部及颈椎，并用创伤举颌法。

3. 判断伤病员是否有呼吸——breathing　在判断患者呼吸情况之前要确保呼吸道的畅通，因为只有气道通畅后才可以明确判断呼吸是否存在。

维持开放气道的位置，用耳贴近患者的口鼻，头部侧向患者胸部。眼睛观察患者胸部有无起伏；面部感觉患者呼吸道有无气体排出；耳听患者呼吸道有无气流通过的声音。前后观察时间应控制在10秒钟左右，有呼吸者，注意气道是否通畅；无呼吸者，立即进行人工呼吸。

4. 判断伤病员是否有脉搏——circulation　成人可通过触摸桡动脉或颈动脉来判断有无搏动及搏动的强弱；婴儿触摸颈动脉或腹股沟动脉判断有无搏动及其强弱。如触不到桡动脉搏动，提示收缩压降至80mmHg以下；如触不到颈动脉搏动，提示收缩压下降到70mmHg以下。对没有呼吸脉搏及微循环者需立即进行心肺复苏。

二、现场救护

(一) 紧急呼救

现场对患者进行迅速评估及病情初步判断后，需要立即对危重患者进行抢救，同时及时向相关的专业急救机构、医疗部门等求救，拨打急救电话120或大声呼救，请求援助。打电话时要讲清楚呼救人的电话号码及姓名、患者的电话号码及姓名、地址、患者的病情状况和事故现场的情况等，以便医务人员能够迅速准备急救药品及时赶到伤病现场。

(二) 体位

1. 体位的安置　急救人员需根据患者病情的轻重不同，为其采取相适应的体位。原则上是在不影响急救处理的情况下，将患者放置为安全舒适的体位。

(1) 无意识、无呼吸、无心跳者：应给予复苏体位即仰卧位，并将患者置于坚硬的平面上，如硬木板床等，不要让其头颈、躯干扭曲。解开患者的衣领纽扣与裤带，进行现场心肺复苏。

(2) 神志不清有呼吸及循环者：应给予患者恢复体位即侧卧位，以防止呕吐物进入气管而产生窒息。

(3) 特殊体位要求：急性左心衰竭，坐位；胸腹部外伤，半坐卧位；毒蛇咬伤下肢，患肢放低；咯血者，患侧卧位；腹痛者，屈双膝于腹部；脚扭伤，抬高患肢等。

2. 安全松解或去除患者衣物

(1) 脱上衣：解开患者的衣扣，将衣服尽量向肩部方向推，背部衣服向上平拉。伤员如有一侧上肢受伤，脱去衣袖时，应注意先健侧后患侧；如伤员生命垂危，情况紧急或肢体开放损伤，或者伤员穿有套头式衣服较难脱去时，可直接使用剪刀剪开衣服，为急救争取时间。

(2) 脱长裤：给予患者平卧位，解开腰带及扣，从腰部将长裤推至髋下，过程中保持双下肢平直，不可随意抬高或屈曲，将长裤平拉下脱出。如果已经确知伤员无下肢骨折，可以屈曲，小腿抬高，拉下长裤。

(3) 脱鞋袜：托起并固定踝部，以减少震动，解开鞋带，向下再向前顺脚型方向脱下鞋袜。

(4) 脱除头盔法：如患者无颅脑损伤且呼吸良好，不主张去除头盔；有头部创伤且妨碍呼吸时，应及时去除头盔。但对于疑有颈椎创伤者应十分慎重，且不可轻易挪动患者，必要时应与医生合作处理。

去除头盔方法：用力将患者头盔的边向外侧扳开，解除夹头的压力，再将头盔向后上方托起，即可去除。整个动作应稳妥，尽量不要有粗暴动作，以免加重患者的伤情。

(三) 院前急救伤病员分检

当急救现场遇有多人同时受伤或中毒时，为使危重伤病员能够得到及时的抢救，提高救护质量，必须对现场的伤病员进行检伤分类。伤病员分检是现场救护工作的重要组成部分，做好伤病员的分检工作，可以充分利用现场救护的人力及物力，使现场需要急救的各类伤病员各得其需，从而保证救护和运送工作有条不紊地进行，最终达到提高伤病员的存活率和降低病死率的目的。

伤病员的分检过程需遵循边分检边抢救的原则，通常由经验丰富、组织能力强的技术人员来统筹安排，保证分检过程的快速、准确及无误，分检的时间一般控制在1～2分钟。

1. 简单询问病史(病史可由清醒的伤员或旁人叙述)

(1) 主诉：主诉是伤病员自己的相关描述，昏迷者可由旁人代述。询问中要注意抓住疾病的主要表现，例如：疼痛、眩晕、发热、发冷、恶心、麻痹、无力等，注意患者主要症状发生的时间，这将有利于对患者病情程度的评估。

(2) 既往史：要弄清楚患者既往或现在患有哪些疾病，以便能够准确判断患者的病情。

(3) 从患者身上寻找一些相关的健康资料，例如有无药品、复诊本或病历资料等。

2. 体征观察　在询问病史的同时，注意通过视觉、听觉和嗅觉观察伤病员的阳性体征。如：通过视觉可发现患者的肢体有无变形、肿胀；头颅的大小，有无外伤；嘴唇有无发绀、破损；有无外出血；皮肤有无皮下淤血；有无不正常的胸部起伏；有无痛苦的表情、出汗、肌肉痉挛等；通过听觉可发现患者有无呻吟、有无骨折的摩擦声、不正常的呼吸等；通过嗅觉可发现患者有无酒精气味、丙酮气味等。以上这些发现对于正确评估患者的病情将会起到很大的作用。

3. 全身检查　采用国内外普遍倡导的“撞击计划(crash plan)”检查方法。

(1) 心脏及循环系统(cardiac)：这是首先要进行检查的项目，救护人员应该要对初诊患者进行心脏检查，了解生命体征。

(2) 胸部及呼吸系统(respiration)：在进行心脏听诊的同时，必须注意呼吸音的情况，初步了解患者的缺氧情况。此外，还要注意患者的呼吸运动是否对称，有无压痛、畸形、肿胀、血气胸表现，可予以加压包扎固定、胸膜腔穿刺或闭式引流减压。

(3) 腹部(abdomen)：在检伤中要特别注意观察腹部脏器的损伤情况，因为许多腹部脏器的损伤是闭合性的，容易漏诊，造成严重的后果。要注意检查患者的腹部有无压痛、反跳痛、肌紧张、有无移动性浊音，肠鸣是否消失，判断患者腹部有无出血、穿孔及可能损伤的其他脏器及范围等。

(4) 脊柱脊髓(spine)：脊柱损伤者特别注意需要正确的运输，检伤过程中要观察患者的背部情况，有无肿胀或形状异常，有无疼痛，活动受限，神经症状等情况的出现。在不确定患者是否存在脊髓损伤时，切不可盲目搬动患者。

(5) 头颅(head)：颅脑损伤早期症状容易发现，但是延迟性颅脑损伤不易被发现，所以要注意留意颅脑的损伤情况。观察患者头颅的大小、形状，有无出血、脑脊液漏、挫伤等，防治颅内高压的出现。

(6) 骨盆(pelvis)：损骨盆伤必须专科处理，如果早期处理不当，有可能引起严重后果。注意检查患者有无压痛，是否有骨折存在，同时注意有无外生殖器的损伤。

(7) 四肢(limb)：对四肢骨折的检查要特别注意不要遗漏诊断，否则可引起肢体残疾和医疗纠纷。检查患者的上臂、前臂、手部及双下肢有无形状异常、肿胀及压痛，否则予夹板固定。但注意不要随意抬高患者的双脚，以免加重患者的创伤。

(8) 周围动脉(arteries)：外周大动脉的损伤必须早期诊断和处理，短时间内就有可能因失血过多死亡。应迅速找出出血位置及受伤血管，摸到动脉搏动。

(9) 周围神经(nerves)：周围神经的受损一般不会有生命危险，但是如果不能够早期诊断，容易导致患者肢体残疾。检伤中要注意询问患者是否有感觉缺失，感觉异常，疼痛，麻痹等周围神经受损的表现。

以上检查项目有些是可以同步进行的，不同伤病员的检查侧重点有所不同，但绝不能因为检查而延误患者的抢救。

4. 分类　对伤病员进行检伤分类，有利于对各类伤病员进行及时、恰当的处理，提高急救效率。按照国际公认的标准，灾害现场进行检伤分类时，一般分为四个等级，用彩色笔或胶布在患者的醒目位置做标记，以示其病情：①绿色：表示受伤程度较轻，患者意识清醒，能积极配合检查，生命体征也比较正常，一般对症处理即可。②黄色：表示虽病情严重，但尚无危及生命者，此类伤病员的病情介于轻伤与重伤之间，短时间内给予及时处理，一般不会危及生命，否则伤情将加重。③红色：表示病情严重，随时都有生命危险，出现一些危及生命的症状变化，如窒息、大出血、心室颤动等。④黑色：表示伤病员已死亡，出现意识丧失、颈动脉搏动消失、心跳呼吸骤停等症状。

在现场有大批伤病员时，最简单、有效的急救划分应分为以下四个区，以便有条不紊地

笔记

进行救护。①收容区：大部分的伤病员集中区，在此区进行分类并挂上分类标签，并提供必要的抢救工作。②急救区：用来接受红色和黄色标志的危重患者，在此处做进一步的抢救工作，如对休克、呼吸、心搏骤停者进行心肺复苏等。③后送区：这个区内主要接受能自己行走或病情较轻的伤病员。④太平区：停放已死亡的尸体。

5. 现场救护　作出初步判断后，急救人员应立即对患者实施救护措施，包括心脏按压、人工呼吸、心脏电击除颤、心电监护、气管内插管、气胸减压、止血、骨折固定等。这些救护措施的实施可穿插在评估和体检过程中。

(1) 维持呼吸系统的功能：护理措施主要包括吸氧，清除痰液及口腔分泌物，进行人工呼吸，协助医生进行气管插管等，最终保持呼吸道的通畅。

(2) 维持循环系统功能：护理措施主要包括测量生命体征，对高血压急症、心力衰竭、急性心肌梗死、休克等进行心电监护，必要时配合医生进行电除颤及心肺复苏等，掌握心肺复苏等急救措施，即C—A—B：C 胸外按压(compressions)→A 开放气道(airway)→B 人工呼吸(breathing)(详见第五章第二节“心肺脑复苏”)。

(3) 对症处理：护理措施主要包括协助医生进行止血、包扎、固定及搬运等。掌握解痉、止痛、止血及止吐等对症救护措施。

三、转运与途中监护

由于现场条件所限，在患者病情允许的情况下，应尽快、安全地将患者转送到相关医院，进行进一步的诊断和治疗，这对提高患者的抢救成功率是非常重要的。切勿随便搬运患者，要注意首先在现场实施相应的抢救措施，包扎固定后方可搬运。

搬运转送伤病员时，要根据伤病员的具体情况选择合适的搬运方法、搬运工具，遵循轻、稳、快及保证患者安全的原则，实施转运。

(一) 搬运工具

搬运患者时，如果方法和工具选择不当，轻则会加重患者痛苦，重则会造成患者终身瘫痪。因此要根据患者的病情特点，因地制宜地选择合适的搬运法和工具。现实中最常用的搬运方法主要包括担架搬运法及徒手搬运法。

1. 担架搬运　担架是灾难急救转运患者最常用的工具，适用于搬运路程长、病情重的伤病员。搬运时由3～4个人将患者抱上担架，使其头位于担架尾部，以便于后面抬的人观察其病情变化。注意根据患者的病情状况给予正确舒适的体位，保证患者的安全，避免病情的进一步加重。

2. 徒手搬运　当在现场找不到任何搬运工具，而且患者的伤情又不是太重时，可选用徒手搬运法。主要包括单人徒手搬运、双人徒手搬运、三人或四人徒手搬运等。

(1) 单人徒手搬运：①扶持法：此法适用于搬运病情较轻，不能行走的伤病员，扶持时救护者站在伤病员一侧，将其臂放在自己肩、颈部，一手拉患者手腕，一手扶住患者腰部行走。②抱持法：适用于不能行走的伤病员，抱持时救护者蹲于患者一侧，一手托其背部，一手托其大腿，轻轻抱起患者，患者(神志清醒者)可用手扶住救护者的颈部。③背负法：抢救者蹲在患者面前，与患者呈同一方向，微弯背部，将患者背起，对胸、腹部受伤的患者不宜采用此法。④拖拉法：适用于不能直接抱、扶、背的急救现场，不论伤者意识清醒与否均可以使用。

(2) 双人徒手搬运：①椅托式：两救护员在伤病员两侧，各以右和左膝跪地，将一手伸入患者大腿之下并互相紧握，另一手交叉扶住患者背部。②拉车式：一人站在伤病员头部旁，两手插到伤病员腋下，将其抱在胸前，一人站在伤病员脚部，用双手抓住伤病员的两膝关节，慢慢抬起患者。③平拖式：两救护者站在伤病员同侧，一人用手臂抱住患者的肩部和腰部，另一人用手抱住患者的臀部，齐步平行走。

(3) 三人或四人徒手搬运：适用于骨折患者的搬运，尤其是脊柱骨折的患者。对于疑有胸、腰椎骨折的患者，应有3人同时搬运，一人拖住肩胛部，一人拖住臀部和腰部，另一人拖住两下肢。对颈椎受伤的患者应由四人同时搬运，第四名救护者牵引患者头部。

(二) 转运工具

1. 担架 担架转运较舒适平稳，一般不受道路、地形的限制，但是运送速度较慢，人力消耗大，而且受气候条件的影响，搬运时要根据患者病情的需要安置相应的体位。

2. 汽车 运送速度较快，受气候条件的影响较小，但是在不平的路面上行驶，颠簸较严重，途中的救护易受到影响。

3. 轮船、汽艇 轮船运送较平稳，但速度比较慢，而且受风浪影响较大，极易引起晕船反应，汽艇运送速度较快，一般用来进行洪涝灾害时的搬运工作。

4. 飞机 运送速度快，效率高，平稳，不受道路、地形的影响。但是随着飞行高度的上升，空气中的含氧量会下降，会对肺部疾病、肺功能不全等患者造成不利的影响。

(三) 转运途中的监护

1. 根据不同的运输工具和伤情摆好伤病员的体位，查看体位是否合适、舒适。一般患者采取平卧位，恶心、呕吐患者采取侧卧位等。

2. 担架在行进途中，注意保持伤员的头部在后，下肢在前，以便于在转运途中对伤病员的病情进行密切的观察。

3. 若遇脊柱受伤者应保持脊柱轴线稳定，对已确定颈椎创伤的患者最好用颈托保护颈椎，固定完好后再进行搬运。

4. 护送人员在运送前要评估地面平整度，救护车尽量保持平稳，在拐弯、上下坡时要防止颠簸，以免患者病情加重，发生坠落等。

5. 空运时，注意保暖和湿化呼吸道，一般将病员横放在飞机上，休克者头朝向机尾。颅脑外伤导致颅内高压者应减压后再空运。

6. 转运途中要加强生命支持性相关措施，做好伤病员的输液、吸氧、吸痰、气管插管、气管切开等，保持各种管道妥善固定、通畅。

7. 随时观察患者生命体征的变化情况、意识、面色变化、出血等情况，并给予持续心电监护，途中一旦出现窒息、呼吸停止、抽搐等紧急情况，应停止搬运，立即进行急救处理。

8. 转运途中做好抢救、观察、监护等有关医疗文件的详细记录，并做好伤病员的交接工作。

第三节 灾 难 救 护

一、灾难救护概述

灾难包括自然灾难和人为灾难，是指对能够给人类和人类赖以生存的环境造成破坏性影响，而且超过受影响地区现有资源承受能力的事件。据资料显示，全世界每年约有350万人死于灾难，约占人类死亡总数的6%，是除自然死亡以外人类生命与健康的第一杀手。

(一) 突发灾难现场的特点

现场混乱、惊恐、无序，伤病员众多，伤情复杂严重，医疗条件差，交通堵塞不便，生活条件艰苦，缺电少水，食物缺乏等，环境仍可能有火、毒、震、滑坡、疫情、爆炸等危险因素存在。

(二) 灾难救护原则及程序

灾难现场救护总体上须遵循快抢、快救、快送的“三快”程序。即先抢后救，抢中有救；

根据伤情先救命后治伤，先重后轻；自救互救相结合，协助医生将伤病员迅速脱离现场，到达安全场地。

灾难救护的原则具体如下：

1. 保持镇静　遇到意外灾难发生时，要保持镇静，不要惊慌失措，越是慌张越易出差错；同时，还要设法维持好现场秩序。

2. 求助原则　如发生意外而现场无人时，应向周围大声呼救，请求来人帮忙或设法联系有关部门请求援助，切记不要单独留下伤病员，无人照管。

3. 抢救伤员　根据伤情对伤病员进行分类抢救，总的处理原则是：先重后轻，先急后缓，先近后远。现场要求医护人员以救为主，其他人员以抢为主，各负其责，相互配合，提高抢救效率。

4. 原地抢救　对呼吸困难、窒息和心跳停止的伤病员，要快速将其头部置于后仰位并托起下颌，使其呼吸道通畅，同时实施人工呼吸、胸外心脏按压等心肺复苏操作，原地抢救。

5. 快速转运　对伤情稳定，估计转运途中不会加重伤情的伤病员，迅速将其转运到相关的医疗单位进行抢救，途中应不断观察伤病员的病情变化。

6. 服从指挥　现场抢救的一切行动必须服从有关领导的统一指挥，以便对伤员实施快捷、有序、有效的现场救治并合理地分流伤员。

二、灾难院前救护

（一）紧急呼救，搜索伤病员并脱离危险区域

当事故发生，经过现场评估和病情判断后需要立即实施救护，同时立即拨打急救电话120或向周围大声呼救，请求援助。由急救机构立即派出专业救护人员、救护车等至现场抢救。

在灾难现场，如存在有毒有害气体的现场、交通事故现场等要考虑迅速将患者脱离危险区域，转移到可实施抢救的安全地方。

在搬运过程中，掌握正确的救护方法即可保证救护人员的生命安全，也可避免因搬运造成伤者更大的损伤。对于骨折患者，尤其是颈、胸、腰部和脊椎骨折，可用毛巾或布条简易固定，移动时要保持平稳。对脑卒中者，尽量减少移动，如倒在狭小的厕所或浴缸里，可轻轻地移至附近的可以开展急救的地方，让患者保持昏睡体位，注意保暖，等候救护车。

（二）检伤分类

检伤分类是根据患者伤情的严重程度进行分类，确定优先治疗程序的过程。可以用来决定优先治疗的顺序，也可以用来决定转送方式的顺序，还可以用来决定转送医院的顺序，分别称之为救治分类、后送分类与医疗机构分类，有利于合理施救和转送分流。

在现场巡视后对伤员的病情做初步评估，发现伤员，尤其是处在情况复杂的现场，救护人员需要首先确认并立即处理威胁生命的情况，检查伤员的意识、气道、呼吸、循环体征等。

现场检伤分类共有四个等级：死亡（黑色标志）；重伤（红色标志）；中度伤（黄色标志）；轻伤（绿色标志）。救护人员将标志物或伤卡挂在伤员醒目处，标注好编号、姓名、性别、年龄、受伤部位、受伤性质、受伤程度、已给药品名和日期等。

（三）现场急救

灾害事故现场一般都很混乱，组织指挥特别重要，应按照抢救预案，快速组成临时现场救护小组，统一指挥，加强灾害事故现场的一线救护，这是保证抢救成功的关键措施之一。

提高急救人员的基本治疗技术是做好灾害事故现场救护工作的关键。能善于应用现有的先进科技手段，体现“立体救护、快速反应”的救护原则，根据患者病情迅速采取相应的急救措施，掌握心肺复苏术，急救止血术，外伤固定术等急救技术，最终提高救护的成功率。

此外，在救护过程中，现场救护人员应注意自身的防护。

如果灾难现场有足够的资源，每一位伤者都应得到及时的救治和充分的照顾。但是当现场伤病员较多，急救人员又不足时，则需要按照“优先原则”来处理，即第一是优先处理重伤员；其次是优先处理中度伤员；稍后处理轻伤员；最后再处理死亡遗体。

（四）转运

对于转运途中无生命危险者、伤情稳定者、骨折已固定完好者等给予及时转运；对于休克症状未纠正、病情仍不稳定者、颅内高压疑有脑疝可能者，颈髓受伤有呼吸功能障碍者、骨折未经妥善处理者给予暂缓转运。

在灾难救护的过程中，交通堵塞问题几乎在每个城市都有不同程度的存在，救护人员要着重考虑如何在最短的时间内迅速到达现场，如何及时将患者送往相应的医院进行进一步救治。开辟空中途径，展开立体救护，是解决交通堵塞问题影响医疗救护的途径之一。

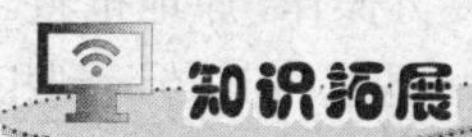

急救白金10分钟

在紧急情况下，从紧急事件发生到最初的10分钟左右是急救或处置的关键时间，在此段时间内进行急救处理可以大大缩短抢救时间和（或）提高抢救成功率，这一时间段叫做“急救白金10分钟”（emergency platinum 10 minutes，EP10M）。

广义EP10M是指以紧急事件发生为起点，到最初的10分钟左右为终点，这一时间段叫广义EP10M，它具有十分重要的社会意义，值得向社会公众进行推广和普及相关的急救。

狭义EP10M是指紧急事件发生后，无论经过怎样的程序，以送到医院急诊科或相关科室抢救间为起点，到医生进行紧急处理的最初10分钟为止，这一时间段叫狭义EP10M，它对于指导临床医生进行抢救有着及其重要的作用和意义。

（王惠珍）

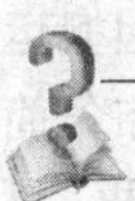

思考题

1. 简述院前急救的原则。
2. 简述现场救护的要点。
3. 我国院外急救的模式有哪些？
4. 灾难事故现场如何对患者进行分检？
5. 男性，45岁，在高速行驶时发生车祸，神志模糊，呼吸急促（40次/分），头面部严重畸形，脉搏触不到，手足冰冷，血压46/30mmHg。请思考：

（1）假如你目睹了这个场景，作为救护人员，你该如何对该患者进行现场评估？

（2）你认为该患者可能发生了什么危险，首先应采取怎样的抢救措施？

6. 男性，23岁，不幸从约3m高的高处坠落，导致颈部等多处骨折，呼之不应，头面部布满血迹，既往体健。请思考：

（1）在搬运患者时，患者的体位该如何摆放？

（2）在转运途中对患者要做好哪些监测和护理？

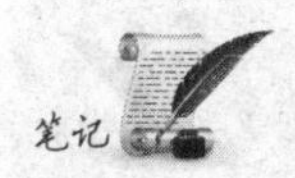

第三章　急诊科管理

1. 掌握急救绿色通道概念、急诊分诊概念、急诊分诊程序。

2. 熟悉急诊科的任务和特点、急诊科的人员编制、急救绿色通道的范围、急救绿色通道的管理要求、急诊护理评估。

3. 了解急诊科的布局与设置、急救绿色通道的运作程序、急诊护士的素质要求、急诊工作质量要求。

4. 具有急救意识和应变能力。

急诊科是医院急症诊疗的首诊场所，是院外救护的延续，是急救医疗服务体系的第二个重要环节。急诊科实行24小时开放，承担来院急诊患者的紧急诊疗服务，为患者及时获得后续的专科诊疗服务提供支持和保障。它是急危重症患者最为集中、病种最多、抢救和管理任务最繁重的临床一线科室，其一切医疗护理过程均应以“急”为中心，其医护的技术水平与医疗质量是医院的整体医疗护理水平的缩影。

第一节　急诊科的任务与设置

一、急诊科的任务和特点

（一）急诊科的任务

1. 急诊　急诊科接待与处理日常急诊就诊的各种患者，24小时开放随时接诊，急诊患者经分诊护士评估后，根据病情轻重缓急给予分级处理，分区安置，做到及时、合理、有效。遇成批伤病员时，要进行快速接诊、分诊、分流，及时做好有效的后续救治工作。这是急诊科的主要任务。

2. 急救　对各种急、危、重症患者的抢救、诊疗、病情观察是急诊科的重要任务。急救对象是由急救站（中心）、基层医院和自行送达医院时已危及生命的患者，如心搏骤停、心肺功能衰竭、严重休克、严重创伤、心肌梗死、急性中毒、深度昏迷等。急救工作要做到及时、迅速、准确。

3. 转运　急诊患者经初步处理后，根据专科特点运送至各病区、监护室、手术室、导管室、输液室。需要转外院的患者先与对方医院联系，妥善安排120救护车，转运患者做到无缝衔接，保证患者安全。

4. 突发公共事件的救援　当突发公共事件发生时，急诊科医护人员应服从组织安排，尽最大的努力参加救援活动。科室应建立完善的突发公共事件应急预案，有紧急扩容的临时急救组织、分流批量患者的方案，以及与多家医院协同抢救的能力。参与应急抢救预案制订，指挥、组织、协调大批伤员的院内急救工作。

5. 急救护理的科研、教学与培训　对急诊专科护士进行培训，加速急诊人才的成长，是提高急诊护理质量的重要手段，也是加强急诊建设的关键，是急诊科常年的任务。急诊科还承担急救知识的宣传教育、公众急救知识普及等任务。开展有关急症病因、发病机制、诊断、治疗及护理方面的研究工作，进一步寻找规律；研究、分析急诊工作质量的监控，提高急诊医护质量。

（二）急诊科的特点

1. 急　急诊患者发病急骤，来势凶险，变化快，时间性强，所以一切工作都突出一个“急”字，要争分夺秒，迅速处理，争取抢救时机。

2. 忙　急诊患者就诊的时间、人数、病种及危重程度很难预料，因此，随机性大，可控性小，尤其是重大交通事故、群体性中毒、传染病暴发等，常集中就诊，更显工作繁忙。因此，平时要做到既有分工，又有合作，做到忙而不乱。

3. 杂　急诊患者病情涉及多学科性，病种复杂，疾病谱广，常涉及临床各科室人员，需要科室多方协作，共同努力。与其他部门相比，工作要复杂得多。因而，急诊护士要有较好的协调沟通能力，才能使复杂的工作变得有序。

4. 险　急诊患者可能涉及暴力事件，酗酒、吸毒、自杀、他杀、车祸、打架斗殴及恶性事故者就诊时本身就带有法律纠纷，工作充满风险和不确定性。因此，工作期间要提高自控力，增强法律意识，做好自我防护，防止医患冲突发生，引发医疗纠纷，危及人身安全。

二、急诊科的布局和设置

（一）急诊科的布局

急诊科应独立或相对独立的位于医院的一侧或前部，有明显的标志，夜间有路灯标明，便于就诊者寻找。急诊科面积应与全院总床位数及急诊就诊总人数成合理比例。急诊科应设有急诊与急救两通道，各自有独立的进出口，急救车能直达急救通道门口，方便患者就诊和抢救。根据急诊工作的特点，主要的设施与布局大致如下：

1. 医疗区

（1）预检分诊处（台）：是急诊患者就诊的第一站，应设在急诊科入口处最醒目的位置，标志要清楚，光线充足、面积足够便于检查患者，有保护患者隐私的设施。备有简单的医疗检查器械如血压计、听诊器、监护仪、快速血糖检测仪、体温计、压舌板、手电筒等。可配置电话传呼系统、对讲机、呼叫器、广播系统等方便联系接诊医生与运送人员。另外，为方便患者还应放置平车、轮椅、饮水设施、自助银行等，并配备有导医、运送人员和保安。分诊护士对急诊就诊的患者进行评估，根据病情轻重缓急进行分诊分类，引导急救流程，在计算机管理系统录入患者预检信息。

（2）抢救复苏室：急诊科抢救复苏室应设在靠近急救通道，应有足够的空间，充足的照明，门宜高大双向可开，以便搬运和抢救患者。并根据医院总体规模，设置相应数量的抢救床，抢救床最好是多功能、移动灵活、升降方便、无需电源的转运床。抢救室内设置需遵循以下原则：①设复苏床2～3张，床旁最好设有设备吊塔，集中心吸氧、负压吸引、压缩空气、多位点电源插座、网络信息接口和臂式输液架为一体。承载平台放置心电监护仪、呼吸机，便于抢救与监护。②备有抢救患者必需的仪器设备、物品和药品：仪器设备有心电图机、多功能监护仪、呼吸机、除颤仪、洗胃机、输液泵、快速血糖仪、移动X光机、超声诊断仪等；常用的物品有气管插管用品、面罩、简易呼吸囊、洗胃用品、气管切开包、深静脉置管穿刺包、静脉切开包、胸穿包、腹穿包、骨穿包、导尿包、无菌手套、无菌物品等；常用的急救药品有抗休克药、抗心律失常药、强心药、中枢兴奋药、镇静镇痛药、止血药、解毒药、利尿药、降压药及常用的液体。这些药品根据编号顺序放置急救推车内，便于随时移至床旁抢救。③每

张抢救床应有足够的空间，净使用面积不少于 $12m^2$。④有足够的照明设施，采用旋转式无影灯，可调方向、高度和亮度。⑤有足够的电源插座，每床装配电源插座10～12个。

（3）诊疗室：综合性医院设有内、外、妇、儿、眼、口腔、耳鼻喉、骨科等诊疗室，有条件的医院还可增设神经内科、创伤科、脑外科等分科诊室。室内除必要的诊察床、桌、椅、计算机外，尚须按各专科特点备齐急诊所用的各科器械和抢救用品，如眼科、耳鼻喉科、口腔科应备有特殊设备。小儿科有独立急诊接诊区。传染病和肠道急诊均应有隔离区。

（4）清创室和急诊手术室：清创室位置应与抢救室、外科诊疗室相邻，分清洁区、污染区，分医护人员入口、患者入口，在入口处设洗手池，并有明显标志。配有清创、缝合、换药用物，配置中心供氧和吸引装置，合理摆放简易手术床、移动手术台、无影灯、紫外线灯、器械柜、污物桶等。无菌物品按消毒规范要求专柜放置。如设急诊手术室应紧靠外科诊室。其规模应视急诊科与医院手术室的距离、手术室人员编制等因素而定。其内部结构和设备参照手术室的标准要求，室内应有完善的洗手设置，配备相应的手术器械、手术包、麻醉药、消毒液、抢救设备，能适应急诊应急的各种手术。目前，多数医院的急诊科只设了清创室，《急诊科建设与管理指南（试行）》（卫医政发〔2009〕50号）规定，三级综合医院和有条件的二级综合医院应当设急诊手术室，使急危重外伤患者能就近进行紧急外科手术。

（5）治疗室和处置室：急诊科应有独立的治疗室和处置室，位置一般设在靠近护士站或各诊察室中央，便于为急诊患者进行各种护理操作。治疗室应备无菌物品柜、治疗台、治疗车、注射盘及输液、抽血消毒用品，用于各项治疗前以及输液前的准备。处置室用于使用后的物品及一次性物品的集中处理。

（6）急诊观察室：急诊科应当根据急诊患者流量和专业特点设置观察床，收住需要在急诊临时观察的患者，观察床数量根据医院承担的医疗任务和急诊患者量确定，急诊患者留观时间原则上不超过72小时。观察室的设施按普通病区的要求配置，床、床头柜、方凳、陪护椅等配备齐全，设备带要有中心供氧装置、负压吸引装置，天花板设轨道式输液架等设施。

（7）急诊注射室：急诊注射室主要为急诊患者提供静脉输液、静脉推注、肌内注射、过敏试验等药物治疗服务，处理一些生命体征平稳，接受一般治疗可离院的患者。注射室内设有可调节的半卧式输液椅，数量根据医院急诊需要而定，室内应装有输液轨道，有遮挡装置。除一般配置外，还应配有必要的抢救设备和用品，如氧气、吸引器、装有急救用品的抢救车等。

（8）急诊重症监护室（emergency intensive care unit，EICU）：EICU的床位数主要根据医院急诊人数、危重患者所占比例以及医院有无其他相关ICU等因素来确定。EICU为各种休克、严重创伤、急性中毒、急性呼吸衰竭、心力衰竭及多脏器功能衰竭等各种急危重症患者提供连续监护和强化治疗。

（9）急诊病房和创伤病房：随着交通事故及灾害事故的增多，创伤患者逐渐增多，为缓解急诊各专科患者入院难的问题和满足急诊学科发展的需要，目前一些医院设立了急诊病房和创伤病房。病房的设施按住院病房的标准配备。收治范围涉及多专科疾病，尽量将不同系统疾病的患者分别安置在不同房间，防止院内交叉感染，便于医生与护士管理患者。

2. 支持区

（1）急诊医技部门：医技部门应设置急诊药房、急诊X线检查室、急诊检验室、急诊超声室、急诊CT室等，医技部门24小时安排人员值班，随时处置患者。

（2）辅助支持部门：包括急诊挂号室、急诊收费处、后勤服务处及保安等部门。目前已有部分医院对急诊后勤实行了社会化管理，导医、保洁、患者的运送以及物品的传递等杂务，由经过培训的非医务工作者来完成。

（二）急诊科的设置

《急诊科建设与管理指南（试行）》规定，急诊科应当具备与医院级别、功能和任务相适应的场所、设施、设备、药品和技术力量，以保证急诊工作及时有效开展。

1. 急诊科人员编制　急诊科应根据医院的规模、每日就诊人次、病种和急诊科医疗和教学功能等配备相应数量的医护人员。应有固定的急诊医生，且不少于在岗医生的75%，医生梯队结构合理；有固定的急诊护士，且不少于在岗护士的75%；根据医院规模和医疗需求，设置管理人员梯队。大型综合性医院一般要求设有科护士长1名、护士长若干名，高级职称、中级职称、初级职称人员若干，形成Ⅰ、Ⅱ、Ⅲ三级人员负责制的合理梯队。急诊科以急诊医生及急诊护士为主，承担各种患者的抢救、鉴别诊断和应急处理。急诊患者较多的医院，还应安排妇产科、儿科、眼科、耳鼻喉科等医生承担本专科的急诊工作。急诊抢救室和监护室护士与病床比为（2.5～3）∶1；门急诊患者数与护士比例根据医院规模配置，同时配有一定数量的护理辅助人员，协助护送患者进入治疗区，陪同患者检查、入院、送取化验标本、化验单和药品等。保安人员若干，协助维持急诊科的正常工作秩序，保障医护人员与患者安全。

2. 急诊科医护人员资质要求　急诊科应当配备足够数量，受过专门训练，掌握急诊医学的基本理论、基础知识和基本操作技能，具备独立工作能力的医护人员。急诊医生应当具有3年以上临床工作经验，具备独立处理常见急诊病症的基本能力，熟练掌握心肺复苏、气管插管、深静脉穿刺、动脉穿刺、心电复律、呼吸机、血液净化及创伤急救等基本技能。急诊护士应当具有3年以上临床护理工作经验，经规范化培训合格，掌握急诊、危重症患者的急救护理技能，常见急救操作技术的配合及急诊护理工作内涵与流程。急诊医护人员要定期接受急救技能的再培训，再培训间隔时间原则上不超过2年。三级综合医院急诊科护士长应当由具备主管护师以上任职资格和2年以上急诊临床护理工作经验的护士担任；二级综合医院的急诊科护士长应当由具备护师以上任职资格和1年以上急诊临床护理工作经验的护士担任。护士长负责本科室的护理管理工作，是本科室护理质量的第一责任人。

第二节　急诊科的管理

情景描述：

早上6∶30，急诊科来了一位由交警送来的车祸伤的男性患者，无陪同人员，身份不详。值班护士小林接诊发现该患者神志不清，瞳孔一侧对光反射消失，立即通知创伤科医生接诊，并马上开通绿色通道。

请思考：

1. 急救绿色通道的范围是什么？
2. 急救绿色通道的流程是什么？
3. 急救绿色通道的管理要求是什么？

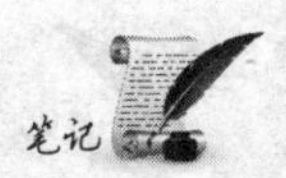

急诊科是接受急诊患者就诊、抢救危重患者的场所，是医疗护理工作的最前线和窗口。急诊患者具有突发性、危急性、复杂性、情绪不稳定和数量不确定等特点。因此，必须实行24小时连续接诊及首诊负责制。建立高效畅通的“急救绿色通道”制度，优化急救流程、加强质量监控、持续质量改进、保障患者安全等，是急诊科管理的主要内容。

一、急救绿色通道

急救绿色通道即急救绿色生命安全通道，是指对急危重患者一律实行“优先抢救、优先检查和优先住院”原则，医疗相关手续按情补办。绿色通道主要有两种形式：一种是将危重患者直接送入复苏室或抢救室进行抢救，简化分诊挂号、就诊程序；另一种是单病种绿色通道，急诊科和相关专科合作，在遇到某些疾病时，在急诊科积极抢救的同时，联系专科医生直接将患者送入专科病房或导管室、腔镜室等进行救治。急救绿色通道的建立是救治急危重症患者最有效的机制，能有效缩短救治时间，降低伤残率和病死率，提高抢救成功率和生存质量。

（一）急救绿色通道的范围

急救绿色通道的范围原则上包括所有生命体征不稳定和预见可能危及生命的各类急危重症患者。此外还包括需急诊处理而无家属陪伴的患者，突发群体事件的患者。

（二）急救绿色通道的运作程序

急救绿色通道的运作程序包括：①分诊护士根据患者病情轻重缓急判断是否符合开通急救绿色通道，通知接诊医生启动急救绿色通道服务。②患者抢救必需的各种检查治疗优先进行，而后进行财务收费。③急诊服务流程的每一个环节环环相扣，无缝衔接，确保绿色通道患者实施快速、有序、安全、有效的急救服务。

（三）急救绿色通道的流程

急救绿色通道流程图：在急救大厅设立简单明了的急救绿色通道流程图，方便患者及家属快速进入急救绿色通道的各个环节（图 3-1）。

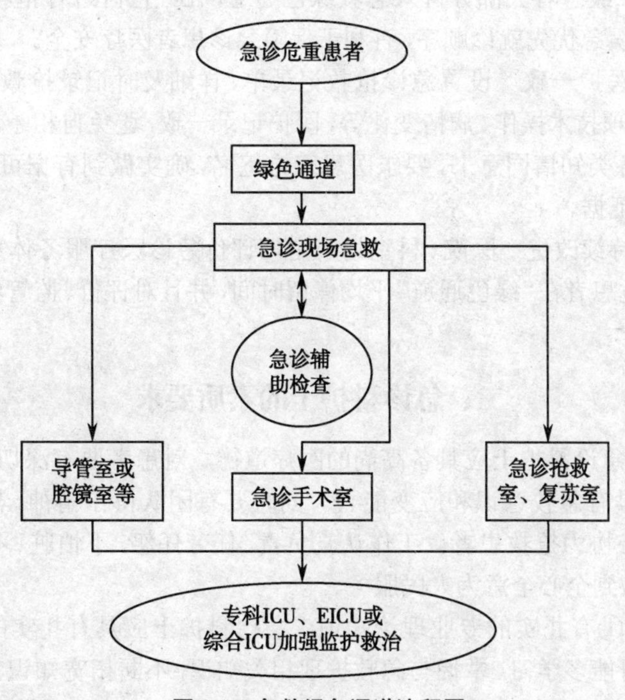

图 3-1　急救绿色通道流程图

（四）急救绿色通道的管理要求

1. 抢救优先、标志醒目　急救绿色通道的各环节、相关科室应有醒目的标志，收费处、药房、检验科等设绿色通道患者专用窗口，CT 室、B 超室、X 线室门旁张贴绿色通道患者优先的标志。

2. 配置合理、培训规范　根据《急诊科建设与管理指南（试行）》的基本要求，合理配置急诊科人力资源、急救仪器、设备和药品，全院开展急救技术操作规程的培训，医护人员实行持证上岗，依法行医。

3. 流程畅通、通讯方便　根据各医院急诊科布局，设置简单明了的急救绿色通道流程图张贴于急救大厅或急救通道入口处，方便患者及家属快速进入急救绿色通道的各个环节。根据地区不同情况，选用对讲机、固定电话、移动手机等通讯设备，设立急救绿色通道专线，不间断地接收院内、外急救的信息。

4. 分诊准确、救治及时　分诊护士快速分辨“重病”和“轻病”的求诊者，优先使那些最严重的患者能够获得最及时的治疗，有效分流非急危重症患者，保证危重患者的安全，提高抢救成功率。当资源严重短缺时如灾害急救，绿色通道的作用是让最大数量的人能够获得及时的救治，使更多的人能够存活。

5. 首诊负责、无缝衔接　首诊负责是指第一位接诊医生（首诊医生）对其接诊患者的检查、诊断、治疗、会诊、转诊、转科、转院等工作负责到底的制度。并与挂钩合作的基层医疗机构建立急诊、急救转接服务制度，使急危重患者得到连续的有效治疗。首诊负责制包括医院、科室、医生三级。

6. 分区救治、分级管理　急诊实施分区救治、分级管理。将急诊患者的病情分为“四级”，即一级是危急症患者，二级是急重症患者，三级是急症患者，四级是非急症患者。从功能结构上将急诊科分为三大区域：红色区即抢救监护区，适用于一级和二级患者处置；黄色区即观察诊疗区，适用于三级患者，原则上按照时间顺序处置患者，当出现病情变化或分诊护士认为有必要时可考虑提前应诊，病情恶化的患者应被立即送入红色区；绿色区即四级患者诊疗区。一、二级患者大部分进入急救绿色通道，在红色区进行抢救、监护。实行“三区四级”，实施轻重缓急优先就诊顺序，有利于保障急诊患者医疗安全。

7. 规范文书、医护一致　设置急诊抢救记录单，详细及时记录抢救过程，包括给药剂量、时间、方法及各项技术操作、病情变化等，医护记录一致，避免自相矛盾。建立危重患者转运、气管插管等各类知情同意书，要求医患双方签名，确实做到有据可查，为以后可能发生的医疗纠纷提供证据。

8. 定期评价、持续改进　医院、科室均应定期评价急诊医疗服务体系对紧急事件处理的反应性，急诊高危患者在“绿色通道”平均停留时间，并且对评价、监管结果有持续改进的事实。

二、急诊科护士的素质要求

1. 思想素质　急诊科护士应具备高尚的医疗道德。对患者要有深切同情心，树立时间就是生命的观念，具有急救意识和应变能力。同时要有团队协作精神，与医生及其他医务人员密切配合，齐心协力抢救患者。工作认真负责，任劳任怨，不怕脏、不怕累、不怕危险，有献身精神，真正做到全心全意为人民服务。

2. 业务素质　①有扎实的专业理论知识。急诊科护士应具有扎实的基础理论和专业理论知识，还应尽可能多学习、掌握与急救护理相关知识，不断拓宽知识领域。②有娴熟的护理操作技能。急诊科护士必须掌握各种抢救设备的操作方法，技术精湛，动作娴熟，争分夺秒抢救患者生命。在某些情况下，医生未到达之前需要护士作出常规预处理，如建立静脉通道、吸氧、吸痰和止血等。③掌握急救技术和设备的使用。掌握抢救仪器及监护设备的性能与使用方法，能正确分析、判断常用的监测数据，在急救过程中能及时、准确、迅速地完成各项急救技术。④具有高度的责任心。⑤具有敏锐的观察力，善于捕捉有用的信息，有批判性思维，勇于技术创新。

3. 身体和心理素质　急诊护士应保持良好的精神、心理状态和稳定的情绪，处事不乱不惊，应对从容。对患者诚恳正直、热情有礼，掌握沟通的技巧，与患者和家属达到协调的合作关系。始终保持头脑清醒，思维敏捷，有条不紊，善于分析思考问题，能从复杂多变的状态中作出快速准确判断，妥善处理各种问题。此外，由于急诊科工作的特殊性，医患关系的日趋复杂性，要求护士需具备相应的法律意识，既要尊重患者的权利，又要保护自身安全利益。同时，要注意锻炼身体，只有做到身心健康，才能胜任急诊急救工作的需要。

三、急诊科的工作质量要求

急诊护理工作质量管理是护理工作的永恒主题，是急诊科管理的核心，也是衡量医院管理水平的重要标志。它直接关系到患者的生命与健康，关系到医院在社会公众中的形象。同时，护理工作要不断创新、变革，在实践中不断探索、进取，制订合理的护理措施，才能不断满足服务对象的要求，体现“以人为本”的指导思想，促进急诊护理质量不断提高。

1. 完善的急诊护理组织架构　急诊护理管理人员的组织能力与业务水平直接影响急诊患者的救治成功率。急诊科护理管理实行医疗（护理）副院长、护理部主任、急诊科科护士长、护士长、护士分级管理。护士长负责急诊科的管理工作，包括安排护士工作、检查护理质量、监督医嘱执行情况及护理文书书写等情况。这是急诊科工作质量的组织保障。

2. 稳定的急诊护理专业队伍　急诊护理专业队伍人员需相对固定，并经过专业训练，熟练掌握心肺复苏技术及其他急救技术，能够胜任急诊工作。所有医护人员应符合急诊科医护人员资质要求。这是急诊科工作质量的人员保障。

3. 明确的各级护士职责　每名护士、每个岗位的职责和责任需明确化、制度化。急诊科护士职责包括了急诊主任护师、副主任护师、主管护师、护师、护士等各级人员工作职责。明确各类人员职责并加以落实，可提高急诊护理质量，减少医疗护理纠纷。

4. 健全的规章制度　制度的建立、完善和执行是质量管理的核心。特别是保证护理质量、护理安全的核心制度，如绿色通道制度、急诊分诊制度、首诊负责制度、危重患者抢救制度、口头医嘱执行制度、危急值报告制度、危重患者交接班制度、患者身份识别制度、手术部位核查制度、医嘱查对制度以及危重患者特检、入院转送制度等，并根据质量管理要求完善其他相关制度，有效防范、控制医疗护理风险，及时发现安全隐患，是急诊科工作质量的制度保障。

5. 优化的急诊工作流程　优化各种急危重症抢救流程，根据急诊工作的特点，主要体现在三个方面：①救治流程：分诊台设在醒目位置，当患者进入急诊区域时，分诊护士要快速对患者进行评估，依病情决定就诊的优先顺序及接诊方式。②抢救流程：抢救室护士接到分诊护士的抢救通知后立即进入抢救状态分工合作，实施抢救措施。③转归流程：给予患者急救处理病情缓解后，可转入专科病房、急诊监护室或观察室。转送患者时，护士应准备好相应的急救物品，并电话通知接收科室做好接收患者的准备，对患者的病情进行简单介绍，转送途中密切监测病情变化。

6. 完善的急救备用物资管理机制　各种抢救药品、物品要实行“四定”，即定数量、定地点、定人管理、定期检查，处于备用状态。每周检查仪器设备功能及保养清洁，并记录在册。有清晰明确的操作流程标示牌。急诊医护人员必须严格遵守操作规程，熟练掌握、正确使用各种抢救设备，并熟悉常见故障的排除方法。有故障的仪器悬挂故障牌，转移至非医疗区，及时送修。原则上急救仪器不得轻易外借。

7. 具有法律效应的医护记录　急诊抢救护理文书书写规范、及时、完整，字迹清晰、陈述准确。因抢救急危重患者，未能及时记录的，有关医务人员应当在抢救结束后 6 小时内

据实补记，并加以注明。护理记录具有法律效应，当涉及医疗纠纷时，它是公正的依据。据实记录，避免涂改。病情告知内容必须保持医护一致，采用文字方式告知并要求患者或家属签名。依法保管医疗文书。

8. 完整的护理质量管理体系　制定急诊护理质量管理与控制标准、考核方法和持续改进方案。

（1）明确的质量控制指标：急诊科质量控制指标的完善，使质量控制有目标可依。如预检分诊正确率要在 95% 以上；危重病例抢救成功率不低于 80%；危重患者护理合格率≥90%；抢救器械灭菌消毒合格率 100% 等。

（2）先进的质量管理方法：先进的质量管理方法可以保持急诊的高标准、高水平。①全面质量管理：这是先进的质量管理方法，现已发展为全面质量经营。实行全面质量管理将全面提高急诊水平。②持续质量改进：其核心就是以患者满意为最高标准，凡是不适合急诊的工作程序、方法、步骤都要改进。改进工作中要做到有检查、有分析评价，对存在问题要有处理意见及改进措施，并及时反馈。③零缺点的质量要求：其核心是一开始就要求把工作做好。急诊科强调质量零缺点有重要的现实意义。抢救患者如果不强调零缺点，允许有失误，那后果是不堪设想的。④完善的质量保证措施：其核心是为了急诊患者得到高质量的服务，一切人员都要为抢救患者提供保障，为患者服务，除此之外还要有可行的质量保证措施。急诊科人员要为抢救患者服务，全院人员也要为抢救患者服务，一切为了患者，这在质量保证措施中充分体现。⑤全程的患者满意：全程指急诊科接到呼叫到患者抢救诊治后离院，这个过程涉及院内呼叫反应过程、车辆外出、现场抢救、途中不间断的救治、通讯、联络，院内抢救、手术、监护、会诊、检查、诊断、治疗、护理等，全程应用全面质量管理观点，这是最高的质量要求。

第三节　急诊分诊

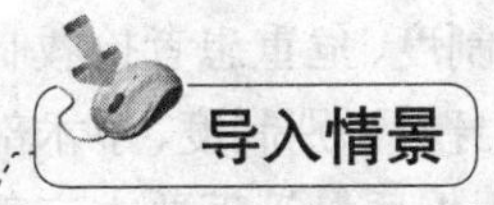

情景描述：

急诊科小李值夜班。夜间 01∶22，救护车上抬下一位男性患者。

请思考：

1. 小李分诊时应对该患者进行哪些评估？

2. 评估发现患者意识清楚，主诉胸痛半小时，呈痛苦面容，皮肤湿冷，面色苍白，呼吸急促，血压 90/60mmHg，脉搏 120 次 / 分。

（1）按 4 级分诊分类，该患者分诊类别应确定为哪一类别？为什么？

（2）按分区救治、分级管理的要求，该患者应该安置在什么区域？为什么？

（3）该患者重点评估哪个系统？为什么？

一、急诊分诊概述

分诊（triage）最简单的表述就是分类，是指意外事故和急救部门（AED）根据患者的分类和分级来决定谁应优先治疗，确定适当的治疗场所并开始紧急的挽救生命的治疗。分诊的目标是在正确的时间、正确的地点对正确的患者实施正确的医疗帮助（4-right）。分诊不仅仅是决定谁优先救治，还需考虑患者的救治过程需要哪些医疗资源。

（一）设置预检系统的目的

为提高急诊患者的分诊准确率和救治成功率，各国都在努力建立完善的急诊预检系统。设立高效预检系统的目的包括：

1. 在患者到达急诊科时立即按治疗的优先次序快速进行分类，病情较重的患者能优先得到救治。

2. 缩短患者的等待时间，合理地分配和利用急诊医疗资源和空间。

3. 帮助日益拥挤的急诊科识别需立即救治的患者，保证患者安全。

4. 防止就诊高峰时的分检不足或过度分检，避免急诊资源的提前耗尽。

（二）国内外预检系统概况

目前国际上尚无统一的预检分诊系统，临床医护人员根据本国医疗情况和临床经验，实施适合自身的预检系统，并不断发展和完善。比较有代表性的是澳大利亚预检系统（Australian triage scale，ATS）、加拿大急诊预检标尺（the Canadian triage and acuity scale，CTAS）、曼彻斯特预检标尺（Manchester triage scale，MTS）和美国的 5 级分诊系统——急诊严重指数（emergency severity index，ESI）等。

以澳大利亚预检系统为例，首个 Box Hill 预检标尺由 Pink 等在 1977 年提出，按语言描述将患者分为立即、紧急、及时、非紧急和常规 5 个级别。1989 年 Fitzgerald 改良为以 5 种不同颜色来区分患者的 Ipswich 标尺。1994 年澳大利亚急诊医学院创立了国家预检标尺（NTS），后更名为澳大利亚预检标尺（ATS）。该系统根据患者可等待医疗救治的时间分为立即——需复苏、危急——10 分钟、紧急——30 分钟、亚紧急——1 小时和不紧急——2 小时 5 个级别。

澳大利亚预检系统的特点：将分诊规则与预后测量方法（如住院时间长短，ICU 入住率、死亡率等）和资源消耗（如员工时间和成本）直接相联系，提供了分析急诊科执行力参数（如运行效率、利用率、结果的有效性和开支等）的机会。但分诊护士的经验、获得的培训以及质控项目的缺乏会影响预检的质量。

目前国内亦没有统一的预检分诊系统和具体的操作程序。若护士对预检分诊工作的认识与重视不够和业务知识缺乏，将导致分诊准确率下降。

二、急诊分诊程序

急诊分诊程序可简单分为接诊、分诊和处理 3 个步骤。

（一）接诊

预检护士对到达急诊科的患者要热情接待，将患者快速接诊就位。一般急诊患者可坐着就诊，对危重患者应根据不同病情合理安置就位。

1. 保持急诊绿色通道畅通无阻　患者由于某种疾病的急性发作，或由于慢性疾病的急剧变化，或突然遭受意外创伤、中毒等，身心感受到急性病痛，甚至感到生命受到威胁，处于危急状态而来医院急诊科就诊。目前，医疗救护中心已与很多医院建立联系网络，当医疗救护中心铃声响起时，分诊护士应尽快在 2 次铃声内接听电话，并初步了解患者的有关信息，如患者的情况是急性创伤、中毒、出血还是其他疾病，患者生命体征是否稳定，意识状态如何等。若是意外伤害，还要了解是单发还是群体发生、大约能够到达的时间，以便可以做好充分的准备工作。分诊护士接到电话后应立即通知有关医生、急诊护士，准备抢救室空间、推车及其他急救医疗器械药品等，并通知有关辅助人员，疏通急救通道，迎接救护患者。

急诊患者来院就诊方式各不相同，除了坐救护车外，乘坐出租车来急诊科的也不少，也有步行前往医院急诊的患者。因此，分诊护士在接诊时要坚持做到对每一位到急诊科就诊的患者谨慎、仔细，认真负责，防止因患者就诊方式不同而干扰自己的思维和判断。急诊患者到达后，分诊护士应该快速对其情况进行分析评估与判断，急危重患者先安排入抢救室进行急救，其他患者可根据所属科室安排进入相应专科诊室等候诊治。在等待诊疗过程中，分诊护士还可以根据病情需要给予生命体征的测量，选送血、尿、粪等常规检查，为医生诊疗提供依据，并可缩短患者诊疗时间。

2. 急诊患者信息登记　所有的急诊患者都要进行急诊信息登记，其内容可包括就诊日期、时间（精确到分），患者姓名、性别、年龄、家庭地址，初诊 / 复诊，初步诊断等，若是发热患者应记录就诊时测量的体温，患者的转归（急诊留观、入院、转院、急诊手术、死亡）。医护人员要及时总结，如每日小结一次就诊人次，每月总结一次工作量。

（二）分诊

分诊是指对来院急诊就诊患者进行快速、重点地收集资料，并将资料进行分析、判断，分类、分科，同时按轻、重、缓、急安排就诊顺序。一般应在 2～5 分钟内完成。高质量的分诊能使患者得以及时救治，反之，则有可能因延误急救时机而危及生命。所以，做好这项工作对急危重患者的救治成功与否起着至关重要的作用。

1. 分诊技巧　由于公式易记，实用性强，临床上常用公式法分诊，以下几种公式供参考：

（1）SOAP 公式：是 4 个英文单词第一个字母的缩写。适用于所有急诊就诊的患者。

S（subjective，主诉）：患者或家属提供的最主要资料。

O（objective，客观情况）：看到的患者实际情况。

A（assess，估计）：综合上述情况对病情进行分析，得出初步判断。

P（plan，计划）：组织抢救程序和进行专科分诊。

（2）PQRST 法：适用于疼痛患者的分析。

P（provoke，诱因）：疼痛的诱因是什么，怎样可以使之缓解或加重。

Q（quality，性质）：疼痛是什么样的性质，患者是否可以描述。

R（radiate，放射）：疼痛位于什么地方，是否向其他地方放射。

S（severity，程度）：疼痛的程度如何，若将无痛至不能忍受的疼痛用 1～10 的数字来比喻，询问患者的疼痛相当于哪个数字。

T（time，时间）：疼痛的时间有多长．何时开始的，何时终止，持续多长时间。

2. 资料收集　分诊护士可运用看、听、问、查方法获得患者可靠的第一手资料。

（1）快速目测：是一种简便快捷的观察方法。在最短时间内用眼睛“扫描”一下患者的一般情况，并根据主诉的线索，重点观察 1～2 个项目，则可对患者病情的严重程度初步掌握，紧急情况下可立即处理。快速目测可以从以下几个方面进行观察：①患者的外表：如患者衣冠不整、污迹、血迹、破损、头部四肢有创伤，则可能是急性事件。患者可能受到外来作用力的损伤或患者的病情有突发状态，如跌倒、晕厥、意识丧失等过程。②患者的意识：是清醒、模糊还是昏迷，有无大小便失禁状态，若是昏迷则需检查一下瞳孔是否正常，分诊护士必须进一步考虑引起昏迷的原因，并判断严重程度。③患者的皮肤：面色潮红可能有发热或高血压病症；皮肤湿冷、面色苍白，患者可能为循环容量不足、毛细血管收缩应急反应所致；口唇、指甲发绀，提示为缺氧症状。④患者的体位：患者若不能自由站立、行走、坐卧，则提示有急性疼痛、活动障碍；如弯腰屈膝按压局部，则局部有疼痛；肢体不能自由活动，则肢体有伤痛；患者不能平卧、有气促，则有心肺疾病急性发作的可能。

（2）倾听主诉：一般由急诊患者或家属诉说患者的主观感觉、发病情况。分诊护士必须将繁杂的主诉症状进行分析，了解患者来院急诊的主要原因。如患者起床时突然跌倒，神志不清伴呕吐；患者近两天来高热，有咳嗽咳痰；患者 2 小时前突然感到阵发性腹痛；患者半小时前有胸痛、胸闷等。

（3）引导问诊：分诊护士根据初步了解的信息，进一步对患者、家属提出有目的的提问，

以便完善所需要的资料。诱导问诊的内容可以有发病的原因、诱发的因素、过去的病史、本次疾病发作时伴随的症状、院前用药及治疗效果。例如，一位急性胸痛患者来院急诊，分诊护士考虑患者是否有心绞痛时，可询问胸痛发作的时间，以往有无冠心病史，有无类似发作史，患者感受胸痛的部位，发作时有无胸闷、心悸，发病时是否服过药，用药后胸痛有无改善等问题。若患者胸痛为突然发生，伴有呼吸困难、咳嗽，疼痛持续向肩、手臂放射，考虑可能发生自发性气胸时，护士可询问患者发病前有无用力提物、剧烈咳嗽，有无慢性支气管炎、肺大疱、肺结核病史及既往发作史。

(4) 分诊体检：分诊护士对急诊患者作护理体检也是分诊的一个重要的步骤。在收集资料过程中，诱导问诊和分诊体检难分先后次序，可边问边查，也可视病情决定先后次序。但限于时间，分诊体检仅限于与病情有关的部位作重点检查，如监测生命体征，一般高热患者只测量体温，同时伴有休克症状的患者可以监测脉搏、血压；危重患者必须测体温、脉搏、呼吸、血压；昏迷患者应判断昏迷的严重程度，并观察瞳孔、四肢活动状态；腹痛患者可检查腹部体征，有无压痛、反跳痛、肌紧张。

(5) 辅助检查：根据需要留取标本及时送检，安排急需检查项目。送检标本对急诊患者的诊治很重要，有时标本少，收集困难，错失机会则会延误诊断。所以分诊护士应有预见能力，及时告诉患者或家属将必要的标本留下来送检。如毒物不明时中毒患者的呕吐物、胃管内抽吸物，腹痛时怀疑肾绞痛患者的小便，疑似消化道出血患者的排泄物，腹泻患者的大便等。

3. 病情分类　经资料收集、分析判断，根据患者病情一般可将患者分为四类：

Ⅰ类：危急症，患者生命体征极不稳定，必须立即紧急救治，如得不到紧急救治，很快会危及生命，如心搏呼吸骤停、剧烈胸痛、休克、昏迷、大出血、持续严重的心律失常、严重的呼吸困难、反复抽搐、急性重度中毒、致命性的创伤、大面积烧伤等。

Ⅱ类：急重症，有潜在性威胁生命的可能，病情有可能急剧变化，需要紧急处理与严密观察，如胸痛怀疑心肌梗死，外科危重急腹症，突发剧烈头痛，严重创伤、烧伤，严重骨折，高热等。

Ⅲ类：亚紧急，一般急诊，患者生命体征尚稳定，没有严重的并发症，如闭合性骨折、小面积烧伤、呕吐等。

Ⅳ类：非紧急，可等候，也可到门诊诊治，如轻、中度发热，皮疹，皮肤擦伤等。

急诊患者病情变化多，有时只在一瞬间。因此，分诊护士必须时刻警惕，即使患者刚来时病情并不很严重，也必须尽早安排患者得到有效诊治。

(三) 处理

处理是将进入急诊科的患者，经评估、分诊后，根据不同的病种和病情，给予及时、合理的处置。

1. 急危重患者处理　病情危急的患者开通急救绿色通道，立即进入抢救室紧急抢救，或进急诊手术室施行急诊手术处理，之后进入急诊重症监护病室进行加强监护治疗。在紧急情况下，如果医生未到，护士应先采取必要的应急措施，以争取抢救时机。如给氧、吸痰、建立静脉通路、气管插管、人工呼吸、胸外按压、除颤等，以及紧急给药，如镇静解痉、降血压、降颅压药等。

2. 一般患者处理　由专科急诊就诊处理，视病情分别将患者送入专科病房、急诊观察室或带药离院。

3. 传染病患者处理　疑患传染病患者应将其进行隔离，确诊后及时转入相应病区或转传染病院进一步处理，同时做好传染病报告工作与消毒隔离措施。

4. 成批伤病员处理　遇成批伤病员就诊时，护士除积极参与抢救外，还应协助应急预

案的启动、急救物品、药品、仪器的准备、人员的分工、救治区域分区设置、组织实施有效急救措施、患者及家属安抚等协调工作，尽快使患者得到分流处理。

5. 特殊患者处理 因交通事故、吸毒、自杀、刑事案件等涉及法律问题者，给予相应处理的同时应立即通知有关部门；无主的患者应先处理，同时设法找到其亲属。

6. 患者转运处理 对病重者需辅助检查、急诊住院、转ICU、去急诊手术室或转院，途中均须由医护人员陪送、监护，并做好交接工作。

7. 清洁、消毒处理 按规定要求做好用物、场地、空间清洁消毒，以及排泄物的处理。

8. 各项处理记录 在急诊患者的处理中应及时做好各项记录，执行口头医嘱时，应复述一次，经二人核对后方可用药，抢救时未开书面医嘱或未做记录，应及时补上，书写要规范清楚，并做好交接工作，对重患者进行床头交班。

三、急诊护理评估

通过急诊护理评估，可使急救护理工作系统化、规范化、程序化，从而提高急救护理质量。急诊护理评估一般可分为初级评估、次级评估、动态评估。

（一）初级评估

初级评估又称快速评估，是指对来院急诊就诊患者进行有重点地快速收集资料，并将资料进行分析、判断、分类和分科，一般应在2～5分钟内完成，对急危重症患者，应做到一进急诊就立即进行评估。快速评估遵循A—B—C—D—E顺序，包括：气道及颈椎；呼吸功能；循环和脑灌注；神志状况；暴露患者，可简单记忆为ABCDE。主要目的是快速识别有生命危险需要立即抢救的患者，如果发现其中任何一项不稳定，均应立即送往抢救室进行抢救。

1. A——气道及颈椎（airway patency with simultaneous cervical spine protection for trauma patient） 患者是否能交谈或者是否有胸腹起伏；有无气道异物梗阻，如舌后坠、松脱牙齿/口腔内异物、呕吐物/分泌物、出血块、口唇或咽喉部肿胀等，其中舌后坠是意识不清患者气道阻塞最常见原因；外院已建立的人工气道是否通畅并妥善固定；听诊两肺呼吸音是否对称；观察自主呼吸情况，对创伤患者同时注意固定颈椎予以制动。

2. B——呼吸功能（breathing effectiveness） 检查患者是否有自主呼吸，如果患者有呼吸，观察呼吸频率、节律、深浅度、辅助肌的使用；观察呼吸困难的表现：烦躁、焦虑、意识改变；查看是否有颈静脉怒张；听诊呼吸音是否存在或减弱。对于外伤患者应注意张力性气胸、连枷胸合并肺挫伤及开放性气胸所造成的换气功能障碍、气管位置、软组织和胸骨完整程度。

3. C——循环和脑灌注（circulation/cerebral perfusion effectiveness） 检查有无脉搏、脉搏是否正常；测量血压了解循环功能，但应注意血压有时不能反映早期周围循环灌注不良状况；皮肤颜色和毛细血管充盈；患者是否清醒、患者的反应、脑组织灌注不足会导致意识改变，但意识清醒的患者仍有潜在出血的可能；皮肤颜色、湿度和温度可帮助判断创伤患者的循环血量情况，大量失血时，面部和四肢可呈现灰白或苍白色、皮肤湿冷等休克表现。

4. D——评估神经缺损（disability） 评估患者有否神经功能的缺损或障碍，基本的神经功能评估包括清醒程度及瞳孔反应，清醒程度可应用AVPU法或格拉斯哥昏迷评分量表（Glasgow Coma Scale，GCS）。AVPU法是指：A（alert）——患者完全清醒；V（vocal）——患者对语言刺激有反应；P（pain）——患者对疼痛刺激有反应；U（unresponsive）——患者对任何刺激都没有反应。评估神经功能的另一个基本方法是评估患者双侧瞳孔的大小及对光反应情况。如果患者的清醒程度较差，瞳孔大小不等，对光反应迟钝，提示患者出现脑部伤患，如脑出血或脑水肿等。

5. E——暴露患者/环境控制（exposure/environment control） 评估时可移除患者的衣

物以评估和识别任何潜在的疾病或损伤症状。如身上已有各类管道，查看管道是否通畅、固定是否牢固安全；是否有明显标记。注意给患者保暖和保护其隐私。

（二）次级评估

经过初级评估后，Ⅰ类危急症与Ⅱ类急重症的患者分流至抢救室抢救监护，Ⅲ类亚紧急与Ⅳ类非紧急的患者初步情况稳定，没有生命危险，应该进行次级评估。次级评估的目的是识别疾病与损伤的指征，评估方法包括从头到脚法（head-to-toe approach）与系统法（systems approach）相结合，评估内容包括问诊、生命体征测量、各系统重点评估。评估目的是为了判断疾病的严重程度，而不是为了诊断，明确这一点非常重要。患者病情发生变化或有疑问时应重新评估和分诊。

1. 问诊　目的是了解患者来院急诊的主要原因。耐心倾听患者的主诉，注意患者及陪诊者的情绪反应、面部表情，灵活问诊。如为创伤，认真询问受伤经过，以评估直接、间接和相关伤势。非外伤，询问发病的原因、诱发的因素、过去的病史、本次疾病发作时伴随的症状、院前用药及治疗效果等。问诊需要护士具备良好的沟通技巧、有效控制问诊时间。

2. 生命体征　包括体温、脉搏、呼吸、血压和血氧饱和度，是反映患者当时生理状况的重要指标，应按照患者病情需要进行测量。测量时须注意细节和观察患者的言谈举止，测量结果记录在门诊病历首页。

3. 各系统重点评估　疼痛伴随各系统评估。

（1）神经系统：评估患者的精神状态（如有无意识混乱、不合作、定向力差、歇斯底里等）；言语（如是否连贯、有无失语、发音含糊等）；有无肢体无力；意识丧失（有无意识丧失、持续多久、有无逆行性遗忘）；格拉斯哥昏迷评分（GCS）；有无头痛（频率、类型）；有无血肿（位置、大小、范围）；有无头晕、恶心、呕吐；步态（稳定、不稳定）等。

（2）呼吸系统：评估患者的呼吸频率、节律和效果（有无费力、气促和出汗）；是否可闻及喘息/喘鸣音；有无流涎；呼吸时胸部扩张情况（是否对称、有无疼痛，如有疼痛，其部位、性质等）；有无咳嗽、咳痰（痰的量、色、质，是否易于咳出）；听诊呼吸音（呼气时和吸气时是否一样，有无喘息、捻发音）等。

（3）心血管系统：评估患者心率、心律、血压、脉搏情况；脉搏搏动性质；有无胸痛、放射痛、心悸、气促、出汗、头晕、晕厥、面色苍白、踝关节水肿；是否使用血管活性药物，如硝酸甘油摄入（开始摄入时间、剂量、浓度、持续时间、效果）等。

（4）消化系统：评估患者有无恶心、呕吐（呕吐频率，呕吐物的颜色、量、性质等）；大便习惯，有无便秘腹泻（腹泻的频率、颜色）；有无咖啡色呕吐物或黑便；有无背痛（部位）；触诊腹部（是否腹软、膨隆或坚硬，有无疼痛）；有无腹部手术史；肠鸣音存在或消失等。

（5）泌尿系统：评估患者的排尿频率；是否有排尿困难、会阴部疼痛、灼热感；有无血尿现象（是否明显、有无血块）；有无尿急/排尿不畅、尿潴留；有无腰痛、肋脊角钝痛等。

（6）骨骼肌系统：评估患者局部有无红、肿、畸形或伤口；有无局部痛或压痛；评估肢体活动范围、末梢循环和感觉；评估肢体活动度（是否伴有疼痛、麻痹、感觉异常，皮肤苍白）；毛细血管充盈时间等。

（7）其他：眼耳鼻喉

1）眼睛：评估患者有无局部发红、疼痛、流泪；眼睛活动（正常、减弱、无）；视觉灵敏度；有无视物模糊，复视；瞳孔大小和对光反应；有无眼前房积血，眼中线状物、片状物等。

2）耳：评估患者有无疼痛，分泌物，乳头压痛；有无急性听觉丧失；耳鸣等。

3）鼻：评估患者有无鼻出血（单侧/双侧）；有无分泌物、异物；有无鼻窦疼痛；与呼吸运动的关系等。

4）喉：评估患者有无喉咙痛、异物感；声音嘶哑或说话困难；有无语言障碍、舌头肿胀，流涎、下颌固定等。

(8) 产科/妇科：评估患者的末次月经(量、时间和持续时间)；对孕妇要询问预产期，胎动、胎心音情况；有无阴道出血(量、垫量、血凝块)或阴道溢液；有无羊水漏出或胎膜破裂(流出液体的颜色)；有无腹痛(频率、性质)。如为经产妇，要了解生产方式是顺产还是剖宫产，有无流产史等。

(9) 皮肤评估：皮肤完整性、皮肤颜色、温度和弹性；如为外伤，记录皮肤擦伤部位，伤口大小、深度、有无分泌物；如有压疮，评估压疮部位、面积、程度；有无皮疹、水疱等。

(三) 动态评估

是指对急诊待诊患者进行动态观察，一般应每隔5～10分钟再评估一次，视病情变化进行必要的调整分类与就诊顺序等；在分诊后护士应对患者的护理照料需求始终保持警觉；另外，对留急诊监护室、观察室患者需进行入室再评估。

在急诊工作的全过程中，护士是抢救工作的纽带和骨干，对患者的生死存亡起着举足轻重的作用。因此，要求在急诊科工作的护士首先要明了急诊工作特点与工作流程，才能做到心中有数，工作有序，提高工作效率与质量。

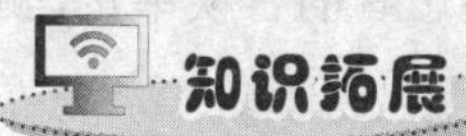

突发公共卫生事件

国务院颁布的《突发公共卫生事件应急条例》，将突发公共卫生事件定义为“突然发生、造成或可能造成社会公众健康严重损害的重大传染疫情、群体性不明原因疾病、重大食物和职业中毒以及其他影响公众健康的事件”。突发公共卫生事件具有突发性，公共属性，危害严重性和处理的综合性与系统性等特征。综合医院急诊科应有应对群体突发事件的救援应急预案。当因同一原因导致就诊的患者数≥3人时，急诊科分诊护士应有可能发生了群体突发事件，需要启动群体突发事件应急预案的意识。此时，最常用的检伤分类法是改良的START法(simple triage and rapid treatment，即简单验伤并快速处理)，其可在30～60秒内完成对单个伤员的检伤分类，然后依病情将患者安置在不同区域，同时使用颜色卡作为患者情况的标识。我国现统一采用红、黄、绿、黑4种颜色的卡片，这几种颜色分别表示病情的轻重缓急及救治的优先权。制定应急预案、规范急救程序、优化急救流程和各部门的紧密合作是群体突发事件急救成功的保证。

(林碎钗)

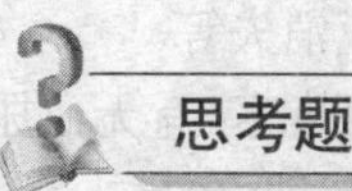

1. 简述急救绿色通道的收治范围和管理原则。

2. 简述SOAP分诊公式的含义。

3. 一位冠心病患者，既往有心绞痛发作病史，近3天胸痛频繁发作，来急诊就诊。患者自述最近由于工作繁忙，经常加班、非常劳累，胸痛似刀绞样，服硝酸甘油不能缓解，且疼痛向肩背部放射，如用1～10数字来比喻疼痛，患者说自己的疼痛“大约相当于8”。请思考：

(1) 该患者按病情分类应该为几类？为什么？

(2) 对该患者应如何进行评估？重点评估时，应注重哪一系统检查？

(3) 在评估过程中如果患者突发心室颤动，应如何处理？

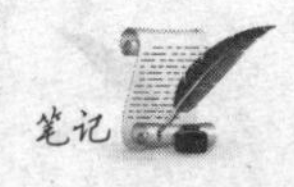

第四章 重症监护病房的护理工作

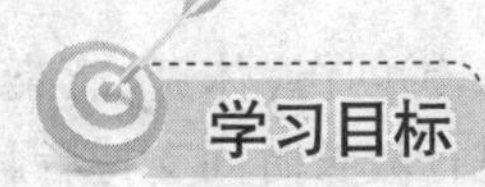

1. 掌握ICU的任务、收治原则和收治对象；ICU感染的原因、管理措施。
2. 熟悉ICU的模式、ICU的设置与管理要求。
3. 了解ICU的人员组成、危重症患者常见的感染控制措施。
4. 具有尊重患者、有效沟通的能力。

随着急危重症医学的发展，危重症患者通常被集中在重症监护病房进行救治。重症监护病房（intensive care unit，ICU）又称加强监护病房，是危重病医学的临床基地，由经过专业培训的医护人员应用现代医学理论和先进的医疗设备，对危重病患者进行全面的监护和强化治疗。ICU的建设是医学发展的需要，也是体现医院现代化急救水平的主要标志，其规模应符合医院功能任务和实际收治重症患者的需要。

第一节 概 述

一、ICU的任务

ICU的任务是利用先进的监护设备和治疗手段，为危及生命的急性重症患者提供系统、及时、动态的生理功能监测及支持治疗，早期发现病情变化的征象并及时予以治疗，防治多器官功能障碍综合征的发生，为原发病的治疗赢得时间与机会，最大限度地挽救危重症患者生命。

二、ICU的模式

ICU的运转模式主要根据医院的规模及条件决定。目前大致可分为以下几种模式：

1. 综合ICU　综合ICU是一个独立的临床业务科室，受院部直接管辖，收治医院各科室的危重患者。综合ICU的优势在于克服了专科分割的缺陷，体现现代医学整体序贯性理论的观点，有利于学科建设，便于充分发挥设备的效益。

2. 专科ICU　专门为收治某个专科的危重患者而设立。一般是临床二级科室所设立ICU，如心内科监护病房（cardiac care unit，CCU）、呼吸内科监护病房（respiratory care unit，RCU）、神经外科监护病房（neurosurgical intensive care unit，NICU）等。多属某个专业科室管理，对抢救本专业的急危重患者有较丰富的经验。

收治病种单一，不能接受其他专科危重病患者是其不足。

3. 部分综合ICU　介于专科ICU与综合ICU之间，即由医院内较大的一级临床科室为基础组成的ICU。如外科ICU、内科ICU、麻醉科ICU等，主要收治各专科或手术后危重患者。

三、ICU 的收治范围

1. 收治原则　ICU 患者收治应遵循以下原则：①急性、可逆、已经危及生命的器官或者系统功能衰竭，经过严密监护和强化治疗短期内可能得到恢复的患者。②存在各种高危因素，有生命危险，经过加强监护和治疗可能减少死亡风险的患者。③慢性器官或系统功能不全出现急性加重且危及生命，经过严密监护和治疗可能恢复到原来或接近原来状态的患者。④慢性消耗性疾病及肿瘤的终末期患者以及不能从加强监测治疗中获得益处的患者，一般不属于 ICU 的收治范围。

2. 收治对象　ICU 收治范围包括临床各科的危重患者，主要包括：①创伤、休克、感染等引起的多系统器官功能衰竭患者。②心肺脑复苏术后需对其功能进行较长时间支持者。③严重的多发伤、复合伤患者。④物理、化学因素导致危急病症，如中毒、溺水、触电、虫蛇咬伤和中暑患者。⑤有严重并发症的心肌梗死、严重的心律失常、急性心力衰竭、不稳定型心绞痛患者。⑥各种术后重症患者或者年龄较大，术后有可能发生意外的高危患者。⑦严重水、电解质、渗透压和酸碱失衡患者。⑧严重的代谢障碍性疾病，如甲状腺、肾上腺和垂体等内分泌危象患者。⑨各种原因导致的大出血、昏迷、抽搐、呼吸衰竭等各系统器官功能不全需要支持者。⑩脏器移植术后及其他需要加强护理者。

四、ICU 的人员组成

（一）人员编制

ICU 集中收治各类急危重患者，工作量大，治疗手段繁多，操作技术复杂，设备更新快，故医护人员的配备要明显高于其他科室。一般综合性 ICU 要求医生人数与床位数之比应为 0.8∶1 以上，护士人数与床位数之比应为（2.5～3）∶1 以上。护士是 ICU 工作的主力军，医生所得到的有关患者病情变化和调整治疗方案的大量信息来源于护士的临床观察与监护记录，因此，必须保证足够的护士人力资源。ICU 还应根据需要配备适当数量的医疗辅助人员，有条件的医院还可配备相关的设备技术与维修人员。

（二）ICU 护士的基本要求

ICU 护士应具备良好的职业道德、过硬的理论知识、熟练的操作技能、健康的身心状态。

1. 思想素质　具有高尚的职业道德，能吃苦耐劳、勤于思考、全心全意为患者服务。

2. 专业素质　具有多专科疾病医疗、护理的知识，熟悉重要器官、系统功能监测和支持知识，掌握各种监护仪器的使用、管理、监测参数和图像分析及其临床意义，掌握重要脏器和系统疾病的护理理论，熟悉各种重症监护的专业技术，具有敏锐的观察能力和快速反应能力，熟悉危重症患者抢救配合技术等。

3. 身心素质　ICU 工作节奏快，体力消耗大，因此，ICU 护士必须具备强健的体魄以适应紧张的工作要求。同时，应具有较强的进取心，保持乐观、健康的心态、情绪稳定、有良好的忍耐力及自我控制力，具有良好的人际关系，较强的团队意识，同事间相互尊重，团结协作。

第二节　ICU 的设置与管理

一、ICU 的设置

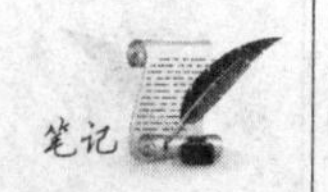

ICU 的设置根据各医院情况的不同可以有多种形式，总的原则：通道宽敞，电梯便利，方便患者转运；靠近相关科室如急诊科、手术室、放射科、检验科、血库等，便于紧急检查、

治疗、手术等；周围环境相对安静，室内空间足够大，便于抢救治疗并减少患者之间的相互干扰；具备良好的通风、采光、消毒条件，以利于感染的控制；各区域的建筑装饰应遵循不产尘、不积尘、耐腐蚀、防潮防霉、防静电、防火、易清洁的原则。

（一）ICU的区域布局与设置

1. 病室设置　可为开放式、半封闭或全封闭式，至少配置1～2个单间病室，用于隔离严重感染、传染病或病情危重患者。

(1) 床单位设置：ICU床位设置要根据医院规模、总床位数来确定。一般综合性医院综合ICU床位数量应占全院总床位的2%～8%，ICU床位使用率以75%为宜。每张床单位使用面积不少于9.5m²，建议15～18m²，床间距大于1m。单间病室使用面积不少于18m²，建议18～25m²。应使用多功能床并配备防压疮床垫，每个床位配备完善的功能设备带或功能架，配置氧气、压缩空气和负压吸引插口各2～3个。每张床位的电源插孔不应少于20个，并配有电源自动转换装置。配备床头灯，应设有应急照明灯。为减少交叉感染，两床之间最好应配有洗手池，自来水开关最好具有自动感应功能，并备自动吹干机。

(2) 室温、通风与噪声要求：病室空气调节系统能独立控制，室温要求保持在(24±1.5)℃左右，湿度以55%～65%为宜。具备良好的通风和采光，有条件的ICU最好装配气流方向从上到下的空气净化系统。地面覆盖物、墙壁和天花板应尽量采用高吸音的建筑材料，尽可能在不影响工作的情况下，减少各种监护仪器的声音，ICU白天的噪音应控制在45dB以下，夜晚在20dB以下。

(3) 监护站设置：中心监护站原则上应该设置在所有病床的中央地区，以能够直接观察到所有患者为佳。围绕中心站周围，病床可以呈圆形、扇形或T形等排列。中心站内放置监护及记录仪，电子计算机及其他设备。也可以存放病历夹、医嘱本、治疗本、病情报告本及各种记录表格，是各种监测记录的场所。

2. 医疗辅助区域　包括治疗室、仪器室、出入通道、医护人员办公室、值班室、示教室、家属接待室、实验室、营养准备室和库房等。

(1) 治疗室：至少设置2个。一个用于需要无菌技术操作的治疗和护理，进入前需戴好口罩和帽子；另一个用于只需要达到清洁要求的治疗和护理。

(2) 仪器室：由于ICU使用仪器设备较多，有条件的ICU最好设置仪器室，供仪器设备放置和维护使用。

(3) 出入通道：ICU要有合理的人员流动和物流在内的医疗流向，最好通过不同的进出通道将人员流动通道和物流通道分开，以减少各种干扰和交叉感染。工作人员通道和患者通道分开。

3. 污物处理区域　包括清洁室、污废物处理室和盥洗室等，设置在医疗区域的一端，避免污染医疗区域。

4. 医务人员生活区域　包括休息室、更衣室、进餐室等，与医疗区域相对隔开，避免交叉感染。

（二）仪器设备设置

ICU的仪器设备应包括监测设备和治疗设备两种。

1. 监测设备　常用的监测设备有多功能生命体征监测仪、呼吸功能监测装置、血气分析仪、血流动力学监测设备、血氧饱和度监测仪及心电图机等。影像学监测设备包括床边X线机和超声设备。

2. 治疗设备　有输液泵、注射泵、呼吸机、心脏除颤仪、心肺复苏抢救装备车（车上备有喉镜、气管导管、各种管道接头、急救药物以及其他抢救用具等），以及纤维支气管镜、临时心脏起搏器、主动脉内球囊反搏装置、血液净化装置等。

二、ICU的管理要求

1. 组织领导　ICU实行院长领导下的科主任负责制。科主任负责科内各项工作，定期查房组织会诊和主持抢救任务。ICU应有独立的医疗团队，设有一整套强化治疗手段。同时，ICU也是开放的，应更多地听取专科医生的意见，把更多的原发病处理如外伤换药留给专科医生解决。医生的配备采取固定与轮转相结合的形式。护士长负责监护室的管理工作，包括安排护士工作、检查护理质量、监督医嘱执行情况及护理文书书写等情况。护士是ICU的主体，负责对患者进行24小时监测、护理、治疗，能够最直接得到患者第一手临床资料。当患者病情突然改变时，要能准确及时地进行处理。所以，ICU护士应训练有素，熟练掌握各种抢救技术。要有敏锐的病情观察能力，不怕苦、不怕累的奉献精神，要善于学习，与医生密切配合。

2. 管理制度　制度化管理是保证ICU工作正常、有序进行的基本保障，为了保证工作质量和提高工作效率，除一般病房的护理常规和工作制度外，还应包括ICU出入制度、医疗护理质量控制制度；各种危重疾病监护常规；抗生素使用制度；血液与血液制品使用制度；抢救设备操作、管理制度；基数药品、毒麻药品和贵重、特殊药品等管理制度；院内感染预防和控制制度；医疗、护理不良事件防范与报告制度；医患沟通制度；突发事件的应急预案和人员紧急召集制度；医护人员教学、培训和考核制度；探视制度；临床医疗、护理科研开展与管理制度等。此外，ICU是精密仪器比较集中的地方，每种设备都应建立档案，详细记录其使用、维修及保养情况。必须保持各种抢救设施处于完好的备用状态。

第三节　ICU的感染管理与控制

情景描述：

外科ICU护士小王今天值夜班。晚上10点，10床刘大爷开始发热，并出现尿频、尿急、尿痛等尿路刺激症状，经过认真的检查，小王发现刘大爷留置尿管的尿道口周围组织红肿，并有少量分泌物，留取尿液检查发现有脓尿，初步判断为留置导尿管相关性尿路感染。

请思考：

1. ICU患者发生医院感染的常见原因有哪些？
2. 如何预防和控制危重症患者医院感染的发生？

一、ICU的感染概述

ICU病房的建立和完善对提高急危重患者的抢救成功率起到了至关重要的作用，然而，由于ICU是危重患者集中的场所，患者病情重，机体免疫力低下，加之各种侵入性操作多，多重耐药菌在ICU常驻等原因，导致ICU感染一直是院内感染的高发区，做好ICU的感染管理与控制工作是临床抢救与治疗成功的关键。

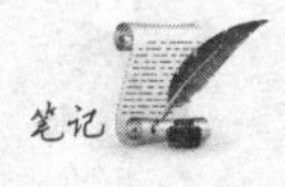

(一) ICU感染的类型

1. 内源性感染　又称自身感染，指引起感染的病原体来源于患者本身，是患者体表或体内的正常菌群或条件致病菌，当机体抵抗力下降或受外界因素影响时，成为致病菌造成机体感染。

2. 外源性感染　又称交叉感染，通常是指病原体来源于患者体外，如其他患者或医院中工作人员，医院环境中存在的细菌，以及未彻底消毒灭菌或污染的医疗器械、医疗用品、血液制品及生物制品等。

（二）ICU常见的病原菌

引起医院感染的病原微生物包括细菌、真菌、支原体、衣原体和病毒等。病原体以条件致病菌为主，多为多重耐药菌株。革兰阳性菌是引起医院感染常见的病原菌之一，其中最常见的是葡萄球菌、肠球菌与链球菌。手术和创伤部位感染多见于此种类型。革兰阴性菌是引发危重症患者发生泌尿系统感染的主要细菌，病原菌主要为直肠与尿道的常驻菌，包括大肠埃希菌、铜绿假单胞菌及变形杆菌等。呼吸系统感染中还可见克雷伯杆菌、流感嗜血杆菌等。真菌感染以念珠菌属最为常见，也可见少数曲霉菌属真菌感染。目前，有研究指出ICU住院患者医院感染病原菌的分布以革兰阴性菌为主，革兰阳性菌有所减少，由于新型及广谱抗生素的广泛应用，病原菌对临床常用抗菌药物均有不同程度的耐药性，多药耐药呈增加趋势。降低ICU医院感染发生率，减少ICU医院感染病原菌的增加，合理使用抗菌药物是医院感染工作的重要内容。

（三）ICU患者常见感染部位

ICU患者常见感染部位依次是下呼吸道、泌尿道、血液、消化道和伤口感染。不同的ICU患者感染部位有所不同。如外科ICU感染以泌尿道、手术部位、呼吸系统、血液感染居多，而内科ICU以呼吸系统、泌尿道、血液感染最常见。

（四）ICU患者感染的主要原因

1. 机体抵抗力减弱　ICU危重症患者多，病情重，包括严重创伤、大手术、休克、器官移植以及严重的心、肺、肾疾病等，除原发性损伤或疾病外，营养不良、大量蛋白质丢失、长期应用免疫抑制剂、皮质激素等，均可导致患者的机体免疫功能低下，极易发生医院感染。此外，老年人、婴幼儿、长期卧床以及有吸烟、酗酒等不良生活习惯的患者其免疫能力也会下降。

2. 机体解剖屏障受损　人体的皮肤和黏膜是机体抵御病原菌的第一道防御屏障，但在休克、胃肠缺血再灌注及长时间的禁食或肠外营养支持等情况下，胃肠黏膜保护屏障将会受损。而严重创伤、管道系统梗阻、组织坏死、穿孔等可导致机体的解剖屏障严重受损，保护机制减弱，易发生感染。此外，长时间卧床引起压力性溃疡，导致皮肤破损。

3. 侵入性操作多　ICU的重症患者中，各种有创监测、治疗频繁，例如气管内插管、外周静脉置管、中心静脉插管、肺动脉导管置管、留置尿管、各种引流管等侵入性操作，造成皮肤黏膜损伤，为病原菌提供了繁殖基地，从而引起菌血症、肺部及尿路感染等。

4. 危重患者集中　ICU聚集了不同病种，不同感染部位的重病患者，极易发生交叉感染。

5. 抗生素应用不合理　合理地应用抗生素是预防医院感染的重要因素。大量应用抗生素可造成菌群失调与耐药菌株生长与繁殖，从而导致严重的二重感染，给治疗造成极大困难。

6. 病原体的医源性传播　主要通过医护人员的手接触性传播，若医护人员灭菌观念淡薄、无菌技术操作不严格，未严格执行手卫生规范，均可使ICU感染因素和传播媒介增加，交叉感染的发生率上升。此外，如果医疗设备消毒与灭菌不彻底，空气、物体表面、血液制品、药品被污染以及因ICU空间狭小、污染区和清洁区划分不明确、无缓冲间等，造成的环境污染也可成为重要的感染源。

二、ICU控制感染的管理与措施

危重症患者是医院感染的高发人群，同时，医院感染也是危重症患者最常见、最严重的并发症之一。预防与控制医院感染是保障危重症患者安全的重要措施。

(一)工作人员管理

1. 限制人员出入 ICU内空气污染最严重的区域多为入口处和走道，特别是医生查房和护士交班以及家属探视时间更为严重，因此，应将进入ICU的人员减少到最低限度，包括限制探视人员以及减少医生、护士不必要的出入。

2. 严格更衣、换鞋制度 医护人员进入ICU换专用工作服、换鞋、戴口罩、洗手，因事外出必须更衣或穿外出衣。接触特殊患者，如耐甲氧西林金黄色葡萄球菌(MRSA)感染或携带者，或处置患者可能有血液、体液、分泌物、排泄物喷溅时，应穿隔离衣或防护围裙。接触疑似为高传染性的感染如禽流感、非典型肺炎(SARS)等患者，应戴N95口罩，当口罩潮湿或有污染时应立即更换。

3. 正确使用手套 医护人员接触患者黏膜和非完整皮肤，或进行无菌操作时，须戴无菌手套;接触血液、体液、分泌物、排泄物，或处理被它们污染的物品时，戴清洁手套。护理患者后要摘手套，护理不同患者或医护操作在同一患者的污染部位移位到清洁部位时要更换手套。特殊情况下如手部有伤口、给HIV/AIDS患者进行高危操作时，均应戴双层手套。

4. 严格执行手卫生规范 接触患者前、后，进行清洁或侵入性操作前、接触患者体液或分泌物后、接触患者使用过的物品后都应进行手卫生。当手上有血迹或分泌物等明显污染时，必须洗手。摘掉手套之后、医护操作在同一患者的污染部位移位到清洁部位时，也必须进行手卫生。

5. 医院感染控制知识培训 每年接受院内感染控制知识的培训，尤其要关注卫生保洁人员的消毒隔离知识和技能的培训。

(二)患者管理

1. 妥善安置患者 应将感染患者与非感染患者分开安置，对同类感染患者相对集中，对疑似有传染性的特殊感染或重症感染，应隔离于单独房间，以避免交叉感染。对于空气传播的感染，如开放性肺结核，应隔离于负压病房。接受器官移植等免疫功能明显受损患者，应安置于正压病房。对于重症感染、多重耐药菌感染或携带者和其他特殊感染患者，建议分组护理，固定人员。医务人员不可同时照顾正、负压隔离室患者。

2. 预防控制感染措施 重视患者的口腔卫生。对于引流液、伤口分泌物及呼吸机使用者的痰液应定期做培养，有创导管拔除后疑有感染时应做细菌培养及药敏试验，以便及早发现感染并及时治疗。限制预防性应用抗生素，感染性疾病根据细菌培养与药敏试验结果合理应用抗生素。创伤性治疗与监测如病情允许应尽早终止。

(三)探视管理

探视人员应按医院规定的时间探视，尽量减少不必要的访客探视。有疑似或证实呼吸道感染症状者、学龄前儿童禁止进入ICU探视。探视者进入ICU前穿隔离衣、戴口罩、穿鞋套。进入病室前后应洗手或用快速手消毒液消毒双手。探视期间尽量避免触摸患者及周围物体表面。对于疑似有高传染性的感染应避免探视。

(四)环境管理

定期对病室进行彻底清洁和消毒，开窗通风、机械通风是保持ICU室内空气流通、降低空气微生物密度的最好方法。ICU的墙面和门窗应保持清洁和无尘，室内应采用湿式清扫，防止灰尘飞扬。每天用清水或清洁剂湿式拖擦地面，拖把分开使用，有标记，严格按规定进行处理，悬挂晾干。多重耐药菌流行或有院内感染暴发的ICU，必须采用消毒剂消毒地面，每日至少一次。禁止在病室、走廊清点更换下来的被服、衣物。治疗室、处置室清洁整齐，每日进行空气消毒，每月有空气培养记录。禁止在室内摆放鲜花或盆栽植物。

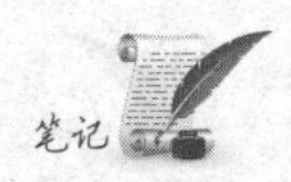

(五)物品管理

诊疗、护理患者过程中所使用的非一次性物品均按照使用规范和院内感染管理要求进行清洁、消毒或灭菌处理，如监护仪、心电图机、输液泵、微量注射泵等，尤其是频繁接触的物体表面，如仪器的按钮、操作面板，应每天仔细消毒擦拭，建议用75%酒精消毒。规范一次性物品的使用，定期对仪器、设备进行清洁消毒。尽量采用一次性呼吸机管路，有污染或破损时更换。氧气湿化瓶每日更换。各种抢救或监护器械在更换使用者时应进行表面消毒，必要时尽量浸泡消毒。病床、台面等定期擦拭消毒，患者的生活用品保持清洁、定期消毒，转出ICU后床单位进行终末消毒处理，特殊感染患者用品应分开处理，敷料及时焚烧。

（六）医疗操作流程管理

在进行各项医疗护理操作，如留置深静脉导管、留置导尿管、气管插管、放置各种引流管时，要严格遵循无菌技术原则。保持引流管通畅，引流系统密闭，减少因频繁更换引流管而导致污染的机会。每日对放置的导管情况进行评估，尽早拔管。做好口腔护理、声门下分泌物吸引和呼吸机管道护理，预防呼吸机相关性肺炎的发生。

（七）废物与排泄物管理

处理废物与排泄物时医护人员应做好自我防护，防止体液接触暴露和锐器伤。医疗废物按照《医疗废物分类目录》要求分类放置、规范化处理。

（八）监测与监督

应常规监测ICU医院内感染发病率、感染类型、常见病原体和耐药状况等，尤其是中心静脉导管、气管插管和留置导尿管的相关感染。加强医院内感染耐药菌监测，发现疑似感染患者，及时进行微生物检验和药敏试验。医院内感染管理人员应经常巡视ICU，监督各项感染控制措施的落实，发现问题及时纠正解决。

（史　蕾）

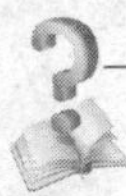

思考题

1. 简述危重患者感染的主要原因。
2. 简述ICU控制感染的管理与措施。
3. ICU护士应该具备哪些基本素质？

第五章　心搏骤停与心肺脑复苏

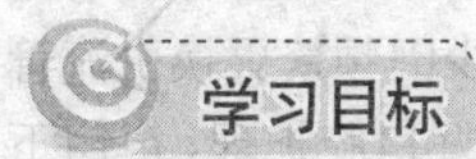

1. 掌握心搏骤停、心肺脑复苏、基础生命支持、高级生命支持和延续生命支持的概念，心肺脑复苏的技能操作。

2. 熟悉心搏骤停的原因、类型。

3. 了解心搏骤停和心肺脑复苏的最新进展。

4. 具有时间就是生命的急救意识。

心搏骤停（sudden cardiac arrest，SCA）是临床中最危重的急症，可迅速导致死亡，应尽早进行高质量的心肺脑复苏，维持有效的呼吸和循环功能，保证脑的血供，以增加患者存活的机会，改善复苏后生存质量。

第一节　心 搏 骤 停

一、心搏骤停概述

心搏骤停是指心脏在严重致病因素的作用下突然停止跳动而不能排出足够的血液，引起全身缺血、缺氧。心搏骤停导致意外性非预期猝死，如及时采取有效的复苏措施，其成活率高达70%～80%，应积极组织抢救。

心搏骤停后，心泵功能丧失，血流停止，血氧浓度显著降低，全身组织器官均缺血缺氧，但体内各脏器对缺血缺氧的耐受能力是不同的。正常体温时，中枢神经系统对缺血、缺氧的耐受程度最差，所以在缺血、缺氧时，最先受到损害的便是脑组织。一般心搏骤停3～5秒钟，患者即可出现头晕、黑矇；停搏10秒钟左右可引起晕厥，随即意识丧失，或发生阿-斯综合征，伴全身性抽搐，由于尿道括约肌和肛门括约肌松弛，可同时出现大小便失禁；心搏骤停发生20～30秒时，由于脑中尚存的少量含氧血液可短暂刺激呼吸中枢，呼吸可呈断续或无效呼吸状态，伴颜面苍白或发绀；停搏60秒左右可出现瞳孔散大；停搏4～6分钟，脑组织即可发生不可逆的损害，数分钟后即可从临床死亡过渡到生物学死亡。

二、心搏骤停常见原因

心搏骤停的原因分为心源性和非心源性两类。

1. 心源性心搏骤停　冠状动脉粥样硬化性心脏病是成人猝死的主要原因，约80%心源性猝死是由冠心病及其并发症引起。急性病毒性心肌炎和原发性心肌病、先天性心脏病、风湿性心脏病以及危险性心律失常也常导致心搏骤停。

2. 非心源性心搏骤停　各种原因所致呼吸停止；严重的电解质与酸碱平衡失调；各种

严重创伤；各种药物中毒或过敏反应；麻醉、手术意外；电击、雷击和溺水等意外伤害；诊断性操作如血管造影、心导管检查等均有可能造成心搏骤停。

不论是何种原因，最终都直接或间接影响心脏电活动和生理功能，或引起心肌收缩力减弱，心排血量降低，或引起冠状动脉灌注不足，或导致心律失常，成为导致心搏骤停的病理生理学基础。

三、心搏骤停的临床表现及判断

1. 心搏骤停的临床表现　心搏骤停后，血流立即停止，脑血流急剧减少，可引起明显的神经系统和循环系统症状。具体可表现为：①意识丧失；②听诊心音消失、血压测不出、脉搏摸不到；③无效呼吸或呼吸停止；④皮肤苍白或发绀；⑤瞳孔散大。

2. 判断　心搏骤停时，最可靠的临床征象是意识丧失伴大动脉搏动消失。通常成人检查颈动脉，婴儿检查肱动脉。

3. 心搏骤停的心电图表现　根据心脏活动情况和心电图表现，心搏骤停可分为 3 种类型：

(1) 心室颤动（ventricular fibrillation，VF）：是心搏骤停最常见的类型。心室肌发生极不规则、快速而不协调的颤动，心电图表现为 QRS 波群消失，代之以大小不等、形态各异的颤动波，频率为 200～400 次 / 分（图 5-1）。

(2) 心室停搏（ventricular asystole）：是指心肌失去机械收缩能力，丧失排血功能。此时，心室没有电活动，心电图往往呈一条直线，或偶有 P 波（图 5-2）。

(3) 无脉性电活动（pulseless electrical activity，PEA）：也称电 - 机械分离，是指心脏有持续的电活动，但没有有效的机械收缩，丧失排血功能。心电图可表现不同种类的电活动，但往往测不到脉搏（图 5-2）。

以上 3 种类型的心搏骤停其心脏活动和心电图表现各异，但血流动力学结果却相同，即心脏不能有效收缩和排血，血液循环停止。

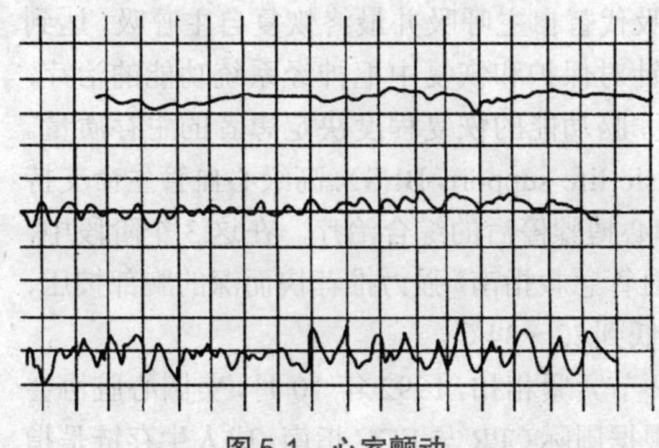
图 5-1　心室颤动

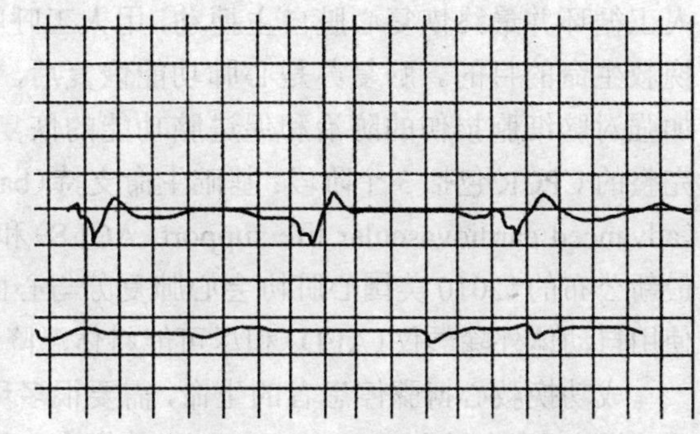
图 5-2　心脏停搏和心电 - 机械分离

知识拓展

国际复苏联合会

国际复苏联合会（International Liaison Committee on Resuscitation，ILCOR）于 1992 年 11 月 22 日成立于英国布莱顿，其具体任务是：①开展心肺脑复苏国际间的学术讨论；②对有争议或证据不足的复苏问题开展科学研究；③传授或培训 CPR 理论与技能；④收集、系统回顾和分享复苏领域的信息资源；⑤发表反映国际学术共识性的文献。

心肺复苏与心血管急救指南

心肺复苏与心血管急救指南[Guidelines for Cardiopulmonary Resuscitation（CPR）and Emergency Cardiovascular Care（ECC）]简称CPR与ECE指南，是基于对复苏文献资料的大量研究，并由多名国际复苏专家和美国心脏协会心血管急救委员会及专业分会进行深入探讨和讨论后编写。按惯例每5年修订一次。目前应用的版本为《2010美国心脏协会心肺复苏与心血管急救指南》[2010 AHA Guidelines for CPR and Emergency Cardiovascular Care（ECC）]。同时发表于《循环》和《复苏》两份期刊上的《2010年ILCOR国际心肺复苏及心血管急救指南及治疗建议》是根据数以万计的复苏研究，经过专家讨论和总结出的国际性临床指南。

第二节　心肺脑复苏

情景描述：

在一个大型体育比赛场地，一位观众突然意识丧失倒地，随后出现心跳、呼吸停止。

请思考：

1. 在现场该怎么处置？
2. 怎么保证复苏的最终成功？

使心搏、呼吸骤停的患者迅速恢复循环、呼吸和脑功能的抢救措施称为心肺脑复苏（cardio pulmonary cerebral resuscitation，CPCR）。心肺复苏（cardiopulmonary resuscitation，CPR）是针对心跳、呼吸骤停所采取的急救措施，包括胸外心脏按压或其他方法形成暂时的人工循环并最终恢复心脏自主搏动，用人工呼吸代替自主呼吸并最终恢复自主呼吸，达到挽救生命的目的。脑复苏是心肺功能恢复后，针对保护和恢复中枢神经系统功能的治疗，加强对脑细胞损伤的防治和促进脑功能的恢复，脑功能的恢复程度决定患者的生存质量。完整的CPCR包括3个阶段：基础生命支持（basic life support，BLS）、高级心血管生命支持（advanced cardiovascular life support，ACLS）和心搏骤停后的综合治疗。在这3个阶段中，最新公布的《2010美国心脏协会心肺复苏与心血管急救指南》强力推荐快而深的胸部按压、使用自动体外除颤仪（AED）和尽可能将体温降低到32～34℃。

成功挽救心搏骤停患者的生命，需要很多环节紧紧相扣，1992年10月，美国心脏协会正式提出“生存链”（chain of survival）的概念。根据国际CPR与ECC指南，成人生存链是指对突然发生心搏骤停的成年患者通过采取一系列规范有效的救护措施，将这些救护措施以环链形式序列连接起来，就构成了一个挽救生命的“生存链”。2010年美国心脏协会心血管急救成人生存链包括以下5个环节：①立即识别心搏骤停并启动急救反应系统（immediate recognition of cardiac arrest and activation of the emergency response system）；②尽早进行心肺复苏，着重于胸外按压（early CPR with an emphasis on chest compressions）；③快速除颤（rapid defibrillation）；④有效的高级生命支持（effective advanced life support）；⑤综合的心搏骤停后治疗（integrated post-cardiac arrest care）。生存链中各个环节必须环环相扣，中断任何一个环节，都可能影响患者的预后（图5-3）。

图 5-3　心血管急救成人生存链

一、基础生命支持

基础生命支持（BLS）又称初期复苏处理或现场 CPR，其主要环节是：①迅速、准确判断心跳、呼吸的停止。②立即实施现场心肺复苏术，从体外支持患者的循环和呼吸功能。③通过至少能维持人体重要脏器的基本血氧供应，延续到建立高级生命支持或患者恢复自主循环、呼吸活动，或延长机体耐受临床死亡时间。关键步骤包括：立即识别心搏骤停和启动急救反应系统、早期心肺复苏、快速除颤终止室颤。

（一）现场心肺复苏的基本程序

心肺复苏的基本程序是 C—A—B，分别指胸外按压、开放气道、人工呼吸。成人基础生命支持（BLS）具体的操作流程如下：

1. 快速判断　在评估环境安全、做好自我防护的情况下，快速识别和判断心搏骤停。

（1）综合分析判断环境：在眼睛看、耳朵听、鼻子闻，并综合分析的基础上判断环境是否安全，环境安全可以进入现场救人；若环境不安全先解除不安全因素或将患者脱离危险环境，同时根据现场条件尽可能做好自身防护。

（2）通过“轻拍重喊”判断患者反应：采取轻拍患者双肩，靠近耳边大声呼叫，观察患者有无反应判断意识，同时通过观察口唇、鼻翼和胸腹部起伏情况判断有无呼吸或有效呼吸，应在 10 秒内完成。

（3）启动急救反应系统：通过“轻拍重喊”若患者无反应需立即启动急救反应系统，若无呼吸或存在无效呼吸需立即实施 CPR，向他人快速求救并获取体外自动除颤仪（automatic external defibrillator，AED），如果现场有 AED，可考虑实施体外除颤；院内应呼叫其他医护人员并快速获取体外除颤仪。置患者于复苏体位，即仰卧于硬质平面上，头、颈部应与躯干保持在同一轴面上，将双上肢放置在身体两侧，解开衣服，暴露胸壁。

2. 循环支持（circulation，C）　是指用人工的方法挤压心脏产生血液流动，目的是为心脏、脑和其他重要器官提供血液灌注。

（1）判断大动脉搏动：非专业人员不需检查，专业人员需检查动脉有无搏动，时间不超过 10 秒。成人检查颈动脉，方法是并拢右手的示指和中指，从患者的气管正中部位向旁滑移 2～3cm，在胸锁乳突肌内侧轻触颈动脉搏动。儿童可检查股动脉，婴儿可检查肱动脉或股动脉。如果触摸不到动脉搏动，说明心搏已经停止，应立即进行胸外按压。

（2）胸外心脏按压：是对胸骨下段有节律地按压，产生血流能为大脑和心肌输送少量但却至关重要的氧气和营养物质。

1）按压部位的确定：成人和儿童的按压部位在胸部正中，胸骨的下半部，两乳头连线中点的胸骨处；婴儿按压部位在两乳头连线中点下一指处。

2）胸外按压方法：操作者一只手的掌根部紧贴患者两乳头连线中点胸骨处，另一只手掌根叠放其上，两手手指交叉相扣，手指尽量向上，避免触及胸壁和肋骨，按压者身体稍前倾，双肩在患者胸骨正上方，肩、肘、腕关节呈一条直线，按压时以髋关节为支点，应用上半身的力量垂直向下用力快速按压。儿童可用单手按压，婴儿用两个手指进行按压。

3）按压的频率和深度：成人按压频率每分钟至少 100 次，胸骨下陷至少 5cm，8 岁以下儿童患者按压深度至少达到胸廓前后径的 1/3，儿童大约为 5cm，婴儿大约 4cm，按压频率每分钟至少 100 次。

4）按压和放松时间：按压和放松所需时间相等，要保证每次按压后胸部回弹到正常位置，但手掌根部不能离开胸壁。

5）尽量减少胸外按压间断，或尽可能将中断控制在 10 秒钟以内。

6）在现场连续给予 30 次胸外按压后进入下一环节开放气道。

3．开放气道（airway，A）　首先松解患者的衣领及裤带，清除口中分泌物、呕吐物、固体异物、义齿等，然后按照以下手法打开气道：

（1）仰头抬颏 / 颌法（head tilt-chin lift）：适于没有头和颈部创伤的患者。方法是将左手肘关节着地，小鱼际置于患者前额，使头后仰，右手的示指与中指置于下颌角处，抬起下颏（颌），使下颌角和耳垂的连线与地面成一定角度，成人 90°，儿童 60°，婴儿 30°。

（2）托下颌法（jaw thrust）：此法用于疑似头、颈部创伤者，操作者站在患者头部，肘部放置在患者头部两侧，双手同时将患者两侧下颌角托起，将下颌骨前移，使其头后仰。

4．人工呼吸（breathing，B）　如果患者没有呼吸或无效呼吸，应立即做口对口（鼻）、口对面罩、球囊对面罩或人工气道等人工呼吸方法。无论采用何种方法，每次通气应维持 1 秒钟以上，使胸廓明显隆起，保证有足够的气体进入肺部。

（1）口对口（鼻）人工呼吸：①采取口对口人工呼吸时，注意应用合适的通气防护装置，既能保证通气效果又能有效保护施救者。②施救者用按于前额一手的拇指和示指，捏闭患者的鼻孔，另一手在下颌角处，抬起患者的头部保持气道通畅。③施救者张开口紧贴患者口部，以封闭患者的口周围（婴幼儿可连同鼻一块包住，不能漏气）。④正常呼吸 1 次，缓慢吹气 2 次，不必深呼吸，每次吹气至患者胸部上抬后，即与患者口部脱离，轻轻抬起头部，同时放松捏闭患者鼻部的手指，让患者胸廓依其弹性而回缩导致气体呼出。⑤当患者口周外伤或牙关紧闭、张口困难者可用口对鼻呼吸，吹气时要使上下唇合拢。

（2）经口咽通气管或面罩通气：口咽通气管多为“S”形管，人工通气时，施救者将口咽通气管放入患者的口咽部，用口含住通气管的外口吹气。通气面罩一般为透明的，可密闭于口腔周围，操作时，维持患者气道打开，将面罩覆盖于整个口和鼻部并妥善固定，施救者经面罩送气至患者胸廓抬起为止，然后将口离开面罩，使患者呼出气通过活瓣活动而排出。

（3）球囊 - 面罩通气：挤压球囊每次可压入 500～1000ml 气体，起到辅助呼吸的作用。抢救者应位于患者头部的后方（头位侧），将头部向后仰，并托牢下颌使其朝上，使气道保持通畅；用“CE”手法将面罩扣住口鼻，即用拇指和示指呈“C”形紧紧按住面罩，其他的手指则呈“E”形紧按住下颌；另外一只手挤压呼吸囊，将气体送入肺中，规律性地挤压呼吸囊，提供足够的吸气 / 呼气时间（成人：10～12 次 / 分，儿童：12～20 次 / 分）。

胸外心脏按压和人工呼吸的比例为 30∶2。对于儿童和婴儿，如有 2 名医护人员配合施救时比例为 15∶2。一旦建立了高级人工气道，急救人员不再需要胸外心脏按压与人工通气交替实施，胸外按压按至少 100 次 / 分的频率，人工通气 8～10 次 / 分。

《2010 美国心脏协会心肺复苏及心血管急救指南》中将 30 次胸外按压和 2 次人工通气称为一个循环，完成 5 个循环或 2 分钟后对患者进行评估。

5．早期除颤（defibrillation，D）　目睹发生院外心搏骤停且现场有自动体外除颤仪（AED），施救者应从胸外按压开始心肺复苏，并尽快在 3～5 分钟内使用 AED。对于院内心搏骤停，有心电监护的患者，从心室颤动到给予电击的时间不应超过 3 分钟，并且应在等待除颤仪过程中持续进行心肺复苏。

（二）心肺复苏效果的判断

1. 神志　复苏有效时，可见患者有眼球运动，睫毛反射与对光反射出现，甚至手脚开始抽动，发出呻吟等。

2. 面色及口唇　复苏有效时，可见面色及口唇由发绀转为红润。如若变为灰白，则说明复苏无效。

3. 颈动脉搏动　按压有效时，每一次按压可以产生一次搏动，若停止按压，搏动亦消失，此时应继续进行心脏按压。若停止按压后，脉搏仍然存在，说明患者已恢复心跳。

4. 瞳孔　复苏有效时，可见瞳孔由大变小，同时出现对光反应。若瞳孔由小变大、固定，则说明复苏无效。

5. 自主呼吸出现　患者出现较强的自主呼吸，说明复苏有效，但如果自主呼吸微弱，仍应坚持人工辅助呼吸。

（三）注意事项

1. 按压者的更换　多个复苏者时，可每 2 分钟更换按压者，换人时间应在 5 秒钟内完成，以保证高质量有效的胸外心脏按压。

2. 预防胃胀气　防止胃胀气的发生，吹气时间要长，气流速度要慢，从而降低最大吸气压。如果患者已发生胃胀气，施救者可用手轻按上腹部，以利于胃内气体的排出，如有反流或呕吐，要将患者头部偏向一侧防止呕吐物误吸。也可放置鼻胃管，抽出胃内气体。

3. 心肺复苏的终止

(1) 院前心肺复苏的终止：①恢复有效的自主循环和自主呼吸；②由更专业的生命支持抢救小组接手；③医生确认已死亡；④施救者如果继续复苏将对自身产生危险或将其他人员置于危险境地时。

(2) 医院内心肺复苏的终止：院内终止复苏时要考虑诸多因素，如患者的既往身体状态、心搏骤停时有无目击者、CPR 时间、导致心搏骤停的原因，以及复苏过程中是否出现过自主循环恢复（return of spontaneous circulation，ROSC）等。

(3) 临床死亡判断标准：①患者对任何刺激无反应；②无自主呼吸；③无循环特征，无脉搏，血压测不出；④心肺复苏 30 分钟后心脏自主循环仍未恢复，心电图为一直线（3 个以上导联）。

二、高级心血管生命支持

高级心血管生命支持（ACLS）是以基础生命支持为前提，应用医疗仪器设备及特殊技术，建立和维持更为有效的通气和循环功能，识别及治疗心律失常，建立静脉通路并应用药物，改善并维持心肺功能及治疗原发疾病的一系列救治措施。

（一）循环支持

1. 明确病因　要迅速进行心电监护和必要的血流动力学监测，尽快明确引起心脏停搏的原因，并采取相应的治疗措施。

2. 循环支持　为增加心脏的血液循环，提高复苏的成功率，可使用心脏辅助循环泵进行循环支持。开胸心脏按压能提高动脉压和血流量，提高长期存活率，必要时也可考虑使用。

3. 建立给药途径　心搏骤停时，在不中断 CPR 的前提下，迅速建立给药通路。

(1) 静脉通路：首选静脉通道给药，有条件者建立中心静脉通道。

(2) 骨髓腔给药：如果无法建立静脉通路，可选择骨内通路进行液体复苏、给药和血液标本采集。

(3) 气管内给药：如果无法建立静脉或骨内通路，某些药物可经气管插管注入气管。其剂量应为静脉给药的 2～2.5 倍，使用 5～10ml 生理盐水或蒸馏水稀释后，将药物直接注入

气管，并接正压通气，以便药物弥散到两侧支气管。可经气管给药的有肾上腺素、阿托品、利多卡因、间羟胺、纳洛酮等，不能给的有去甲基肾上腺素、钙剂、碳酸氢钠、地西泮等。

4. 常用药物

(1) 肾上腺素（epinephrine）：肾上腺素是CPR的首选药物，用法是1mg静脉或骨内推注，每3～5分钟1次。给药后应再推注20ml液体，同时抬高用药肢体促进药物更快到达中心循环。如果无法经静脉或骨内通路给药，可经气管内给药，剂量为2～2.5mg。肾上腺素应避免与碳酸氢钠、氯化钙在同一条静脉通路应用。

(2) 血管加压素（vasopressin）：CPR时，可使用血管加压素40U替代第一或第二剂肾上腺素，经静脉或骨内给药。

(3) 胺碘酮（amiodarone）：用于治疗对CPR、除颤和血管加压药物无反应的室颤或无脉性室速。胺碘酮用法是首次300mg，缓慢静脉注射。如无效，给予150mg静脉推注或维持滴注。

(4) 利多卡因（lidocaine）：当不能获得胺碘酮时，可应用利多卡因替代胺碘酮。初始剂量为1～1.5mg/kg静脉推注，如心室颤动和无脉性室性心动过速持续存在，5～10分钟后，再以0.75mg/kg剂量给予静脉推注，最大剂量不超过3mg/kg。

(5) 硫酸镁（magnesium sulfate）：对尖端扭转型室速应立即进行高能量电击治疗，硫酸镁仅是辅助药物，用于治疗或防止尖端扭转型室性心动过速复发，不建议心搏骤停时常规使用。可给予硫酸镁1～2g稀释到5%葡萄糖溶液10ml中缓慢（5～20分钟）静脉推注。

(6) 阿托品（atropine）：可作为引起临床症状（低血压、缺血引起的胸部不适、意识变化、休克症状）的持续性心动过缓等待起搏时的治疗措施。首次静脉推注0.5mg，每隔3～5分钟可重复一次，最大总剂量为3mg。

(7) 碳酸氢钠（sodium bicarbonate）：心搏骤停或复苏时间过长者，或早已存在代谢性酸中毒、高钾血症、三环类抗抑郁药物过量患者可适当补充碳酸氢钠，初始剂量1mmol/kg体重，以后根据血气分析结果调整补给量，防止产生碱中毒。

（二）控制气道

1. 口咽气道（oropharyngeal airway，OPA）　主要应用于意识丧失、无咳嗽和咽反射的患者。

2. 鼻咽气道（nasopharyngeal airway，NPA）　适用于有气道堵塞，或因牙关紧闭或颌面部创伤不能应用OPA且有气道堵塞危险的患者。

3. 气管插管（endotracheal intubation）　如果患者没有自主呼吸，球囊-面罩通气装置不能提供足够的通气时，气管插管是建立人工气道的主要手段。其优点在于能保持气道通畅，便于清除气道内分泌物，能输送高浓度的氧气，提供选择性途径给予某些药物，防止肺部吸入异物和胃内容物，并可与球囊-面罩通气装置、呼吸机相连接给予选择性的通气。

4. 其他可选择的声门上部高级气道（supraglottic airways）　包括食管-气管导管、喉罩气道、喉导管等，在心肺复苏过程中可作为选择性替代球囊。面罩和气管插管的通气方法。

5. 环甲膜穿刺（cricothyroid membrane puncture）或气管切开（tracheostomy）　环甲膜穿刺是通过施救者用刀、穿刺针或其他锐器，从环甲膜处刺入，建立新的呼吸通道，快速解除上呼吸道梗阻的急救方法。气管切开术是指切开颈段气管前臂，插入气管套管，建立新的通道进行呼吸的一种技术。

（三）氧疗和人工通气

对心搏骤停患者进行心肺复苏时，如果能获取氧气，可给予高浓度或100%氧气吸入。一旦患者出现自主循环恢复，应调节氧流量维持血氧饱和度大于或等于94%，避免体内氧中毒。

心肺复苏时，可选择的人工通气方法有球囊 - 面罩通气法、机械通气法。机械通气可以辅助或代替患者自主通气，保证足够通气，改善气体交换，呼吸过程易于控制，是目前临床上最有效的人工通气方法。

三、心搏骤停后治疗

心搏骤停后治疗的重点是脑保护、脑复苏及心脏骤停综合征的防治。心搏骤停 60 秒后脑细胞即出现损害，必须尽早实施有效的脑复苏。

（一）脑复苏

脑复苏是心肺复苏的目的，是防治脑缺血缺氧、减轻脑水肿、保护脑细胞、恢复脑功能到心搏骤停前水平的综合措施。

1. 脑复苏的主要措施　脑复苏主要包括以下 4 个环节：促进脑循环再流通；加强氧和能量供给；降低脑细胞代谢率；纠正脑水肿，降低颅内压。具体措施如下：

（1）维持合适的血压：在缺氧状态下，脑血流的自主调节功能丧失，主要靠脑灌注压来维持脑血流。因此，对复苏后的患者应维持正常的或稍高于正常水平的血压，降低增高的颅内压，以保证良好的脑灌注，但同时应防止血压过高而加重脑水肿。

（2）低温治疗：为保护大脑和其他脏器，对复苏后患者，应采取低温措施。通过物理降温法，如冰帽、冰袋、冰毯降温，或输注低温液体使体温降至 32～34℃为宜，维持 12～24 小时。降温至皮质功能开始恢复，停止降温让体温自动缓慢上升。

（3）呼吸管理和高压氧治疗：在继续进行有效的人工通气、及时监测动脉血气分析结果和促进自主呼吸的同时，应注意加强气道管理，保持气道通畅，注意防治肺部并发症。应用机械通气时，应密切注意监测所选择的通气模式和通气参数、呼吸频率与节律、血氧饱和度等反映呼吸功能的指标。

高压氧治疗通过增加血氧含量及其弥散功能，提高脑组织氧分压，改善脑缺氧，降低颅内压，有条件者可尽早使用。

（4）脑复苏药物的使用

1）脱水剂：应用渗透性利尿剂脱水，配合降温，以减轻脑组织水肿和降低颅压，促进大脑功能恢复。通常选用 20% 甘露醇快速静脉滴注，联合使用呋塞米、25% 白蛋白和地塞米松。在脱水治疗时，应注意防止过度脱水，以免造成血容量不足，难以维持血压的稳定。

2）激素：首选地塞米松。可降低颅内压、改善脑循环、稳定溶酶体膜、防止细胞自溶和死亡。

3）促进脑细胞代谢的药物：常用巴比妥类药物、钙离子通道阻滞剂、氧自由基清除剂和铁离子螯合剂等。

2. 脑复苏的结果　不同程度的脑缺血、缺氧，经复苏处理后可能有 4 种结果：①意识、自主活动完全恢复。②意识恢复，遗有智力减退、精神异常或肢体功能障碍等。③去大脑皮质综合征：即患者无意识活动，但仍保留呼吸和脑干功能，亦称“植物人”状态。④脑死亡：包括脑干在内的全部脑组织的不可逆性损害。

3. 器官捐献　尽管经过最积极的治疗和护理，一些心搏骤停后患者还将出现脑死亡。心搏骤停经复苏后的患者，如果发生脑死亡，可考虑器官捐献。

（二）心搏骤停后治疗的其他措施

具体包括：①心搏恢复后，酌情使用血管活性药物及强心药物，注意调整输液速度，维持循环功能。②加强呼吸管理，根据血液监测进行有效的人工通气，注意防止肺部并发症。③纠正酸中毒及电解质紊乱。④控制血糖，尽量将患者血糖控制在正常范围。⑤监测尿量及生化改变，防止肾衰竭。⑥加强护理，注意对症及支持疗法，积极治疗原发病。

（三）复苏后的监测

护士应熟练进行各项抢救治疗的配合、药品器械的供应，同时应密切观察患者病情的变化。尤其在复苏成功后病情尚未稳定时，更需严密监测各脏器功能、妥善护理，预防各种并发症。具体措施详见 ICU 的管理与护理。

（胡爱招）

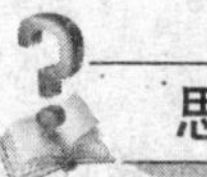

思考题

1. 小王是一名护士，某日郊游。路遇一老年人突然手捂左前胸倒地，呼之不应。请思考：

(1) 如果你在现场，将如何应对？

(2) 高质量的心肺复苏包括哪些要点？

(3) 自主循环恢复后的救治措施是什么？

2. 男性，38 岁，因急性重症胰腺炎入住 ICU，当班护士发现心电监护显示 T 波高尖，随后心搏骤停。请思考：

该护士应立即采取哪些措施？

第六章 常见各系统急症

1. 掌握各系统急症的救护原则和护理措施。
2. 熟悉各系统急症的发病机制及临床表现。
3. 了解各系统急症的病因；严重心律失常的心电图识别。
4. 具有高度责任心、善于思考、反应敏捷、及时处理各种急症的救护能力。

第一节 呼吸系统急症

一、呼 吸 困 难

呼吸困难（dyspnea）又称为呼吸窘迫，指患者主观上感觉“空气不足”，客观上表现为呼吸频率、深度和节律的异常，严重时出现鼻翼扇动、发绀、端坐呼吸等。呼吸困难是急诊科常见急症之一。很多疾病都可引起呼吸困难，严重呼吸困难如不进行紧急救治，可危及患者生命。

（一）病因与发病机制

1. 肺源性呼吸困难　常见病因包括：①上呼吸道疾病：如咽后壁脓肿、扁桃体肿大、喉水肿、喉癌等。②支气管疾病：如支气管炎、支气管哮喘、支气管异物等所致的呼吸道的狭窄与梗阻。③肺部疾病：如慢性阻塞性肺疾病、急性呼吸窘迫综合征等。④胸膜疾病：如自发性气胸、大量胸腔积液等。⑤胸壁疾病：如胸壁外伤、肋骨骨折等。⑥纵隔疾病：如纵隔炎症、胸腺瘤等。

2. 心源性呼吸困难　二尖瓣狭窄及关闭不全、主动脉瓣狭窄及关闭不全、高血压性心脏病、冠心病、心肌炎、心包炎、缩窄性心包炎等并发心功能不全时，发生呼吸困难。

3. 中毒性呼吸困难　感染性毒血症、尿毒症、糖尿病酮症酸中毒、药物中毒；化学毒物或毒气中毒等。

4. 血源性呼吸困难　如重度贫血、严重输血反应、一氧化碳中毒、白血病等。

5. 神经精神性呼吸困难　中枢神经系统病变，如脑炎、脑出血、脑脓肿、脑水肿、脑肿瘤、颅脑损伤、脊髓灰质炎、睡眠呼吸暂停综合征、吉兰 - 巴雷综合征、呼吸中枢功能障碍以及癔症等。

（二）病情评估

1. 病史与诱因　首先了解有无循环系统疾病史，若呼吸困难发作与活动有关，可能是心源性呼吸困难；既往有咳、喘、痰症状，可能为肺源性呼吸困难。其次了解呼吸困难发生的诱因，包括有无食物性过敏原或者吸入性过敏原接触史；有无深静脉血栓的高危因素；是否在直接或者间接的肺损伤后发生；有无用力屏气或者过度用力呼吸后突然出现的呼吸困

难等；有无药物、毒物摄入等因素。

2. 临床表现　呼吸频率、深度、节律的改变。每分钟超过24次为呼吸频率加快，见于发热、贫血等；每分钟少于10次为呼吸频率减慢，是呼吸中枢抑制的表现。呼吸加深，出现深而慢的呼吸，常见于糖尿病酸中毒；呼吸节律异常是中枢兴奋性降低的表现，反映病情严重。观察呼吸困难与活动、体位的关系，活动时，呼吸困难的情况有无加重。同时观察有无发热、咳痰、咯血、胸痛等伴随症状。

3. 实验室检查　血氧饱和度监测；血气分析，了解氧分压、二氧化碳分压的高低及pH的情况，进而判断呼吸衰竭的类型以及有无酸中毒。

（三）病情判断

通过患者的心率、血压、氧饱和度、意识以及患者的呼吸状态、异常呼吸音、体位、皮肤颜色等判断呼吸困难的严重程度。

（四）救治与护理

1. 救治原则　保持呼吸道通畅，纠正缺氧和（或）二氧化碳潴留，纠正酸碱平衡失调，保证重要脏器的供氧，同时避免并发症的发生。

2. 护理措施

（1）即刻护理：①保持呼吸道畅通；②给氧，根据血气分析结果和疾病病因，采取不同的给氧方法和氧气浓度；③随时做好建立人工气道（气管插管或气管切开）的准备。必要时，给予呼吸兴奋剂或呼吸机辅助呼吸。

（2）体位与活动：可将患者处于半卧位或坐位，减少疲劳和耗氧，尽量减少活动和不必要的谈话。

（3）病情观察：①监测血压、心率、心律的变化，有无血流动力学的改变；②监测呼吸的变化，注意血氧饱和度和动脉血气分析的结果；③观察给氧的效果，根据血气分析的结果及时合理的调整氧流量，避免发生二氧化碳潴留。

（4）用药护理：呼吸困难伴有呼吸道感染，遵医嘱给予广谱抗生素；呼吸道痉挛导致的呼吸困难，给予解痉、平喘药物。观察药物疗效和不良反应。

（5）心理护理：呼吸困难的患者因为发病紧急，主观上感觉呼吸费力和憋气，普遍存在恐惧心理，应观察患者的心理变化，给予恰当的心理支持。

二、窒　息

窒息（asphyxia）是指气流进入肺脏受阻或吸入气缺氧导致的呼吸停止或衰竭状态。一旦发生窒息，呼吸暂停1分钟后，心跳就会停止，危及生命，需立即采取相应措施，积极抢救。

（一）病因与发病机制

引起窒息的原因各不相同，但其发病机制都是由于机体的通气受限或吸入气体缺氧导致的肺部气体交换障碍，进而引起全身组织、器官缺氧，导致体内酸碱平衡失调、各脏器功能不全、衰竭而死亡。常见原因如下：

1. 机械性窒息　因机械作用引起呼吸障碍，如自缢、异物堵塞呼吸道、急性喉头水肿等造成的窒息。

2. 中毒性窒息　如一氧化碳中毒等。

3. 病理性窒息　如脑循环障碍引起的中枢性呼吸停止；新生儿缺氧窒息；溺水和肺炎引起的窒息等。

（二）病情评估与判断

1. 气道阻塞的判断　患者可通过病史、胸部平片或者纤维支气管镜判定引起窒息的不同原因。

2. 临床表现　窒息时，患者表现为吸气性呼吸困难、烦躁不安、呼吸急促或者不能呼吸、严重发绀，吸气时可出现“四凹症”（锁骨上窝、胸骨上窝、肋间隙及剑突下软组织）、呼吸音减弱或消失严重时可失去知觉。根据气道是否完全阻塞分为：

（1）气道不完全阻塞：患者可有咳嗽或者喘息无力，呼吸困难，面色、口唇发绀。

（2）气道完全阻塞：患者面色可呈青紫或者暗灰色，不能说话及呼吸，很快呼吸停止，失去知觉。如不快速解除窒息，将很快导致脑死亡。

（三）救治与护理

1. 救治原则　当窒息发生时，保持呼吸道通畅是关键，其次采取病因治疗。气道不完全阻塞患者，应积极对症治疗，尽早解除呼吸道阻塞。气道完全阻塞的患者，要立即解除窒息，做好紧急情况下环甲膜穿刺或气管切开的准备。

2. 护理措施

（1）即刻护理：迅速解除窒息因素，保持呼吸道通畅。给氧，恢复血氧饱和度90%以上，必要时立即建立人工气道，给予人工呼吸或者机械通气。备好急救物品：吸引器、喉镜、呼吸机、气管切开包等。

（2）颈部受扼的救护：应立即松解或剪开颈部的扼制物或绳索。如出现呼吸停止立即进行人工呼吸，如患者有微弱呼吸可给予高浓度吸氧。

（3）气管异物的处理：对于呼吸道异物引起窒息患者可采取heimlich手法或者经内镜（纤维支气管镜、支气管镜、喉镜）取出异物。

（4）严密观察病情变化：随时注意患者咳嗽、呼吸等全身情况的改变。给予心电、血压、呼吸、血氧饱和度监护，遵医嘱采取动脉血做血气分析。

（5）心理护理：安慰患者，避免紧张情绪的刺激。嘱患者安静休息，避免剧烈活动。

三、重症哮喘

导入情景

情景描述：

王同学跟玩伴在开满鲜花的花园嬉闹时，突然感觉不适，张口喘息、大汗淋漓，神志清醒，仅能说单字，端坐位，口唇发绀，呼气明显延长。

请思考：

1. 王同学的目前主要的护理问题是什么？

2. 如何紧急救治与护理？

支气管哮喘（bronchial asthma）简称哮喘，是由多种细胞及细胞组分参与的慢性气道炎症性病变，气道反应性增高，从而导致反复发作的喘息、气促、胸闷和（或）咳嗽等症状，多伴有广泛而多变的气流阻塞，常发生在夜间和（或）凌晨。

（一）病因和诱因

哮喘的病因尚不十分清楚，患者个体过敏体质及外界环境的影响是发病的危险因素。

1. 遗传因素（过敏体质）　哮喘多在遗传基础上受体内外某些因素激发。

2. 环境因素（激发因素）

（1）吸入：如尘螨、花粉、真菌、动物毛屑、二氧化硫、氨气等各种特异和非特异性吸入物。吸入过敏原是支气管哮喘最主要的激发因素。

（2）感染：如细菌、病毒、原虫、寄生虫等感染。哮喘的形成和发作与反复呼吸道感染

有关，尤其是病毒感染。呼吸道病毒可激发IgE反应，影响宿主的防御能力，使之对外界刺激易感性增高。感染是支气管哮喘急性发作最常见的诱因。

（3）食物：较少见。如鱼、虾、蟹、蛋类、牛奶等，婴幼儿尤其容易对食物过敏，但随年龄增长而减少。

（4）气候：气温、湿度、气压、空气中离子等改变可诱发哮喘，故在寒冷季节或秋冬气候转变时较多发病。

（5）药物：如消炎镇痛药、棕色合剂中酊剂、普萘洛尔等。

（6）精神、心理：如对花草过敏者看到纸做的花可心理暗示引起哮喘。强烈情绪变化可诱发或抑制哮喘发作。

（7）运动：70%～80%的哮喘患者在剧烈运动5～15分钟后诱发哮喘，称为运动性哮喘。致敏状态好发季节更易发生。

哮喘的发病机制不完全清楚。多数人认为，变态反应、气道慢性炎症、气道反应性增高及自主神经功能障碍等因素相互作用，共同参与哮喘的发病过程。

（二）病情评估

1. 临床表现　根据哮喘急性发作期的临床表现，一般将其分为轻度、中度、重度和危重度哮喘，重症哮喘包括后两者。重度哮喘临床表现为：休息状态下也存在呼吸困难，端坐呼吸；说话受限，只能说字，不能成句。常有烦躁、焦虑、发绀、大汗淋漓。呼吸频率常>30次/分，辅助呼吸肌参与呼吸运动。双肺满布响亮的哮鸣音，脉率>110次/分，常有奇脉。

危重度哮喘：除上述重度哮喘的表现外，患者常不能讲话，嗜睡或意识模糊，呼吸浅快，胸腹矛盾运动，三凹征，呼吸音减弱或消失（沉默肺），心动徐缓，动脉血气表现为严重低氧血症和呼吸性酸中毒，提示危险征兆，患者呼吸可能很快停止，于数分钟内死亡。危重患者的肺功能显示最大呼气中期流速降至80L/min以下。PaO_2<50mmHg，$PaCO_2$>45mmHg，pH<7.30。合并肺部感染时可有发热、咳嗽及咳痰。检查可见呼吸急促，所有辅助呼吸肌均可参与呼吸运动，甚至出现胸腹部呼吸矛盾运动。

2. 病情判断　哮喘急性发作时，根据临床表现不同，病情严重程度分级，见表6-1。

表6-1　哮喘急性发作的病情严重度分级

临床特点	轻度	中度	重度	危重度
气短	步行、上楼时	稍微活动	休息时	
体位	可平卧	坐卧	端坐呼吸	
讲话方式	连续成句	常有中断	单字	不能讲话
精神状态	可有焦虑	时有焦虑	常有焦虑	嗜睡、意识模糊
出汗	无	有	大汗	
呼吸频率	轻度增加	增加	>30次/分	
辅助呼吸肌活动及三凹征	无	可有	常有	胸腹部矛盾运动
哮鸣音	散在	响亮	响亮	减弱甚至无
脉率	<100次/分	100～120次/分	>120次/分	>120次/分或变慢、不规则
奇脉	无	可有	常有	无
PaO_2	正常	60～80mmHg	<60mmHg	
$PaCO_2$	<45mmHg	≤45mmHg	>45mmHg	
SaO_2	95%	90%～95%	≤90%	
pH	—	—	降低	降低

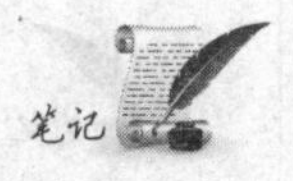

（三）救治与护理

1. 救治原则　尽快纠正低氧血症，改善组织供氧；解除支气管痉挛；控制呼吸道感染；重症哮喘患者对上述治疗无效者，应及时建立人工气道，进行呼吸机辅助呼吸。

2. 护理措施

(1) 即刻护理：①脱离已知的过敏原，解除呼吸道痉挛，保持呼吸道通畅。痰多者应给予拍背、体位引流排痰，危重患者给予机械吸痰。②给氧，维持动脉氧饱和度在90%以上，改善低氧血症。若出现CO_2潴留征象，给予低流量持续给氧。③迅速建立静脉通道，遵医嘱用药。

(2) 病情观察：观察生命体征、临床表现、呼吸困难程度以及血气分析的结果，同时观察呼吸音的改变，有无哮鸣音不明显甚至消失。若出现“寂静胸”，提示病情危重。若出现烦躁不安伴有进行性呼吸困难、发绀逐渐加重、神志不清甚至昏迷，应及时采取气管插管或气管切开等急救措施。

(3) 用药护理：可使用β_2-受体激动剂、抗胆碱药、茶碱类等解痉药物和糖皮质激素。痰液黏稠者，可选用溴己新、α-糜蛋白酶等药物祛痰。

(4) 心理护理：患者常有焦虑、恐惧甚至濒死感，容易产生悲观失望心理，医护人员对患者及其家属要关心和体贴，帮助其消除恐惧感，稳定患者情绪，树立战胜疾病的信心。

(5) 饮食护理：重症哮喘发作期间也是急性营养消耗期，患者体内的水分、蛋白质等大量消耗流失，在病情许可的情况下，给予易消化、富有营养的高热量、高蛋白、高维生素饮食，特别强调新鲜水果、蔬菜的摄入。

(6) 哮喘发作的抢救准备：重症哮喘患者突然死亡大都发生在夜间或清晨，因此，夜间哮喘发作严重威胁患者生命，一旦发作，立即让患者保持半卧位、吸氧，建立静脉输液通路，进行心电监护等，必要时应做血气分析或电解质检查，密切守护在患者床旁，直至哮喘发作缓解、转危为安。

第二节　循环系统急症

一、急性胸痛

急性胸痛（acute chest pain）是指某种疾病引起的突发性胸部疼痛，严重的突发性胸痛会威胁到患者生命安全。其中，急性非创伤性胸痛和急性冠状动脉综合征（acute coronary syndromes，ACS）的发病率和死亡率在我国逐年增加，且呈现年轻化趋势，成为我国居民致死、致残和导致劳动力丧失的重要原因。因此，对急性胸痛患者进行快速、准确病情评估和紧急救治是目前急诊医护人员所要具备的基本素质。

（一）病因与发病机制

1. 胸腔内组织病变

(1) 心源性胸痛：最常见的是缺血性心脏病引起的心绞痛，尤其是不稳定型心绞痛、急性心肌梗死，即急性冠状动脉综合征（acute coronary syndromes，ACS）。

(2) 非心脏结构引起的胸痛：胸腔内除心脏外的其他器官结构在某些病理状态下可以引起胸痛，如主动脉夹层、肺栓塞等。

2. 胸壁组织病变　构成胸廓的皮肤、肌肉、肋骨、肋软骨，以及分布在胸廓的肋间神经在出现病理性改变，如炎症、损伤或感染时，可以引起胸痛。

3. 功能性胸痛　常见于年轻人和更年期女性，常见的有神经官能症、过度通气综合征等导致的胸痛。

（二）病情评估

急性胸痛发作时，因疼痛部位与放射部位、疼痛性质、疼痛时限、诱发因素、缓解因素和伴随症状等各不相同，评估病情时需要仔细询问胸痛的相关特征、病史等全面资料。

1. 临床表现

（1）部位和放射部位：位于胸骨后的胸痛，常提示是急性心肌梗死、主动脉夹层、食管疾病以及纵隔疾病等；以心前区为主要疼痛部位的胸痛则见于急性心包炎、肋间神经炎；胸部侧面的疼痛则往往发生于急性胸膜炎、急性肺栓塞、肋间肌炎；肝脏或膈下病变也可以表现为右侧胸痛；局限于心尖区或左乳头下方的胸痛多为神经官能症等引起的功能性胸痛等。

与胸痛部位一样，放射疼痛部位也是重要的诊断线索。放射到颈部、下颌、左臂尺侧的胸痛往往是心脏缺血性胸痛的典型症状。放射到背部的胸痛可见于主动脉夹层、急性心肌梗死。放射到右肩的右胸痛常提示可能为肝胆或膈下的病变。

（2）疼痛性质：疼痛性质也具有一定的特征性，比如心脏缺血性胸痛，常表现为胸部压迫性、压榨性、重物压迫感。而刀割样锐痛常出现在患有心包炎、胸膜炎和肺栓塞等患者。主动脉夹层发生时多表现为突发的撕裂样剧痛。

2. 病情判断　区别心脏性和非心脏性胸痛，见表 6-2。

表 6-2　心脏性和非心脏性胸痛鉴别

	心肌缺血	无心肌缺血
性质	缩窄性、压榨性、烧灼性	隐痛性，刀割样，锐痛、刺痛
部位	胸骨后、胸部正中 双肩、双臂、前臂 肩胛区间	左乳房下区 心尖部 左半胸
诱因	运动、情绪激动、寒冷	运动后疼痛、特殊的身体动作后诱发

3. 辅助检查

（1）实验室检查：肌钙蛋白是心肌损伤最敏感的指标。肌酸激酶同工酶的测定对早期（小于 4 小时）的急性心肌梗死有重要意义。

（2）心电图检查：大多数胸痛患者的心电图会有 ST 段压低或抬高，T 波低平、倒置或高尖，少数可无心电图异常表现。

（3）CT 主动脉造影：目前最常用的主动脉夹层与肺栓塞的确诊手段。

（三）救治与护理

1. 救治原则　针对原发病的治疗：①对于 ACS 的患者，减少急性心肌梗死后心肌的坏死程度和范围，防止左心衰竭的发生，并积极配合溶栓治疗。②对主动脉夹层的患者，应采取镇静和镇痛治疗，控制血压，给予负性心肌收缩力的药物，必要时外科手术治疗。③对急性肺栓塞的患者，在循环支持基础上，以抗凝治疗为主，若为大面积肺栓塞患者，溶栓或行外科手术取栓治疗。

2. 护理措施

（1）即刻护理：①卧床休息，减少活动。若为心源性胸痛，应绝对卧床休息。②建立静脉通道，保持给药途径通畅。③密切监测心电、血压、呼吸和血氧饱和度。

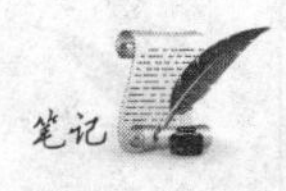

（2）减轻疼痛：观察胸痛的部位、性质、严重程度、持续时间和缓解因素。若患者出现胸痛伴有大汗淋漓、面色苍白、痛苦表情，甚至引起血流动力学障碍，可根据医嘱给予镇痛药物。

（3）饮食护理：宜食清淡、易消化饮食，少食多餐，减少盐分的摄入。禁烟酒。

（4）密切观察病情：连接心电、血氧饱和度监测，加强对生命体征、胸痛变化的观察，一旦脉搏、呼吸、血压发生变化，出现呼吸困难、循环衰竭症状，要立即采取抢救措施，以挽救患者生命。

二、急性心力衰竭

急性心力衰竭（acute heart failure，AHF）是指由于急性心脏病变引起心排血量显著、急骤降低导致的组织器官灌注不足和急性淤血综合征。临床上以急性左心衰较为常见，表现为缺氧和高度呼吸困难，是严重的急危重症之一。

（一）病因与诱因

1. 原发性心肌损害　缺血性心肌损害；心肌疾病如心肌病、心肌炎等；心肌代谢障碍等。

2. 心脏负荷过重

（1）前负荷（容量负荷）过重：①心瓣膜关闭不全致血液反流，如主动脉瓣关闭不全、肺动脉瓣关闭不全、二尖瓣关闭不全等。②心脏分流性疾病，如房间隔缺损、室间隔缺损、动脉导管未闭等。③高动力循环状态，如慢性贫血、甲状腺功能亢进等。

（2）后负荷（压力负荷）过重：如高血压、肺动脉高压、主动脉瓣狭窄、肺动脉狭窄等使心脏射血阻力增加。

3. 常见诱因　①呼吸道感染是最常见诱因。②心律失常：心房颤动也是诱发心力衰竭最重要的因素。③治疗不当：如洋地黄用量不足或过量；不恰当的停用利尿剂、降压药；不恰当的应用负性肌力药如β-受体阻滞剂使用等。④循环血容量剧增或锐减。⑤身心过劳：如过度体力劳动、情绪激动、精神紧张等。⑥心脏病合并甲状腺功能亢进、中重度贫血、肺栓塞、水、电解质及酸碱平衡失调、环境气候急剧变化等。

（二）病情评估与判断

1. 临床表现　主要为急性肺水肿和心排血量降低引起的临床表现。

（1）急性肺水肿：患者表现为突发严重的呼吸困难，端坐呼吸，频率增快，口唇发绀，大汗，频繁咳嗽，咳大量白色或粉红色泡沫样痰、恐惧面容、极度烦躁不安。双肺满布哮鸣音和湿啰音，心率增快，肺动脉瓣区第二心音亢进，心尖部第一心音低钝，可闻及收缩期杂音和舒张期奔马律。

（2）心排血量降低：患者出现血压降低、休克、周围末梢循环差、皮肤湿冷。因脑、肾等脏器缺血缺氧，患者出现少尿，以及烦躁不安、意识模糊等神志的改变。

2. 辅助检查

（1）胸部X线：若显示心脏扩大，肺门为中心的肺野血管影增强，双肺纹理密度增强，表示肺淤血征象。

（2）动脉血气分析：病情早期血气分析表现为低氧血症及微循环不良导致的代谢性酸中毒，$PaCO_2$因过度通气可出现降低；病情晚期，患者呼吸肌无力或发生神志改变时，出现$PaCO_2$升高。

3. 血流动力学监测　应用漂浮导管测定肺动脉楔压、心室舒张末期压，心排血量、心脏指数、射血分数等反应心脏射血功能。

4. 超声心动图　可以评价心室的收缩和舒张功能。

（三）救治与护理

1. 救治原则　迅速改善组织供氧，减轻心脏负担，增加心排血量，尽快改善不稳定的血流动力学状态，同时避免或减少心肌的损害。

2. 护理措施

（1）即刻护理：①采取坐位或半坐位，双腿下垂，必要时可轮流结扎四肢，以减少静脉血回流，减轻心脏负担。②给予高流量氧气，以 6～8L/min 吸入，可在氧气湿化瓶中加入 20%～30% 乙醇，降低肺泡内泡沫的表面张力，以促使泡沫破裂。如高流量吸氧（8～10L/min）仍不能使血氧饱和度维持在 90% 以上，可考虑使用面罩呼吸机给氧或者持续正压给氧。③进行心电、血压、血氧饱和度监测。

（2）镇静：对于呼吸困难、精神紧张、烦躁不安的患者要及时使用镇静剂。可给予吗啡皮下或肌内注射 5～10mg，紧急时可静脉注射 3～5mg。但呼吸抑制、休克的患者慎用吗啡。

（3）遵医嘱给药：①利尿剂应用：快速利尿可迅速减少血容量，降低心脏前负荷。如呋塞米（速尿）20～40mg 静脉注射，4 小时后可重复给药 1 次。②氨茶碱应用：减轻支气管痉挛并且增强心肌收缩力，扩张外周血管。常以氨茶碱 0.25g 用 20ml 液体稀释后缓慢静脉推注。③血管扩张剂应用：可以减少心脏的前、后负荷。临床首选硝酸甘油，未建立静脉途径时可舌下含化硝酸甘油片 0.3～0.6mg，静脉滴注时，从每千克体重 10μg/min 开始，根据病情变化，可逐渐增加剂量。④洋地黄类：使用洋地黄类常用速效制剂，如毛花苷丙 0.2～0.4mg 静脉缓慢推注，起效时间为 10～30 分钟，峰效时间 1～2 小时，2 小时后可酌情再重复给药 0.2～0.4mg。

（4）病情观察：严密观察患者生命体征变化、神志、呼吸困难程度、咳嗽与咳痰情况、发绀、胸痛、末梢循环以及肺内呼吸音变化。

（5）心理护理：患者常有焦虑不安、恐惧等心理，应进行必要的安慰和鼓励。

三、严重心律失常

心脏激动的起源、频率、节律、传导速度和传导顺序等异常，称心律失常（cardiac arrhythmia）。可以迅速导致晕厥、心绞痛、心力衰竭、休克甚至心脏骤停的心律失常为严重心律失常。

（一）病因与发病机制

1. 病因　心脏的功能异常、血供不足、代谢和神经调节紊乱均可引起心律失常。导致严重心律失常的常见病因有：

（1）病理性因素：主要为各种器质性心脏病，如冠心病、病态窦房结综合征、先天性心脏病、心肌病等。

（2）药物中毒：如洋地黄、奎尼丁、锑剂中毒。

（3）电解质与酸碱紊乱及多种感染、高热、缺氧、低温等。

2. 发病机制　冲动起源异常、冲动传导异常或两者兼而有之。

（1）冲动起源异常：窦房结、结间束、冠状窦口附近、房室结的远端和希氏束 - 浦肯野系统等处心肌细胞均有自律性，自主神经系统兴奋性改变或内在病变，均可出现异常冲动发放。

（2）冲动传导异常：冲动的传导折返是快速性心律失常中最常见的发病机制。

（二）病情评估与判断

严重心律失常可使心脏病的患者发生心绞痛、心力衰竭、肺水肿、休克。心率过于缓慢的心律失常可发生阿 - 斯综合征，引起晕厥或抽搐。严重心律失常时，如不及时处理可以加重病情，甚至危及生命。

1. 病史

（1）询问患者的既往史和现病史，有无诱发因素，如烟、酒、咖啡、情绪刺激及运动等。

（2）了解心律失常的类型、发作频率、持续时间以及对患者日常生活的影响。严重房室传导阻滞患者生活自理的程度。

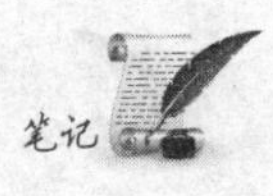

2. 临床表现　若心律失常引起胸闷、心悸、乏力、头晕、晕厥等症状，一般患者不会立即有生命危险。如果出现意识状态及循环变化，如昏厥、低血压、或者休克征象，则为不稳定的血流动力学状态，则容易出现重要器官受损或心脏骤停的危险。

3. 辅助检查

(1) 听诊：心音有杂音、心率减慢或者加快、心律不齐等。

(2) 心电图检查异常：十二导联心电图各波的形态、节律、频率与P-R间期等的改变。

(3) 血压的改变：快速心律失常可引起血压的下降。

(三) 救治与护理

1. 救治原则　尽快终止心律失常，改善血流动力状态；准备好抢救药物和设备，床边备抢救车、抗心律失常药、除颤器、临时起搏器等。

2. 护理措施

(1) 即刻护理：①立即协助患者采取舒适卧位、安静卧床休息。②保持呼道通畅，给予吸氧。③根据病情给予心电监护，观察心电图改变，协助心律失常的诊断。④除颤器置于患者旁边，处于备用状态。

(2) 严密观察病情变化：严密观察患者生命体征及意识情况，如有意识丧失、心跳、呼吸停止，应立即进行心肺复苏。

(3) 遵医嘱给予抗心律失常药物：给药时注意剂量准确，严密监测疗效以及药物不良反应。

(4) 饮食护理：避免饱食、饮浓茶、咖啡等刺激性饮料；禁止吸烟、酗酒；指导患者选择清淡、易消化、低脂和富含营养的饮食。

(5) 识别危险征象：①随时有猝死危险的心律失常：室性心动过速、心室扑动、心室颤动、三度房室传导阻滞、病窦综合征（心率 <50 次 / 分）等。②潜在引起猝死危险的心律失常：室上性心动过速、心房颤动、二度Ⅱ型房室传导阻滞等。③心率 <40 次 / 分或心率 >160 次 / 分。发现危险心律失常立即进行抢救，及时通知医生。

四、高血压急症

高血压急症（hypertensive emergencies）是指高血压患者的血压在短时间（数小时或数天）内显著的急骤升高，同时伴有心、脑、肾、视网膜等重要的靶器官功能损害的一种严重危及生命的临床综合征，可见于高血压病和某些继发性高血压，其发生率占高血压患者 5% 左右。高血压急症常引起靶器官的功能严重障碍，甚至衰竭。

(一) 病因与分类

1. 病因　引起高血压急症的常见病因有原发性高血压和继发性高血压两种，后者包括多种肾性高血压、内分泌性高血压、妊娠性高血压综合征，其他如脑出血、头颅外伤等。

2. 分类

(1) 恶性高血压：各种原因引起血压持续显著地升高，病情迅速发展，出现严重的视网膜病变和肾功能障碍。眼底改变为视网膜出血、渗出的为急进型高血压，若出现视乳头水肿即为恶性高血压。急进型恶性高血压多见于年轻人，常有突然头痛，头晕，视力模糊，心悸，气促等症状。病情发展迅速，易并发心、脑、肾功能不全。

(2) 高血压脑病：多发生于原有脑动脉硬化的患者，表现为血压骤然急剧升高，舒张压超过 120mmHg，有头痛、呕吐、烦躁不安、心动过缓、视力模糊、酒醉貌等以中枢神经系统功能障碍为主要表现的临床综合征，是脑组织的一种局部变化。

(3) 高血压危象：为全身小动脉一时性强烈收缩，血压急剧升高，出现头痛、头晕、恶心、呕吐、气促、面色苍白或潮红，视力模糊、失明、失语、暂时性瘫痪、心动过速、心绞痛，甚至出现急性肺水肿的临床表现。常因紧张、精神创伤、疲劳、寒冷等诱发。

(二) 病情评估

1. 病史　高血压患者在任何因素影响下，血压急剧升高，并出现急性靶器官损害。

2. 临床表现　①神经系统症状：出现头痛、乏力、头晕、视力模糊、手足震颤等。②循环系统症状：胸痛、胸闷、心悸、呼吸困难等。③消化系统症状：恶心、呕吐，有时腹痛等。④泌尿系统症状：尿频、尿少、无尿甚至排尿困难等。

3. 辅助检查　①血压突发性急剧升高，收缩压大于200mmHg以上，舒张压可达120mmHg以上，以收缩压升高为主。②心率可达100次/分以上。③眼底视网膜渗出、出血或者视乳头水肿。

（三）病情判断

（1）高血压：血压>140/90mmHg。至少测量血压2次，若2次相差超过5mmHg时，再加测1次，取2次读数相近的高值之平均值。若双上肢收缩血压差超过20mmHg，应测四肢血压，注意有否主动脉炎症、缩窄或夹层动脉瘤。

（2）无绝对的血压升高界值之规定，凡血压相对性升高时，重要靶器官进展性损伤，有临床症状需要急诊处理者，均可诊为高血压急症。

（四）救治与护理

1. 救治原则　严密监测血压；静脉给予短效降压药，快速、准确控制血压。同时观察患者是否有血容量不足，避免出现局部或全身灌注不足（尤其是肾、脑或冠状动脉缺血）。如果有上述症状则应补液与静脉降压同时进行，以保证重要脏器的血液供应。

2. 护理措施

（1）即刻护理：①快速、安全、有效的使用降压药物。使用药物时监测血压下降的速度，降压目标为1小时内平均动脉压下降不超过25%，以后2～6小时血压降至160/100mmHg。②高血压伴急性左心衰竭，应叮嘱患者采取坐位，双腿下垂，立即吸入30%乙醇湿化的氧气。③吸氧：维持呼吸道通畅，给予氧气吸入。

（2）严密观察病情：密切监测生命体征、心电图和神志变化。每间隔15～30分钟测量一次血压。注意尿量变化，若尿量少于30ml/h，应及时处理。患者出现血压突然升高，伴有恶心、呕吐、剧烈头痛、心慌、尿频，甚至视线模糊，还可加服利尿剂、镇静剂等。

（3）休息：去除诱因，绝对卧床休息，保持安静，避免刺激和不必要的活动。

（4）做好心理护理和生活护理。

第三节　消化系统急症

一、急 性 腹 痛

急性腹痛（acute abdomen pain）简称急腹症，是指发生在一周内，由于各种原因引起的腹腔内外脏器急性病变而表现为腹部不适的症状，是临床常见的急症之一。其发病特点是发病急、变化快、病情重、腹痛剧烈。

（一）病因与发病机制

急腹症的原因复杂，可涉及内、外、妇、神经、精神等多个学科疾病。

1. 腹部病变

（1）腹腔内脏器的炎症病变：腹腔脏器的细菌感染，如胆囊炎、急性阑尾炎等疾病。

（2）腹腔空腔脏器的梗阻：包括膈疝，贲门、胃与十二指肠、小肠、结肠、胆管、胰管等部位的梗阻；可因炎症、溃疡、蛔虫、结石、肿瘤等引起。

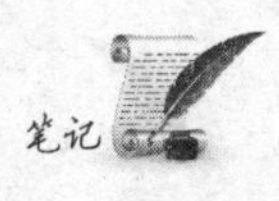

（3）腹腔脏器供血障碍：①栓塞与血栓形成；②扭转或压迫性阻塞，包括绞窄性疝、肠扭转、囊肿蒂扭转等。

（4）腹腔空腔脏器的破裂穿孔：化学物刺激，如穿孔所致的胃液、肠液、胆汁、胰液的外漏导致的腹痛；以及内脏破裂出血等引起的腹痛。

(5) 腹腔器官组织的紧张与牵拉：如肝包膜张力的剧增、肠系膜或大网膜的牵拉等。

2. 腹外邻近器官的病变

(1) 胸腔病变：例如肺炎常有上腹部的牵涉痛；心冠状动脉供血不足常有胸骨后、剑突下疼痛并放射至左臂。

(2) 盆腔病变：包括泌尿系统、生殖系统。例如，输尿管结石的疼痛常在腹部两侧，向后腰及腹股沟放射。

3. 全身性疾病　不良因素刺激导致中空脏器的痉挛、精神性腹痛、糖尿病酸中毒、尿毒症、化学毒物如砷、铅中毒均可引起腹痛。此外，卟啉病或一些过敏性疾病亦可发生腹痛。

(二) 病情评估

1. 一般情况

(1) 年龄：幼年时期以先天性畸形、肠道寄生虫、肠套叠为多见；急性阑尾炎、急性胰腺炎常以青壮年居多；而急性胆囊炎、消化系统癌肿以中老年人居多。

(2) 性别：如胆囊炎、胰腺炎以女性居多；而急性胃穿孔、尿路结石以男性居多。

(3) 既往史：消化性溃疡穿孔常有溃疡病史；粘连性肠梗阻多有腹部手术史。如宫外孕破裂多有停经史，卵巢滤泡或黄体破裂常在两次月经中期发病。

2. 腹痛病史

(1) 腹痛诱因：如胆囊炎、胆石症常发生于进食油腻食物后；急性胰腺炎常与暴饮、暴食有关；剧烈体位改变后突然腹痛应考虑肠扭转可能等。

(2) 腹痛部位：一般来说，腹痛最先出现的部位或最显著的部位多为病变部位。但是如果急性腹痛由一点开始，然后波及全腹者多为实质脏器破裂或空腔脏器穿孔。急性阑尾炎表现为开始上腹，再转至脐周，几小时后转移到右下腹的转移性腹痛。牵涉痛或放射痛，如胆囊炎、胆石症出现右上腹或剑突下的疼痛，但同时可有肩或肩胛下角痛。

(3) 发生的缓急：炎症病变引起的腹痛开始较轻，以后逐渐加重。腹痛突然发生、迅速恶化，多见于实质脏器破裂、空腔脏器穿孔以及空腔脏器急性梗阻、绞窄或脏器扭转等。

(4) 性质：腹痛性质反映了腹腔内脏器官的性质，大致可分为3种：①持续性钝痛或隐痛：多表示炎症性病变和出血性病变的持续性刺激所致。如阑尾炎、胰腺炎、肝破裂出血等。但麻痹性肠梗阻以持续性胀痛为特征。②阵发性腹痛：多表示空腔脏器发生痉挛或阻塞性病变。如机械性肠梗阻、输尿管结石等。胆道蛔虫病常表现间歇性剑突下“钻顶样”剧痛。③持续性腹痛伴阵发性加重：多表示炎症和梗阻并存：如肠梗阻发生绞窄、胆结石合并胆道感染。

(5) 程度：可反映腹腔内病变的严重程度，但由于个体对疼痛的敏感程度不同，有一定的个体差异。

3. 消化道症状

(1) 恶心、呕吐：呕吐常发生于腹痛后。早期为反射性呕吐，如急性胆囊炎常伴呕吐；急性阑尾炎患者呕吐常在腹痛后3～4小时出现；梗阻性呕吐，根据呕吐物可判断梗阻的部位。

(2) 排便情况：机械性肠梗阻常表现为腹痛后停止排便、排气。腹腔内有急性炎症病灶常抑制肠蠕动，也可引起便秘。大量水样泻伴里急后重提示急性胃肠炎。小儿腹痛、排果酱样便是小儿肠套叠的特征。

(三) 病情判断

1. 全身情况　包括患者神志、呼吸、心率、体温、表情、体位、疼痛或不适的程度等。心率快且伴低血压，提示存在低血容量。胆道疾病可有巩膜及皮肤黄染。外科急腹症发病时体温多正常，如高热则应考虑感染性疾病。

2. 腹部检查

(1) 视诊：暴露全腹部，包括两侧腹股沟和会阴部。观察腹部轮廓是否对称，有无膨隆或者凹陷。观察患者腹式呼吸运动是否受到限制减弱或完全消失。

(2) 触诊：触诊时，手法应轻柔，让患者采取屈膝仰卧位，放松腹部肌肉，着重检查腹膜刺激征，腹部压痛、肌紧张、反跳痛的部位、范围和程度。腹部压痛最显著的部位往往是病变部位。

(3) 叩诊：腹部叩诊可用于腹内肿块或脏器的性质。肝浊音界消失提示有消化道穿孔致膈下存在游离气体。移动性浊音阳性提示腹腔内有渗液或出血。

(4) 听诊：主要听诊肠鸣音变化，有无亢进、减弱或者消失。肠鸣音活跃、音调高、音响较强、气过水声伴腹痛，提示有机械性肠梗阻。肠鸣音消失是肠麻痹的表现，多见于急性腹膜炎、小肠缺血、绞窄性肠梗阻晚期。幽门梗阻或胃扩张时上腹部有振水音。

3. 辅助检查

(1) 实验室检查：白细胞计数检查可提示有无炎症和中毒。红细胞、血红蛋白、血细胞比容的连续观察可用以判断有无腹腔内出血。尿胆红素阳性提示存在梗阻性黄疸。疑有急性胰腺炎时，血、尿或腹腔穿刺液淀粉酶明显增高。

(2) X线检查：消化道穿孔或破裂可出现膈下游离气体。钡剂灌肠时，乙状结肠扭转梗阻部位可出现“鸟嘴形”征象；肠套叠空气灌肠后显示结肠“杯口”征。

(3) B超、CT检查：可用于肝、胆、胰、脾、肾、输尿管、阑尾及盆腔内病变的检查。对腹腔内出血和积液，可在B超引导下做腹腔穿刺抽液。

(4) 内镜检查：消化道急性出血的判断，内镜是常用的方法。

(5) 诊断性腹腔穿刺：包括腹腔穿刺和阴道后穹隆穿刺。对于闭合性腹部损伤采用此法协助诊断。当疑有盆腔内积脓、积血等病变，女性患者可经阴道后穹隆穿刺检查。

(四) 救治与护理

1. 救治原则　急性腹痛的病因虽然不同，但是救治原则基本相似。治疗分为非手术治疗和手术治疗两种。

(1) 非手术治疗：指征是：①病因不明且病情不重、全身情况较好，腹腔渗出不多、腹胀不明显者。②急腹症早期尚未并发急性弥漫性腹膜炎者，或炎症已有局限趋势、临床症状有好转者。③年老体弱、合并其他严重疾病不能耐受手术者，或者发病已超过3天，腹腔内炎症已局限者。

(2) 手术治疗：当患者出现以下情况之一时，需要立断采用剖腹探查：①腹腔内病变严重者，如腹腔内脏器破裂、穿孔，绞窄性肠梗阻，炎症引起胃肠道坏死，胆系严重感染等引起腹膜炎。②有进行性内出血征象，经过输血、补液、止血剂等治疗措施，病情不见好转，或一度好转迅即恶化者。③腹腔内空腔脏器穿孔，腹膜刺激征严重或有扩大趋势者。④肠梗阻疑有血运供应障碍，有绞窄坏死者。⑤突发性剧烈腹痛，病因不明，但有明显腹膜刺激征，经短期治疗后不见缓解或反而加重者。

2. 护理措施

(1) 即刻护理：首先处理威胁生命的紧急问题。如腹痛伴有休克，应及时补液纠正休克。如伴有呕吐，应头偏向一侧，避免呕吐物的误吸。对于病因明确的剧痛，可给予镇痛护理。

(2) 控制饮食与胃肠减压：对病情较轻的患者，可给流质饮食或半流质饮食，但需严格控制进食量。对病情严重者，禁食、禁水，以备手术所需。疑有空腔脏器穿孔、破裂，腹胀明显者放置胃肠减压。

(3) 纠正水、电解质紊乱和酸碱失衡：根据急腹症患者的全身情况，对病情严重者，应多输胶体液，以补充腹腔大量渗液所致的低蛋白血症。

(4) 合理应用抗生素：急腹症若为腹腔内炎症和脏器的穿孔所引起，多有感染，抗生素治疗。在尚未获得细菌培养和药敏试验结果的情况下宜采用广谱抗生素，且主张联合用药。等明确病原菌及其对抗生素的敏感情况，尽早实行针对性用药。对合并严重感染者，可加用肾上腺皮质激素。

(5) 密切观察病情：对未明确诊断的急腹症患者，进行严密观察，除观察体温、脉搏、呼吸、血压外，还应包括神态、脸色、脱水程度、有无反应迟钝、皮肤苍白、出冷汗、烦躁不安等休克前兆症状的观察。观察患者有无出凝血时间延长，有无血压下降、出血、少尿、呼吸困难、发绀等，判断是否有并发弥散性血管内凝血(DIC)的前兆。

(6) 心理护理：稳定患者情绪，解除疼痛带来的恐惧、焦虑。尤其是剧烈疼痛的患者常有濒死感，护士在接诊时，应关怀、安慰患者。

(7) 休息：患者应卧床休息，无休克的急腹症患者可选择半坐卧位，使炎症局限，同时松弛腹肌、减轻疼痛以及改善呼吸。

(8) 做好术前准备：根据病情完成各种标本的送检，包括血常规、出凝血时间、尿糖、血清电解质、肝肾功能等，以及皮肤准备、各种药物过敏试验、交叉配血试验和常规术前检查、术前用药等。

(9) 未确诊的急腹症患者遵循“五禁四抗”原则：“五禁”即禁食、水，禁用止痛剂，禁用热敷，禁灌肠及使用泻剂，禁止活动；“四抗”即抗休克，抗感染，抗水、电解质和酸碱失衡，抗腹胀。在急腹症未明确诊断前，尤其应遵循以上原则。

二、急性消化道出血

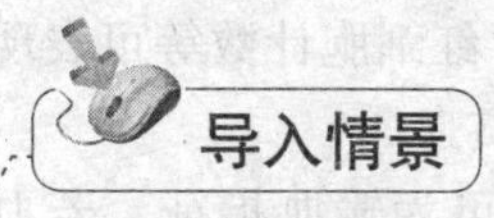

情景描述：

王先生中午单位聚餐，进食鸡肉时不慎吞入细小鸡骨头，其后连续呕血3次，总量约1200ml，呕吐物初为咖啡色，后为鲜红色，同时有稀黑便、头晕、心慌。

请思考：

1. 王先生目前主要的护理问题是什么？
2. 应该采取哪些急救护理措施？

急性消化道出血(acute gastrointestinal hemorrhage)，以下简称消化道出血，是指Treitz韧带以上的上消化道(食管、胃、十二指肠、空肠上段、胰腺、胆道)和下消化道的急性出血，是临床常见急症。主要表现为呕血和(或)黑便，若出血量达到800ml和(或)占总循环血量的20%以上，并伴失血性周围循环衰竭，称为急性消化道出血。以上消化道出血最为常见。为胃肠道常见急症之一，大出血时可危及生命，应及时抢救和治疗。

(一) 病因与诱因

临床上最常见的病因是消化道溃疡，门脉高压症，食管、胃底静脉曲张破裂，急性糜烂出血性胃炎和胃癌。

1. 上消化道疾病　包括食管疾病，如食管炎、食管癌等；胃十二指肠疾病，如消化性溃疡、急性糜烂出血性胃炎、胃癌、胃手术后病变以及其他病变等。

2. 门静脉高压引起的食管胃底静脉曲张破裂或门脉高压性胃病。

3. 上消化道邻近器官或组织的疾病　如胆道出血，胰腺疾病累及十二指肠，主动脉瘤

破入食管、胃或十二指肠，纵隔肿瘤或脓肿破入食管等。

4. 下消化道出血　为Treitz韧带以下的消化道出血，常表现为便血。约80%～90%发生在结肠，50%左右由肠癌出血引起。如肠道占位性新生物；肠系膜血管栓塞、血栓或异常；痔疮、肛裂；炎性肠疾病等。

5. 其他疾病　如过敏性紫癜、血友病、血小板减少性紫癜、白血病、弥散性血管内凝血及其他凝血机制障碍等以及应激相关的胃黏膜损伤。

（二）病情评估

1. 临床表现　主要取决于出血病变性质、部位、出血量、出血速度、患者出血前的全身状况、有无贫血及心、肺、肾等疾病。

（1）生命体征：患者主诉腹痛，其程度因人、因病而异；有时伴有头晕、乏力、心慌或恶心等症状。

（2）呕血和黑便：上消化道出血后均有黑便。出血部位在幽门以上者常伴有呕血。若出血量较少、速度慢，亦可无呕血。

（3）失血性周围循环衰竭：急性大量失血表现为失血性周围循环衰竭。其严重程度随着出血量大小、快慢程度而不同。一般表现为头昏、心慌、乏力、突然起立发生晕厥、肢体冷感、心率加快、血压偏低等。严重者可表现出典型休克症状。

（4）发热：上消化道大量出血后，多数患者在24小时内出现低热，一般不超过38.5℃，持续3～5天后可能恢复正常。

（5）氮质血症：由于大量血液进入消化道，导致数小时后血内尿素氮显著升高，约24～48小时达高峰，大多不超过40mg/dl，3～4天后降至正常。对血尿素氮持续升高超过3～4天或明显升高超过50mg/dl者，应考虑有无活动性出血。

（6）贫血：消化道出血后，可有不同程度的贫血。早期血红蛋白、红细胞计数等可表现正常或略高。一般于出血3～4小时后才逐渐出现正细胞型正色素性贫血。

2. 辅助检查　如血红蛋白低于100g/L时红细胞已丢失50%，可为输血指征。若血BUN＞8mmol/L而血肌酐正常时，提示出血已达1000ml以上。内镜、胃镜检查，诊断上消化道出血可靠的检查方法，确诊率可达95%以上。

（三）病情判断

1. 消化道出血的诊断　根据呕血、黑便和周围循环衰竭的临床表现，呕吐物或黑便隐血试验呈阳性，可作出消化道出血的诊断。一般情况下，呕血、黑便大多来自上消化道出血，沾有血迹的粪便大多来自下消化道出血。但是，上消化道短时间内大量出血亦可表现为暗红色甚至鲜红色血便，注意与下消化道出血相鉴别。

2. 出血严重程度的估计　一般成人每日消化道出血5～10ml，粪便隐血试验呈阳性；每日出血量50～100ml，可出现黑便。胃内积血达250～300ml，可引起呕血。一次出血量不超过400ml时，一般不引起全身状态。出血量超过400～500ml，可出现全身症状，如头昏、心慌、乏力等。短时间内出血量超过800ml，可出现周围循环衰竭表现。

3. 出血是否停止的判断　临床上出现下列情况应考虑出血或再出血：①通过胃管或者三腔两囊管吸引出新鲜血液；②周围循环衰竭的表现经充分补液输血而未见明显改善；③血红蛋白浓度、红细胞计数和血细胞比容继续下降，网织红细胞计数持续增高；④反复呕血，或黑便次数增多、粪质稀薄，伴有肠鸣音亢进。

（四）救治与护理

1. 救治原则　充分补液输血以保证重要脏器的血流灌注；明确出血原因与部位，控制活动性出血；不明原因的消化道大出血经积极非手术疗法后，仍有活动性出血，且出现血压、脉搏不稳定，应尽早采取手术治疗。

2. 护理措施

(1) 即刻护理：①患者应卧位休息，头偏向一侧，保持呼吸道通畅。②低氧血症者，给予吸氧。③快速建立静脉通道，保证药物及时使用。

(2) 积极补充血容量：对于急性大出血者，立即查血型和配血，迅速建立2～3条静脉通道，尽早输入平衡液或右旋糖酐等，补足血容量，改善失血性周围循环衰竭。有条件者应监测中心静脉压指导输液速度，并注意患者心肺功能。

(3) 非手术止血措施：①药物止血：常用药物有垂体后叶素、生长抑素等控制食管、胃底静脉曲张出血。常规予H_2受体拮抗剂或质子泵抑制剂抑制胃酸分泌，保护胃黏膜和预防应激性出血。②内镜治疗：常有方法包括热探头、高频电灼、激光、微波、注射疗法或用止血夹等对暴露的血管溃疡进行电灼治疗；在内镜直视下注射硬化剂至曲张静脉，或用皮圈套扎曲张静脉有效防止出血。③三腔二囊管压迫止血：适用于食管胃底静脉曲张破裂出血。经鼻腔或口腔插入三腔二囊管，进入胃腔后先抽出胃内积血，然后注气入胃囊（囊内压50～70mmHg），向外加压牵引，用以压迫胃底止血。气囊压迫过久可引起黏膜糜烂，故持续压迫时间最长不应超过24小时，放气解除压迫一段时间后，必要时重复充盈气囊恢复牵引。

(4) 严密观察病情：①出血量的观察：观察呕血和黑便的情况，记录出血次数和出血量，结合全身表现判断是否出现周围循环衰竭。②生命体征的观察：监测患者血压、脉搏、呼吸、心率、尿量、神志等变化。③动态观察血红蛋白浓度、红细胞计数、血细胞比容和网织红细胞计数，监测有无活动性出血。

(5) 心理护理和生活护理：安慰患者，减少患者的恐惧感。做好患者的口腔护理，保持床单位的干净整洁。

(6) 做好抢救和手术准备：对危重患者应做好急救抢救的各项准备，止血效果不良考虑手术治疗者，应进行手术前准备。

(7) 健康教育：活动性出血期间禁食。

（刘晓红）

第四节 代谢系统急症

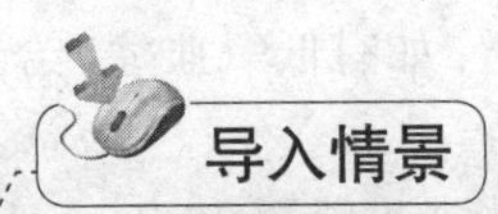

情景描述：

一位81岁的老爷爷，因突发意识丧失而拨打120急诊入院。该患者有糖尿病病史，长期服药，入院后脉搏加快、呼吸急促，对语言刺激无反应，对疼痛刺激有退缩反应。

请思考：

1. 为明确诊断，此时应首先检查哪项内容？

2. 最主要的救护措施是什么？

一、高血糖症

糖尿病（diabetes mellitus，DM）是由遗传和环境因素相互作用而引起的一组以慢性高血糖为特征的代谢异常综合征，是由于胰岛素分泌和（或）作用缺陷所引起。重症或应激时可发生糖尿病酮症酸中毒、高血糖高渗状态等急性代谢紊乱。

（一）糖尿病酮症酸中毒

糖尿病酮症酸中毒（diabetic ketoacidosis，DKA）是指在不同诱因作用下，由于体内胰岛素绝对或相对缺乏，胰岛素拮抗激素增多，引起糖和脂肪代谢紊乱，表现为血糖升高、酮血症和酮尿症、水电解质紊乱和酸中毒。

1. 病因与发病机制　1型糖尿病患者有自发糖尿病酮症酸中毒倾向，2型糖尿病患者在一定诱因作用下也可发生糖尿病酮症酸中毒。常见的诱因有胰岛素治疗中断或不适当减量、感染、饮食不当，各种应激如创伤、手术、妊娠和分娩、过度紧张、情绪激动、急性心脑血管疾病等，有时无明显诱因。

糖尿病酮症酸中毒发病机制是由于胰岛素缺乏和胰岛素拮抗激素增加，导致糖代谢障碍，血糖不能正常利用，血糖增高；脂肪动员和分解加速，生成大量酮体，当酮体生成超过组织利用和排泄的速度时，将发展至酮症和酸中毒。

主要病理生理改变包括酸中毒、严重失水、电解质平衡紊乱、携带氧系统异常、周围循环衰竭和肾功能障碍、中枢神经功能障碍。

2. 病情评估

（1）临床表现：早期三多一少症状加重；随后出现乏力、食欲减退、恶心呕吐，常伴头痛、烦躁、嗜睡、呼吸深快，呼气中有烂苹果味（丙酮）；后期出现严重失水、皮肤弹性差、眼球下陷、尿量减少、心率加快、血压下降；晚期出现不同程度意识障碍。感染等诱因引起的临床表现可被糖尿病酮症酸中毒的表现所掩盖。少数患者表现为腹痛等急腹症表现。

（2）实验室检查：①尿：尿糖、尿酮体强阳性，尿中可出现蛋白及管型。②血：血糖升高，一般为16.7～33.3mmol/L，有时可达55.5mmol/L；血酮体升高，大于5mmol/L；血气分析示pH下降，代谢性酸中毒，二氧化碳结合力降低；血钾初期正常或偏低，尿量减少后可偏高，血钠、血氯降低。

3. 病情判断　对原因不明的酸中毒、失水、恶心呕吐、休克、昏迷患者，尤其对呼气有烂苹果味、血压低而尿量多者，无论有无糖尿病病史，均应考虑糖尿病酮症酸中毒的可能性。

4. 救治与护理

（1）救治原则：迅速恢复有效血容量；小剂量胰岛素治疗；纠正水电解质平衡紊乱和酸中毒；防治诱因和处理并发症。

（2）护理措施：

1）即刻护理：防止误吸，保持呼吸道通畅，必要时建立人工气道；如有低氧血症，给予吸氧；建立静脉通路；及时送检血、尿等标本。

2）补液护理：补液是治疗的关键环节。通常先用生理盐水，但当血糖降至13.9mmol/L时，应注意按医嘱将生理盐水改为5%葡萄糖溶液，防止低血糖反应。如治疗前已有低血压或休克，应输入胶体溶液并进行抗休克治疗。注意掌握输液量和速度，根据患者体重和失水程度确定补液量及速度，开始时输液速度较快。补液途径以静脉为主，有建议配合使用胃肠内补液（清醒者可口服，昏迷者用鼻饲），但不宜用于有呕吐、胃肠胀气或上消化道出血者。

3）胰岛素治疗护理：目前均采用小剂量胰岛素治疗方案。胰岛素治疗时护理：①抽吸胰岛素时剂量要准确，注意胰岛素的剂型、用量。②应单独建立静脉通路持续滴注胰岛素，以便准确计算胰岛素用量。③血糖下降速度不宜过快，一般以每小时降低3.9～6.1mmol/L为宜，应密切监测血糖变化，每1～2小时复查血糖，根据血糖检测结果按医嘱调节胰岛素用量。

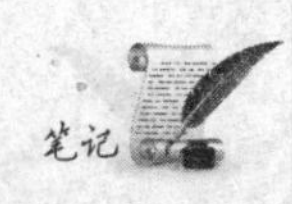

4）纠正电解质及酸碱平衡失调的护理：糖尿病酮症酸中毒患者可有不同程度的失钾，经补液及胰岛素治疗后有可能加重低钾。治疗过程中应定时监测血钾和尿量，注意按医嘱

调整补钾量和速度。补钾途径可以静脉滴注和口服相结合。糖尿病酮症酸中毒经输液和胰岛素治疗后酸中毒可自行纠正，一般不必补碱。严重酸中毒（pH＜7.1，HCO_3^-＜5mmol/L）应按医嘱给予碳酸氢钠。注意补碱不宜过多、过快，防止酸中毒加重、血钾下降和反跳性碱中毒等。

5）严密观察病情：严密监测患者生命体征；密切观察患者心电监护情况，预防心律失常、心力衰竭的发生；严密观察患者意识状态、瞳孔大小及对光反射的动态变化，预防脑水肿；准确记录24小时出入水量，密切观察尿量变化。

6）加强基础护理：做好口腔和皮肤的护理，防止口腔感染和压疮。

（二）高血糖高渗状态

高血糖高渗状态（hyperglycemic hyperosmolar status，HHS），以严重高血糖、高血浆渗透压、脱水为特点，无明显酮症酸中毒，常伴有不同程度的意识障碍或昏迷，是糖尿病急性代谢紊乱的另一临床类型，以前被称为糖尿病高渗性非酮症昏迷。其发病率低于糖尿病酮症酸中毒，多见于老年糖尿病患者，发病前无糖尿病史或仅有轻度症状。

1．病因与发病机制　高血糖高渗状态发病的常见诱因有：①急性感染、外伤、手术、脑血管意外等各种应激；②水摄入不足或失水过多、尿崩症、血液透析和静脉高营养疗法等；③应用糖皮质激素、免疫抑制剂、利尿剂等药物；④输入高浓度葡萄糖液或摄入大量含糖饮料等。

高血糖高渗状态的发病机制目前尚未完全阐明。严重高血糖导致渗透性利尿，血液浓缩，渗透压升高，细胞内脱水和电解质紊乱，脑细胞脱水导致脑细胞功能减退，引起意识障碍甚至昏迷。

2．病情评估

（1）临床表现：起病隐匿、缓慢，最初表现为多饮多尿，渐出现反应迟钝，烦躁或淡漠、嗜睡甚至昏迷等严重脱水和神经精神症状，晚期出现少尿甚至尿闭。

（2）实验室检查：血糖多在33.3mmol/L以上（一般为33.3～66.8mmol/L），血浆渗透压显著增高，血钠正常或升高。尿糖强阳性，尿酮体阴性或弱阳性。

3．病情判断　对于昏迷的老年人，脱水伴有尿糖或高血糖，特别是有糖尿病病史并使用过利尿药或糖皮质激素者，应高度警惕发生高渗性高血糖状态的可能。

4．救治与护理

（1）救治原则：及时补充血容量以纠正休克和高渗状态；小剂量胰岛素治疗纠正高血糖及代谢紊乱；去除诱发因素，积极防治并发症。

（2）护理措施

1）即刻护理：立即吸氧，保持呼吸道通畅；建立静脉通路；抽血，及时送检血、尿标本。

2）补液护理：积极补液以恢复血容量，纠正高渗和脱水状态。目前多主张开始先静脉输入等渗盐水，休克患者应另给予血浆或全血；若血容量恢复，血压上升而渗透压和血钠仍不下降时，可改用低渗氯化钠溶液。注意补液量和速度，预防发生肺水肿等并发症。补液以静脉输液为主，视病情可考虑同时给予胃肠道内补液。

3）胰岛素治疗护理：宜用小剂量短效胰岛素。监测血糖，当血糖降至16.7mmol/L时，按医嘱将合适浓度的胰岛素加入5%葡萄糖中静脉滴注。当血糖降至13.9mmol/L，报告医生，按医嘱停用胰岛素。

4）严密观察病情：严密观察患者生命体征、意识状态、瞳孔大小及对光反射的动态变化，预防脑水肿；准确记录24小时出入水量，密切观察尿量变化。

5）加强基础护理：做好口腔和皮肤的护理，预防口腔感染和压疮。

二、低血糖症

低血糖症(hypoglycemia)是一组多种病因引起的以血葡萄糖(简称血糖)浓度过低，临床上以交感神经兴奋和脑细胞缺糖为主要特点的综合征。一般以血糖浓度低于 2.8mmol/L 作为低血糖症的标准。当血糖降低时，首先出现交感神经兴奋的症状，持续严重的低血糖将导致昏迷，称为低血糖昏迷(hypoglycemic coma)，可造成永久性脑损伤，甚至死亡。

(一) 病因与发病机制

1. 病因　低血糖症是多种原因所致的临床综合征，根据低血糖的发生与进食的关系分为空腹低血糖症和餐后低血糖症。

2. 发病机制　脑细胞本身没有糖原储备，所需能量几乎完全直接来自血糖。当血糖降至 2.8～3.0mmol/L 时，胰岛素分泌受抑制，胰升糖素分泌增加，引起交感神经兴奋症状。当血糖降至 2.5～2.8mmol/L 时，大脑皮质功能抑制，皮质下功能异常，即表现为中枢神经低血糖症状和交感神经兴奋两组症状。

(二) 病情评估

1. 临床表现　低血糖症常呈发作性，发作时间及频度随病因而不同，具体可分为两类。

(1) 自主(交感)神经过度兴奋症状：表现为饥饿、出汗、心悸、紧张、软弱无力、面色苍白、流涎、肢凉震颤、血压轻度升高等。

(2) 中枢神经系统症状：即脑功能障碍表现。随着低血糖时间的延长和加重，逐渐出现大汗、头晕、头痛、视力模糊、瞳孔散大、精细动作障碍、行为异常和嗜睡，严重者可出现癫痫发作、意识障碍，甚至昏迷等中枢神经功能障碍表现。

当血糖快速下降时，则以自主神经过度兴奋症状为主。长期慢性低血糖者多有一定的适应能力，临床表现不太显著，以中枢神经功能障碍表现为主。

2. 实验室检查　常规血糖测定，其他检查则根据鉴别诊断的需要进行。血浆胰岛素测定、胰岛素释放指数、血浆胰岛素原和 C 肽测定等可帮助评价低血糖症。

(三) 病情判断

可根据 Whipple 三联征确定低血糖：①低血糖症状；②发作时血糖低于 2.8mmol/L；③供糖后低血糖症状迅速缓解。

当低血糖症的表现并非特异，以自主(交感)神经兴奋症状为主要表现时，易于识别。当以中枢神经症状为主要表现时易误诊为精神病、神经疾患、脑血管意外等。低血糖昏迷者应注意与糖尿病酮症酸中毒、高血糖高渗状态鉴别。可通过病史、体格检查、血糖测定等全面分析。

(四) 救治与护理

1. 救治原则　为迅速升高血糖、去除病因和预防再发生低血糖。

2. 护理措施

(1) 即刻护理：昏迷患者立即开放气道，给予吸氧，保持呼吸道通畅。立即采血送检，检测血糖和血胰岛素水平。

(2) 低血糖发作的护理：轻度低血糖症患者给予口服糖水、含糖饮料、进食高碳水化合物即可缓解。昏迷患者按医嘱给予静脉注射 50% 葡萄糖 60～100ml，然后继续用 5%～10% 葡萄糖静脉滴注，直至患者清醒，血糖恢复正常水平。患者血糖不能恢复或神志仍不清醒，必要时可用升糖激素肌内或静脉注射。

(3) 严密观察病情：定时监测血糖；严密观察生命体征、神志变化；记录出入量，观察尿量等；观察治疗效果，防止再度出现低血糖状态。

(4) 加强护理：昏迷患者按昏迷常规护理。抽搐者除补糖外，按医嘱可酌情使用适量镇静剂，注意保护患者，防止外伤。

(5) 健康教育：加强对糖尿病患者预防低血糖的教育，告知患者在皮下注射胰岛素和口服降糖药治疗过程中可能会发生低血糖，教会患者及亲属识别低血糖早期表现和自救方法。指导糖尿病患者合理饮食、进餐和自我检测血糖方法。

（杨丽全）

第五节　神经系统急症

情景描述：

一位40多岁的中年男性，某天去上班路上突然摔倒在地，意识不清，口吐白沫，全身肌肉强直性收缩，双眼上翻。

请思考：

1. 此人的初步诊断是什么？

2. 如果你遇到此人该如何配合医生紧急救护？

一、脑　卒　中

脑卒中(stroke)，或称急性脑血管事件是指由于急性脑循环障碍所致的局限或全面脑功能缺损综合征，分为两类，即缺血性脑卒中(cerebral ischemic stroke)和出血性脑卒中(cerebral hemorrhagic stroke)。

缺血性脑卒中又称脑梗死(cerebral infarction，CI)，是指各种原因所致脑部血液循环障碍，导致脑组织缺血、缺氧性坏死，出现相应神经功能缺损，占全部脑卒中的70%。依据发病机制可将脑梗死分为脑血栓形成(cerebral thrombosis，CT)、脑栓塞(cerebral embolism)和腔隙性脑梗死(lacunar infarction)。

出血性脑卒中根据出血部位不同又分为脑出血(intracerebral hemorrhage，ICH)和蛛网膜下腔出血(subarachnoid hemorrhage，SAH)。脑出血是指原发性非外伤性脑实质内出血，在我国约占全部脑卒中的20%～30%。蛛网膜下腔出血是多种原因致脑底部或脑表面的病变血管破裂，血液流入蛛网膜下腔引起的一种临床综合征，约占急性脑卒中中的10%左右。

(一) 病因与发病机制

最常见的病因：①脑血栓形成：脑动脉粥样硬化和动脉炎；②脑栓塞：按栓子来源可分为心源性和非心源性栓子；③腔隙性脑梗死：高血压、动脉粥样硬化和微栓子等；④脑出血：高血压合并细、小动脉硬化；⑤蛛网膜下腔出血：颅内动脉瘤等。

脑卒中的危险因素包括：不可干预因素如年龄、性别、性格、种族、遗传等；可干预因素如高血压、高血脂、细菌性心内膜炎、糖尿病、吸烟、酗酒、体力活动少、感染等。其中高血压是各类型脑卒中最重要的独立的危险因素。

(二) 病情评估

1. 初步评估　分诊护士对于疑似脑卒中的患者应立即迅速评估和分诊，评估时可以使用美国辛辛那提院前卒中量表(Cincinnati prehospital stroke scale，CPSS)(表6-3)，其中出现CPSS中的1个异常结果，表示卒中的概率为72%。如果出现所有3个异常结果，则表示卒中的概率大于85%。

表 6-3　美国辛辛那提院前卒中量表（CPSS）

测试	结果
微笑测试：让患者露出牙齿或微笑	正常：脸部两侧移动相同 异常：脸部一侧的移动不如另一侧
举手测试：患者双眼闭合，伸出双臂手掌向上平举 10 秒钟	正常：双臂移动相同或根本没移动 异常：一只手臂没有移动，或与另一只手臂相比，一只手臂逐渐下垂
言语异常：让患者学说话	正常：措辞正确，发音不含混 异常：说话含混，用词错误或不能说话

2. 脑卒中严重程度评估　脑卒中严重程度的评估可以使用目前世界上较为通用、简明易行的脑卒中评价量表。即美国国立卫生研究院卒中量表（national institutes of health stroke scale，NIHSS）（表 6-4）。

表 6-4　美国国立卫生研究院卒中量表（NIHSS）

项目	评估点
1. 意识水平	
1a. 意识水平提问	现在是几月份？你叫什么名字？
1b. 意识水平指令	睁开眼睛、闭上眼睛 用非瘫痪侧肢体“握拳”、“伸开手掌”
2. 最佳凝视	只测试眼球水平运动
3. 视野	检查上下限视野
4. 面瘫	让患者“龇牙”、“扬眉”、“紧闭双眼”
5. 上肢运动	测试肢体落下
6. 下肢运动	测试肢体落下
7. 肢体共济失调	双侧指鼻试验、跟膝胫试验
8. 感觉	检查对针刺的感觉和表情
9. 语言	命名、阅读测试
10. 构音障碍	读或重复表上的单词
11. 忽视	通过检验患者对左右侧同时发生的皮肤感觉或视觉刺激的识别能力判断患者是否有忽视

3. 临床表现　脑卒中患者有如下症状和体征：①原因不明的突发剧烈头痛；②眩晕、失去平衡或协调性；③恶心、呕吐；④一侧面部、手臂或腿突然乏力或麻木；⑤不同程度的意识障碍：嗜睡、昏睡、浅昏迷、深昏迷；⑥双侧瞳孔不等大；⑦说话或理解有困难；⑧偏瘫；⑨吞咽困难或流涎。动脉瘤性蛛网膜下腔出血的典型表现是突发异常剧烈全头痛。

（三）病情判断

应注意早期识别脑卒中，并对出血性和缺血性脑卒中进行鉴别。因为出血性脑卒中和缺血性脑卒中在治疗上有显著的不同，出血性脑卒中的患者禁忌给予抗凝和纤溶治疗，而缺血性脑卒中在症状出现后 3 小时内可以提供静脉溶栓疗法。

（四）救治与护理

1. 救治原则

（1）出血性脑卒中救治原则：保持呼吸道通畅，防治继续出血，维持生命体征平稳，脱水降低颅内压，预防和治疗各种并发症。当病情危重致颅内压过高，内科保守治疗效果不佳时，应及时进行外科手术治疗。

（2）缺血性脑卒中救治原则：改善微循环、减轻脑水肿、防止出血、减少梗死范围。其

中脑血栓形成的救治如下：

1）超早期溶栓治疗：分为静脉溶栓和动脉溶栓。

2）抗血小板治疗：未行溶栓的急性脑卒中患者可在48小时之内应用阿司匹林或氯吡格雷抗血小板聚集剂。但一般在溶栓后24小时内不应使用。

3）抗凝治疗：主要包括肝素、低分子肝素和华法林。

4）脑保护治疗：包括脑保护剂的使用、早期应用头部或全身亚低温治疗。

5）血管内治疗：包括经皮腔内血管成形术和血管内支架置入术等。血管内治疗目前尚没有长期随访的大规模临床研究，故应慎重选择。

6）外科治疗：对于有或无症状、单侧重度颈动脉狭窄>70%，或经药物治疗无效者可以考虑进行颈动脉内膜切除术，但不推荐在发病24小时内进行。

7）对症治疗：维持生命体征和处理并发症。

2. 护理措施

（1）即刻护理：①立即给予半坐卧位，减轻脑水肿。②给氧，及时清除口腔内分泌物和呕吐物，保持呼吸道通畅，舌后坠者给予口咽通气管协助通气，必要时做好气管插管或行气管切开术的准备。③建立静脉通路，遵医嘱采集血标本。④连接心电监护仪，密切观察患者的生命体征、意识、瞳孔及肢体的变化，评估是否并发心肌梗死或心律失常。⑤对于烦躁不安的患者，安置床档或适当的肢体约束。

（2）迅速协助患者进行头部CT扫描：在规定时间内协助患者行头部CT扫描，鉴别缺血性脑卒中或出血性脑卒中，排除其他颅内原因所致疾病。

（3）降低颅内压护理：遵医嘱给以脱水药，通常使用20%甘露醇、呋塞米等药物。观察并记录尿量和尿液的性状。

（4）溶栓护理：根据CT检查结果、溶栓疗法的适应证和禁忌证对患者进行评估，如果符合溶栓治疗，应注意严格按医嘱剂量给予药物，注意密切观察患者意识和血压变化，监测有无活动性出血，特别是颅内出血的表现，定期监测血小板、凝血时间等，以便及早发现溶栓并发症并治疗。

（5）加强基础护理：患者体温过高时，可用头枕冰袋、冰帽行物理降温，最好使体温下降至35℃。加强口腔和皮肤护理，预防发生口腔感染和压疮等。做好留置导尿管和会阴部的护理，防止发生尿路感染。协助患者做好康复锻炼。

（6）做好手术准备工作：内科保守治疗效果不佳时，应及时做好外科手术治疗的准备。

二、癫　痫

癫痫（epilepsy）是多种原因导致的脑部神经元高度同步异常放电的临床综合征，临床表现具有突然性、短暂性、重复性和刻板性的特点。临床上每次发作或每种发作的过程称为痫性发作。在癫痫中，由特定症状和体征组成的特定癫痫现象称为癫痫综合征。癫痫持续状态（status epilepticus，SE）又称癫痫状态，是癫痫连续发作之间意识尚未完全恢复又频繁发生，或癫痫发作持续30分钟以上未自行停止。癫痫持续状态是常见神经系统急症之一，致残率和死亡率均很高。任何类型的癫痫均可出现癫痫持续状态，其中全面强直-阵挛发作最常见。

（一）病因与发病机制

引起癫痫的病因非常复杂，根据病因分为症状性、特发性和隐源性癫痫三类。症状性癫痫由各种明确的中枢神经系统结构损伤或功能异常引起；特发性癫痫病因不明，与遗传因素密切相关；隐源性癫痫病因不明。癫痫持续状态最常见原因是不恰当的停药或因急性脑部疾病和药物中毒等引起，其他诱因包括治疗不规范、感染、精神因素、过度疲劳、孕产

和饮酒等。

癫痫的发病机制复杂，迄今为止尚未完全阐明。但不论是何种原因引起的癫痫，其电生理改变是一致的，即发作时大脑神经元出现异常、过度的同步性放电。

（二）病情评估与判断

1. 癫痫的分类　癫痫分类非常复杂：目前应用最广泛的是国际抗癫痫联盟（ILAE）1981年癫痫发作分类和1989年癫痫综合征分类。2001年国际抗癫痫联盟又提出了新的癫痫发作和癫痫综合征的分类。

2. 癫痫持续状态的分类与临床表现

（1）全面性发作持续状态：①全面性强直 - 阵挛性：临床上最常见、最危险的，表现为全身肌肉强直性收缩，随后很快出现全身肌肉间歇性痉挛，反复发生，意识障碍伴高热等。②强直性：表现不同程度意识障碍（昏迷较少），间有强制性发作或肌阵挛、不典型失神、失张力发作等其他类型发作。③阵挛性：发作时间较长可出现意识模糊甚至昏迷。④失神发作性：表现为意识水平降低，甚至只表现反应性下降等。

（2）部分性发作持续状态：①单纯部分性：以反复颜面或躯体持续抽搐为特征，或持续的躯体局部感觉异常为特点，发作时意识清楚。②边缘性：常表现为意识障碍和精神症状。③偏侧抽搐状态伴偏侧轻瘫：表现为一侧抽搐，伴发作后一过性或永久性同侧肢体瘫痪，多见于幼儿。

3. 严重程度评估　癫痫持续发作30分钟后，可引起继发性高热、代谢性酸中毒、低血糖、电解质紊乱、休克，继而发生心、肝、肾等多器官功能衰竭。若持续60分钟，可引起中枢神经系统许多不可逆损害。

4. 辅助检查

（1）脑电图：诊断癫痫最常用的一种实验室检查方法。脑电图也可为治疗效果的评价提供客观指标。

（2）神经影像学检查：CT、MRI、DSA可发现脑部的结构性损害。

（三）救治与护理

1. 救治原则　以药物治疗为主，控制发作或最大限度地减少发作次数；迅速终止呈持续状态的癫痫发作；进行心肺功能支持，维持生命体征稳定；处理并发症。

2. 护理措施

（1）即刻护理：①立即将患者平卧于安全处，放置床档，松开领带和衣扣，头转向一侧，防止误吸。②有义齿者及时取出，牙关紧闭者放置牙垫，用缠有纱布的压舌板或毛巾塞入患者上下臼齿之间，防止舌咬伤。③高流量吸氧，保持呼吸道通畅，必要时作气管插管或气管切开的准备。④建立静脉通路，按医嘱给予药物。⑤根据医嘱做血气分析、血生化分析。⑥连接心电监护仪监测。

（2）癫痫持续状态的用药护理：癫痫持续状态时，首选地西泮注射液10mg缓慢静脉注射。地西泮有时可抑制呼吸，应注意观察，及时通知医生决定是否停止用药；发作还没控制，可选用苯妥英钠或苯巴比妥静脉滴注，需密切观察用药的效果和不良反应；发作还未控制，可在脑电图和呼吸支持的条件下使用麻醉药物控制发作，用药过程密切观察生命体征、意识及瞳孔的变化。

（3）并发症的护理：遵医嘱及时处理并发症。如防治脑水肿，给予20%甘露醇静脉滴注、吸氧、物理降温等；预防性应用抗生素，控制感染；纠正酸中毒；纠正代谢性紊乱，如低血糖、低血钠、低血钙、高渗状态及肝性脑病等。

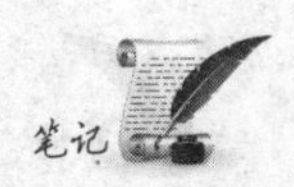

（杨丽全）

思考题

1. 呼吸困难的患者应如何紧急救治？

2. 如何预防高血压急症的发生？

3. 简述糖尿病酮症酸中毒患者的救护措施。

4. 简述癫痫患者的即刻护理措施。

5. 男性，65岁，3小时前晨起后发现言语不清，饮水呛咳，右手持物不稳，未在意，右侧肢体无力逐渐加重，不能活动、行走，急来诊。既往高血压、糖尿病史。查体：BP 170/95mmHg，神清，不完全失语，右侧肢体肌力0级，巴宾斯基征阳性。请思考：

(1) 考虑该患者最可能发生了什么情况？

(2) 为明确诊断应尽快协助患者做哪项检查？

(3) 目前最可能采取的救护措施有哪些？

第七章 严重创伤

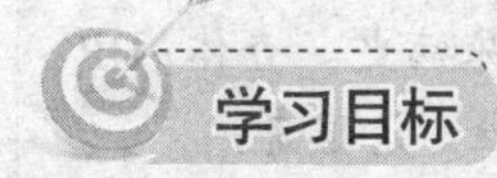

1. 掌握创伤、严重创伤、创伤救治链、创伤严重程度评分、多发伤、复合伤及急性应激障碍、创伤心理危机等概念；多发伤的临床特点、初级评估、救治与护理。

2. 熟悉创伤的分类，修正的创伤记分、简明创伤分级法、损伤严重度评分和APCAHEⅡ评分；多发伤的重点评估、确立诊断和持续评估；复合伤的分类及伤情特点。

3. 了解创伤死亡的3个高峰时间，新损伤严重度评分、创伤严重度ASCOT与TRISS计量法；创伤后的病理生理变化，创伤心理反应和创伤心理危机干预。

4. 具有尊重患者、快速而有效沟通的能力。

创伤（trauma）自人类诞生就开始出现，不少疾病随着社会的不断进步和医学的迅速发展，已经得到有效控制，但创伤反而日益增多而成为现代社会的首要公害，严重威胁人类的生存和健康，成为人类致残和死亡的主要原因之一。资料显示，每年全球死于创伤的人数高达500余万，伤者达数千万。我国每年创伤死亡人数高达70万，创伤死亡已成为中国第4～5位死因，也是1～34岁居民的第1位死因。我国交通等意外事故造成的死亡率在（20～21）/10万，比西方发达国家高4倍多。自20世纪70年代以来，创伤学已逐渐成为一门独立的学科，积极开展创伤救护与预防是急救医学和急救护理学的重要任务。

第一节 概 述

创伤的含义可分为广义和狭义两种。广义的创伤，也称为损伤（injury），是指人体受外界某些物理性（如机械、高热、电击等）、化学性（如强酸、强碱、农药及毒剂等）或生物性（虫、蛇、犬等动物咬蜇）致伤因素作用后所出现的组织结构的破坏和（或）功能障碍；狭义的创伤是指机械性致伤因素作用于机体造成组织结构完整性的破坏和（或）功能障碍。严重创伤是指危及生命或造成肢体残疾的创伤；或简明创伤分级法≥3；或多发伤损伤严重度评分≥16的创伤。它常为多部位、多脏器的多发性损伤，伤情变化迅速，病情危重，死亡率高。创伤护理是指在各类创伤急救中积极配合医生对院前、院内的伤员进行护理评估、实施护理计划和干预措施，并进行预后评价。

一、创伤的分类

创伤可累及全身各种组织和器官，且范围很广，故难以用一种方法进行分类。创伤分类就是通过准确了解创伤的部位、性质及其严重程度，以便于对伤员作出及时正确的判断和有效的救治而进行的分类。

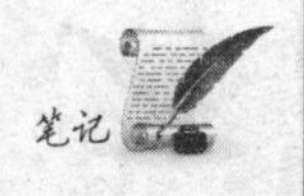

（一）根据致伤原因分类

可分为刺伤、挫伤、坠跌伤、挤压伤、火器伤、冷武器伤、烧伤、冻伤、化学伤、放射损伤及多种因素所致的复合伤等。挤压伤是指重物长时间（一般 1～6 小时以上）挤压四肢造成的一种以肌肉为主的软组织损伤，受到严重挤压的伤员易发生以肌红蛋白尿和高钾血症为特征的急性肾衰竭和休克的挤压综合征。

（二）根据损伤类型分类

根据伤后皮肤或黏膜有无伤口而分为开放性和闭合性损伤。

1. 开放性创伤　是指皮肤或黏膜表面有伤口，伤口与外界相通。常见如擦伤、切割伤、砍伤、撕裂伤、刺伤、既有入口又有出口的贯通伤、只有入口没有出口的盲管伤、开放性骨折、火器伤等。

2. 闭合性创伤　是指皮肤或黏膜表面完整，无伤口。常见如扭伤、挫伤、挤压伤、震荡伤、关节脱位、闭合性骨折、闭合性内脏伤等。

（三）根据损伤部位分类

按人体解剖部位划分，可分为颅脑伤、颌面伤、颈部伤、胸部伤、腹部伤、骨盆部伤、脊柱脊髓伤、上肢伤、下肢伤、多发伤等。

（四）根据受伤组织与器官的多寡分类

可分为单发伤、多发伤。

（五）根据伤后伤情的轻重及是否需要紧急救治分类

1. 轻伤　伤员神志清晰，无生命危险，暂时失去作业能力，但仍可坚持工作，在现场无需特殊处理，或仅需小手术者。如扭伤、轻微的撕裂伤、闭合性四肢骨折、局部软组织伤等。

2. 重度　伤员暂无生命危险，生命体征基本平稳，但应严密观察病情，需力争在伤后 12 小时内进行手术治疗者，并有一定时间做好术前准备及必要的检查。如胸腹贯通伤而无大出血、无呼吸衰竭的胸外伤，一般的腹腔脏器伤，未发生休克的深部或广泛软组织伤，开放性四肢骨折，颌面颈部伤未发生窒息，肢体挤压伤等。

3. 危重伤　伤情严重、有生命危险，需紧急行救命手术或治疗的伤情，以及治愈后留有严重残疾者。符合如下分类核查（triage checklist）表中危及生命的条件之一项者即为危重伤：①收缩压 $<$90mmHg、P$>$120 次 / 分和 R$>$30 次 / 分或 $<$12 次 / 分；②头、颈、胸、腹或腹股沟部穿透伤；③意识不清；④连枷胸；⑤腕或踝以上创伤性断肢；⑥两处或两处以上长骨骨折；⑦ 3m 以上高空坠落伤。

二、创伤救护的特点

创伤救护具有突发性强，工作强度大，环境复杂恶劣，急救技术要求高，需要多专业、多学科协调，工作连贯性、继承性强的特点。创伤的死亡具有 3 个高峰时间：第一死亡高峰为伤后数分钟内，约占死亡人数的 50%，死因主要是严重的脑或脑干损伤、大出血等；第二死亡高峰在伤后 6～8 小时内，约占死亡人数的 30%，死因多为颅内血肿、血气胸、肝脾破裂、骨盆骨折伴大出血等；第三死亡高峰在伤后数天至数周，约占死亡人数的 20%，主要死因为严重感染和多器官功能不全。由此可见，抢救成功率在第一死亡高峰受时间、现场抢救条件等限制，很难改善；第三死亡高峰主要受整体医疗水平和前期治疗的影响；第二死亡高峰则受院前急救和院内救治的影响较大，因此，这一时段的救治质量和速度将直接关系到患者的生死存亡，如抢救及时正确，大部分可免于死亡。因此，London 等提出伤后 1 小时是挽救生命、减少致残的“黄金时间”。近年来提出的“新黄金时间”是指把重度创伤患者从院外转运至急诊科，到出现生理极限之前的一段时间，其终极目标是缩短创伤至手术时间或被送到 ICU 的时间，实现“早期确定性救治”。因此，充分发挥急救医学服务体系的作用尤为重要。创伤结局除取决于创伤的严重程度外，还与院前复苏效果、院内手术时机与方式的选择和后续治疗是否恰当等密切相关。提高院前急救水平和规范院内救治流程是降低创伤

死亡率的关键，而合理的创伤救治模式有利于提高救治水平。

创伤救治链是指将有关创伤救治的各个相互影响的部分联系在一起，一般包括早期基础生命支持、早期高级创伤生命支持、早期确定性治疗和早期康复治疗 4 个环节。其原则是救治链中的每一个环节都是同等重要的，缺一不可。院外、院内和重症监护治疗全程一体化创伤救治模式把急诊科从“环节性”的分送中心转变为“全程型”的救治中心，真正实现急诊救治的无缝隙链接，提高了抢救成功率。此外，损伤控制外科也已经成为严重多发伤救治的灵魂。

三、创伤评分系统

当人们遭受意外伤害或灾难发生时，通过 120 急救中心或创伤急救网络中心接到呼救电话或通知，医护人员接到呼救命令，应以最短时间到达现场，迅速对患者的病情作出评估，实施紧急救护措施，挽救患者生命。特别是面对大批伤员时，对伤员创伤严重程度迅速进行初级评估与判断，甄别伤情轻重，尽早发现并处理需要即刻进行基本生命支持和危及生命的危重伤病员，对伤员进行分类，以及根据伤情等级先后分别实施处置显得尤为重要。

创伤严重程度评分（trauma scaling），简称创伤评分，是以计分的形式来估算创伤的严重程度，即应用量化和权重处理的患者生理指标或诊断名称等作为参数，经数学计算以显示伤情严重程度及预后的方法。创伤评分可以量化标准来判定伤员损伤的严重程度，指导创伤救护，预测创伤结局以及评估救护质量。目前已建立的创伤评分系统，按病情评估作用，可分为量化系统和预后 / 比较系统；按数据依据来源，分为生理评分、解剖评分和综合评分；按使用场合，可分为现场急救和后送的医院前创伤分类法和医院内救治工作和创伤研究的医院内创伤分类法。本节就按使用场合分类介绍几种目前常用的评分系统。

（一）医院前创伤分类法（简称院前评分）

院前评分是指在受伤现场或在到达医院明确诊断之前，医务人员对伤员迅速进行伤情严重度定量判断的创伤评分方法，以决定该伤员是否送创伤中心、大医院治疗或送一般医疗单位处理。其特点是：参数均为不费时费事的直观定量指标，评判简便易行，容易掌握，有一定的敏感性，适合急救特点，在大量伤员时，急救人员可据此尽快地将伤员分类、转运、收治，保证危重伤员得到及时的紧急救治。其缺点是不够精确，不能作为研究和判断预后之用。

目前常用的院前评分方法有院前指数、创伤记分、修正的创伤记分（revised trauma score，RTS）、CRAMS 评分和病—伤严重度指数等。RTS 是较常采用而简便的院前评分，用以权重处理的收缩压、呼吸频率和意识状态（GCS）3 项指标作为评分参数，每项记 0～4 分。3 项值相加即为 RTS 值，总分为 0～12 分；RTS 评分愈低伤情愈重（表 7-1）。RTS>11 诊断为轻伤；RTS<11 诊断为重伤；RTS<12 分应送到创伤中心。

表 7-1　修正的创伤记分

分值	4	3	2	1	0
意识状态 GCS	13～15	9～12	6～8	4～5	3
呼吸（次 / 分）	10～29	>29	6～9	1～5	0
收缩压（mmHg）	>89	76～89	50～75	1～49	0

（二）医院内创伤分类法（简称院内评分）

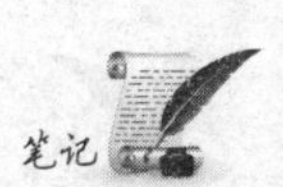

院内评分是指患者到达医院后，在急诊室、ICU 和病房内，根据损伤类型及其严重程度对伤情进行定量评估的方法。它可用于预测预后，比较各医疗单位救治水平。常用的创伤院内评分是 AIS-ISS 系统和 APACHE 系统。

1. 简明创伤分级法（abbreviated injury scale，AIS） AIS是全球通用的以解剖学为基础，对器官、组织损伤进行量化的损伤严重度评分法，由诊断编码和损伤评分两部分组成。目前最新版是2005年版，已经由原来的仅适用于评定车祸伤，而变为适用于各种创伤的一种创伤早期分级评定标准。

（1）AIS评分具体指标：AIS编码手册将每一个伤员的伤情用一个7位数字表示，记为小数形式"××××××.×"。小数点前的6位数为损伤的诊断编码，小数点后的1位数为伤情评分（有效值1～6分）。左起第1位数字表示损伤部位代号，共分9个身体区域，分别用1～9代表头部（颅和脑），面部（包括眼和耳），颈部，胸部，腹部及盆腔脏器，脊柱（颈、胸、腰），上肢，下肢、骨盆和臀部，体表（皮肤）和热损伤及其他损伤。左起第2位数代表解剖类型，用1～6分别代表全区域，血管，神经，器官（包括肌肉、韧带），骨骼及头、意识丧失。左起第3、4位数代表具体受伤器官代码，该区各个器官按照英文名词的第一个字母排序，序号为02～99。左起第5、6位数表示具体的损伤类型、性质或程度（按轻重顺序），从02开始，用2位数字顺序编排以表示具体的损伤，同一器官或部位，数字越大代表伤势越重。左起第7位（即小数点后面一位）表示伤情严重性的代码，共分AIS 1～AIS 6六级，分别表示为轻度伤、中度伤、较严重伤、严重伤、危重伤和极重伤。而器官／部位不明确或资料不详的损伤编码为AIS 9。

（2）AIS评分的基本原则：以解剖学损伤为依据，每一处损伤都有一个AIS评分；AIS是对损伤本身以严重度分级，不涉及其后果；AIS评分要求损伤资料确切具体，否则无法进行编码和确定其值。AIS评分值仅适用于单个损伤的评定，不能评定多发伤。

2. 损伤严重度评分（injury severity score，ISS） ISS是以AIS为基础发展而来的应用最广泛的院内创伤评分法，也是以解剖损伤为基础的相对客观和容易计算的方法。适用于多部位、多发伤和复合伤者的伤情评估。其评分方法把人体分为6个区域（表7-2），并进行编码，选择其中损伤最严重的3个区域，计算出每一区域内最高AIS值的平方，其值相加即为ISS值。ISS的有效范围为1～75分，ISS分值越高，创伤越严重，死亡率越高。一般将ISS为16作为重伤的标准，其死亡率约10%；ISS<16分为轻伤，死亡率较低；≥16分为重伤；≥25分为严重伤。如某伤者头部有2处伤，伤情为1、2；胸部有2处伤，伤情为2、3；腹部有3处伤，伤情为1、3、4。那么，ISS即全身3处最严重创伤的AIS评分的平方值相加，为$2^2+3^2+4^2=29$。但ISS也有其不完善的地方，无法反映伤员的生理变化、年龄、伤前健康状况对损伤程度和预后的影响；对身体同一区域严重多发伤权重不足等。

表7-2 ISS的区域编码

编码	区域	编码	区域
1	头部或颈：脑、颈髓、颅骨、颈椎骨、耳	4	腹部或盆腔内脏器、腰椎
2	面部：口、眼、鼻和颌面骨骼	5	肢体或骨盆、肩胛带
3	胸部：内脏、膈、胸廓、胸椎	6	体表

注：ISS所分区域不必与AIS的区域相一致

3. 新损伤严重度评分（new injury severity score，NISS） 针对ISS自身不足，如在1个身体区域之内取1个损伤最严重部位的编码，则当某一身体区域有多个脏器损伤时就不能充分反映损伤的严重程度等，故Osler等在ISS基础上提出了新ISS，即NISS。NISS是身体任何区域包括同一区域，3个最高AIS分值的平方和。多数研究结果显示NISS优于ISS，特别是在生存判断参数角度比较时，在某些方面两者具有等效性，有替代ISS的可能。

4. 急性生理学及既往健康评分（acute physiology and chronic health evaluation，APACHE） APACHE评分系统是目前常用的ICU危重创伤患者定量评估病情的方法，也是

对患者病情严重程度和预测预后较为科学的评估体系，它不仅能客观评价危重患者面临死亡或严重并发症的危险，还广泛用于评价治疗措施、抢救质量、病愈后生活质量、残疾状况和医护工作质量等。该系统由 Knaus 等建立，先后有 APACHEⅠ～Ⅳ 4 个版本。目前最常用的是 APCAHEⅡ评分，其总分由反映急性疾病严重程度的急性生理评分（APS 分）、年龄评分和患病前的慢性健康状况评分（CPS 分）三部分构成（表 7-3、表 7-4）。APS 分（A）即入 ICU 后第 1 个 24 小时内最差的 12 项生理参数评分，每项为 0～4 分，总分 0～60 分。年龄分（B）0～6 分，CPS 分（C）2～5 分。APACHEⅡ评分分值为 A、B、C 三部分得分之和，总分为 0～71 分。其总分与病情严重程度密切相关，分值越大，伤情越重，死亡危险性越大。当 APACHEⅡ为 20 时，院内预测死亡率是 50%，故 20 分为重症点；<10 分，医院死亡的可能性小；≥35 分时病死率高达 84%；而实际上 55 分以上者基本没有。临床证实 APACHEⅡ对病死率的预测和病情严重程度的评价有较好的准确度。

表 7-3　APACHEⅡ APS 部分评分（A）

生理参数	高于正常值					低于正常值			
	+4	+3	+2	+1	0	+1	+2	+3	+4
肛温（℃）	≥41	39～40.9		38.5～38.9	36～38.4	34～35.9	32～33.9	30～31.9	≤29.9
平均动脉压（mmHg）	≥160	130～159	110～129		70～109		50～69		≤49
心率（次 / 分）	≥180	140～179	110～139		70～109		55～69	40～54	≤39
呼吸（次 / 分）	≥50	35～49		25～34	12～24	10～11	6～9		≤5
$AaDO_2$（mmHg）	≥500	350～499	200～349		<200				
PaO_2（mmHg）					>70	61～70		55～60	<55
Na^+（mmol/L）	≥180	160～179	155～159	150～154	130～149		120～129	111～119	<110
K^+（mmol/L）	≥7	6～6.9		5.5～5.9	3.5～5.4	3～3.4	2.5～2.9		<2.5
肌酐（mol/L）	≥309	169～308	133～168		53～132		<53		
血细胞比容	≥0.60		0.50～0.599	0.46～0.499	0.30～0.459		0.20～0.299		<0.20
WBC（$\times 10^9$/L）	≥40		20～39.9	15～19.9	3～14.9		1～2.9		<1
GCS 评分 = 15 - 实际 GCS 得分									

注：若伴有肾衰竭，肌酐加倍计分

表 7-4　APACHEⅡ年龄分（B）和慢性疾病分（C）

年龄（岁）	分值	合并慢性病	分值
≤44	0		
45～54	2	择期手术后	2
55～64	3		
65～74	5	非手术或急症手术后	5
≥75	6		

5．创伤严重度 ASCOT 与 TRISS 计量法　近年来，国内外院内评分开始采用 ASCOT 与 TRISS 计量法评分。TRISS 方便，较简单；ASCOT 精细、合理，但实施较复杂。

（1）TRISS 评分法：是一个预测存活概率（probability of survival，Ps）的方法，它是将生理指标（GCS、血压、呼吸）、解剖学指标（AIS-ISS）、损伤性质（闭合性或开放性）和年龄因素相结合来预测伤员的 Ps。伤员的 Ps 以数字表示损伤严重程度，存活率推测预后及衡量救治

水平。根据钝伤或穿通伤采用不同权重系数，以 Ps = 0.5 作为评估结局的标准，Ps≥0.5 预测生存可能性大，Ps < 0.5 预测生存可能性小，Ps 越低，存活概率越小。TRISS 评分法现已广泛用于创伤伤员的预后估计和治疗指导，但其缺点是对不同的开放伤（贯通伤）、多发伤不够合理，年龄分段过于简单。

（2）严重创伤度评分法（a severity characterization of trauma，ASCOT）：ASCOT 是以生理和解剖指标相结合的预后评估法。它以 AIS 为基础，但采用解剖要点分区法取代 ISS，把身体分为 A、B、C、D 四个部分，对这四部分的全部严重伤（AIS > 2）都给以应有的权重，使同一区域内多发伤得到体现；年龄分段比 TRISS 细，因此，一般认为 ASCOT 法在预测 Ps 方面优于 TRISS 法。目前用这两种方法计算 Ps 是评定创伤程度和预测创伤结局最常用的精确方法，已经成为院内评分的趋势。但这两种方法的量化及计算复杂，均需计算机完成并储存。

四、创伤后的病理生理变化

创伤发生后，在致伤因子作用下，机体为维持自身内环境的稳定，迅速产生各种局部和全身性防御反应。

（一）局部反应（创伤炎症反应）

创伤的局部反应表现为局部炎症反应，常为损伤的局部出现红、肿、热、痛。其基本病理过程与一般炎症相同，其轻重与致伤因素的种类、作用时间、组织损害程度和性质以及污染轻重和是否有异物存留等有关。严重创伤时，局部组织细胞损伤较重，多存在大量组织破坏及细胞变性坏死，加之伤口常有污染、异物存留、局部微循环障碍、缺血缺氧及各种炎性介质和细胞因子释放而造成的继发性损伤，从而使局部炎症反应更为严重，局部渗出和炎症细胞浸润更加明显，炎症持续时间可能更长，对全身的影响将更大。创伤性炎症反应是非特异性的防御机制，是一种保护性反应，有利于清除坏死组织、杀灭细菌及组织修复。一般情况下，局部反应在伤后 3～5 日后趋于消退，炎症反应被抑制。研究表明，炎症反应期的本质与核心是生长因子的调控及结果。但是，过强而广泛的炎症反应，则引起局部组织张力过大，造成局部血液循环障碍，发生更多的组织坏死，导致更加严重的损害。

（二）全身反应

严重创伤或多发伤可通过炎症介质及细胞因子网络，使局部损伤影响到全身，即致伤因素作用于机体后产生一系列神经内分泌活动增强，继而引发全身性炎症反应综合征（systemic inflammatory response syndrome，SIRS），并由此引起各种功能和代谢改变的非特异性全身性创伤应激反应。

1. 神经内分泌系统变化　伤后机体的应激反应首先表现为神经内分泌系统的改变，它起着调节各组织器官功能与物质代谢间相互关系的主导作用。创伤应激反应是机体通过伤后对有害刺激作出的维护机体内环境稳定的综合反应或防御反应，以保证重要脏器的有效灌注，但这种自我代偿能力有限。休克、组织损伤、器官功能不全、感染、精神与疼痛刺激等均是其诱发因素。此外，损伤组织产生细胞因子进入血液循环，与特定组织受体作用，引起对创伤的急性相反应。

2. 代谢变化　创伤应激反应通过神经内分泌系统，引起肾上腺皮质激素、儿茶酚胺、胰高血糖素、IL 及生长激素等分泌增加，介导创伤代谢反应，表现为创伤患者早期氧摄取、氧输送明显增加，使机体总体上处于高分解代谢、高能量消耗状态，一般持续 14～21 天。创伤后能量代谢可增加 50%～100%，甚至更高（如烧伤患者），创伤早期能量由糖原提供，此后主要由脂肪（内源性脂肪氧化）提供，其次为蛋白质。伤后葡萄糖异生增强，糖原分解加快，胰岛素分泌抑制，胰高血糖素分泌增加，加上胰岛素抵抗导致血糖升高。脂肪分解加速，严重创伤患者每日可动用 250～500g 脂肪。蛋白质分解代谢增加，耗损最大的是骨骼

肌，产生负氮平衡；伤后10天左右，机体进入蛋白质合成代谢期，开始正氮平衡，直至完全恢复。

3. 免疫功能抑制，易继发感染　严重创伤可引起免疫功能抑制致机体对感染的易感性增加，易发生脓毒败血症或过度的炎症反应损害引起SIRS，两者是创伤最常见和最严重的并发症，也是创伤后期患者主要死因。其机制较为复杂，一般认为与免疫抑制因子、免疫抑制细胞和神经-内分泌-免疫功能网络紊乱有关。创伤后也可通过污染的伤口、肠道细菌移位和侵入性导管等途径使感染率上升。

4. 易发生多器官功能不全（multiple organ dysfunction syndrome，MODS）　创伤诱发MODS的机制为：①直接损害内皮细胞的结构及功能；②造成缺血和再灌注损伤；③激活炎症细胞和体液因子，引起过度的应激和炎症反应；④削弱或破坏机体的局部屏障和全身防御系统，导致感染或脓毒症。

5. 体温变化　创伤后的发热是炎性介质作用于下丘脑体温中枢所致。若体温中枢直接受损，则可发生中枢性高热或体温过低。在创伤性休克时体温可表现过低；创伤后3～5天内可产生吸收热，一般体温在38.5℃以下；而合并感染时体温则会明显升高。

第二节　多发伤、复合伤

情景描述：

李先生在某工地上班，一日不慎从高处摔落，120急救护士现场发现该患者全身多发性损伤，同时存在窒息、脑血肿、尿道断裂、腹腔内脏脱出、股骨开放性骨折伴出血，目前血压低、脉细速。

请思考：

1. 针对该患者如何进行初级评估与重点评估？

2. 急救时首先要处理什么？此后依次的处理次序是什么？

一、多 发 伤

（一）概述

多发性创伤（multiple injuries）简称多发伤，是指在同一致伤因素作用下，人体同时或相继有2个以上的解剖部位或器官受到创伤，且其中至少有一处是可以危及生命的严重创伤，或并发创伤性休克者。多发伤需要与多处伤相区别，多处伤是指同一解剖部位或脏器发生2处或2处以上的创伤，如一个脏器有3处的裂伤，一个肢体有2处骨折。

多发伤可为钝性损害和锐器伤。其病因多种多样，平时多发伤以交通事故最常见，其次是高处坠落，还有挤压伤、刀伤、塌方等，发生率占全部创伤的1%～1.8%。战时多发伤的发生率为4.8%～18%，有时甚至高达70%。

（二）临床特点

多发伤不是各部位创伤的简单叠加，而是伤情彼此掩盖、有互相作用的症候群。其主要临床特点如下：

1. 伤情重且变化快，死亡率高　多发伤由于损伤范围广，涉及多部位、多脏器，每一部位的伤情重，创伤反应强烈持久，生理紊乱严重，甚至很快出现多器官功能不全或衰竭，因

此，创伤早期病死率高。受伤的器官越多，其死亡率越高，伴有颅脑伤的多发伤死亡率可达77.1%左右。

2. 休克出现早且发生率高　多发伤因损伤范围广，往往失血量大，休克出现早且发生率高（50%以上），且多为中、重度休克，并以低血容量性休克（失血性、创伤性）最常见，尤其是胸腹联合伤；严重心胸外伤时应注意有时与心源性休克同时存在。后期以感染性休克最多见。

3. 低氧血症发生率高　多发伤早期低氧血症发生率可高达90%，尤其是颅脑伤、胸部伤伴有休克或昏迷者，PaO_2 可降至 30～40mmHg。严重创伤可直接导致或继发急性肺损伤，甚至急性呼吸窘迫综合征（acute respiratory distress syndrome，ARDS）。低氧血症可加重组织器官损伤和多系统器官功能障碍。部分患者缺氧表现不明显，而仅有烦躁不安，容易漏诊，如此时给予强镇痛剂，患者很快会发生呼吸停止。

4. 感染发生率高且严重　开放性损伤、消化道破裂或呼吸道等闭合性损伤一般均有污染，如污染严重，处理不及时或不当，加上免疫抑制，极易发生局部感染和肺部感染，严重者迅速扩散为脓毒症等全身感染。广泛软组织损伤、创道较深且污染较重者，还应注意合并厌氧菌感染的可能性。近年来，创伤后感染致死者可占到后期死亡的3/4以上，这可能与各种侵入性导管等有关。

5. 应激反应严重　由于神经 - 内分泌反应，机体处于高代谢、高动力循环、高血糖、负氮平衡状态，内环境严重紊乱。

6. 容易发生漏诊和误诊　多发伤受伤部位多，如果未能按抢救常规进行伤情判断和分类很容易造成漏诊。多发伤患者常是闭合伤与开放伤同时存在，一些经验不足的救护人员易将注意力集中在开放性外伤或易于察觉的伤情上，而将隐蔽和深在的甚至更严重的创伤漏诊；多部位多系统创伤的患者，有些因耐受力很强或有意识障碍，或某些损伤的早期症状不明显而被忽视，从而发生漏诊或误诊。漏诊率可达12%～15%，漏诊最多的为骨关节损伤。

7. 多器官功能障碍发生率高　多发伤时各部位损伤严重，多伴有组织的严重损伤，存在大量的坏死组织，可造成机体严重而持续的炎症反应，加之休克、应激、免疫功能紊乱及全身因素的作用，极易引起急性肾衰竭、ARDS、心力衰竭甚至是多脏器功能衰竭等多种严重并发症。衰竭的脏器数目越多，死亡率越高。据统计，1个、2个、3个脏器衰竭病死率分别为25%、50%、75%，4个以上脏器衰竭几乎无一生存。

8. 伤情复杂，处理矛盾多，治疗困难　由于多发伤所累及的脏器或深部组织的严重程度不同，就存在处理的顺序问题。有时2个部位的创伤都很严重，均需要立即处理，就会出现确定救治顺序的困难；如处理不当，可能是应该优先处理的创伤却没有得到优先处理，从而造成病情加重甚至死亡。

9. 并发症发生率高　应激性溃疡、凝血功能障碍和脂肪栓塞综合征等并发症发生率也明显增高。

（三）病情评估与判断

对严重多发伤的早期病情评估与判断首先要注意伤员的神志、面色、呼吸、脉搏、血压、出血等，以判明有无如上呼吸道阻塞、张力性气胸、出血性休克、脑疝、心包填塞等致命伤。多发伤的病情按以下程序进行评估与判断。

1. 初级评估　初级评估是指快速有序地检查伤员，以确认是否存在致命性问题并加以处理，认定明确潜在的伤害，判定照料伤员的优先次序，并根据以上评估而实施恰当的救护程序，以降低死亡率及伤残率，改善预后。分首阶段和次阶段评估执行。包括复苏（如有需要）和快速有序地进行体格检查，确认有无可致命的危重情况，并及时实施干预的首阶段评

估；以及尝试找出全部伤情并采取相对应治疗与护理措施的次阶段评估。整个评估过程可用以下 ABCDEFGHI 口诀以助记忆。

(1) 首阶段评估：一般要求在 2 分钟内快速有序地完成检查，只限处理危及伤者生命的问题，除处理气道阻塞或进行心肺复苏外，不应因处理其他伤害而停止检查。必须注意：

1) A(airway)——气道：检查气道是否通畅，同时保护颈椎。①保护颈椎：检查前，必须注意保护颈椎，取平仰卧体位，也可允许患者采取舒适的体位；保持身体轴向稳定，并固定颈椎位置，严禁患者自行活动。如发现颈椎损伤即置颈托(如没有使用者)或检查已有的颈托是否妥帖，对疑有脊椎损伤者应立即予以制动，以免造成瘫痪。②保持伤者气道的通畅：首先测试伤员能否发声及观察有无气道不畅或阻塞，如口腔内有无舌头阻塞、呕吐物、血液、食物或脱落牙齿等，若有立即清除之；如伤员昏迷，用托下颌法或抬颌法打开气道；为防止舌后坠和便于吸引，可插入口咽或鼻咽通气管，必要时作气管插管或环甲膜切开。如已行气管插管，检查位置是否正确，如插管移位要马上重新插管，以维持气道通畅。

2) B(breathing)——呼吸：确保有效呼吸。①暴露伤者的胸部，观察有无自主呼吸、呼吸频率、有无发绀和鼻翼扇动，胸壁的完整性、胸廓运动是否对称、呼吸音强弱、有无静脉怒张、气管移位等。②有效的呼吸支持，纠正和改善呼吸功能障碍：若发现无效呼吸，马上用简易呼吸器控制呼吸并准备气管插管或气管切开，并予机械通气；若发现一侧呼吸音降低或消失、口唇青紫、气管移位，准备紧急穿刺减压和胸腔引流。特别是注意有无张力性或开放性气胸、连枷胸及血胸，如有即协助处理。

3) C(circulation)——循环：了解外出血情况，通过集中检查和观察大动脉搏动、血压、皮肤颜色、毛细血管再充盈时间来判断循环状态。①若监测结果正常，建立有效静脉通路，首选温暖的等渗溶液进行输液。②若已有休克，立即建立 2 条静脉通道(使用输血用的输液管)，输入等渗溶液，必要时输血或血浆代用品，维持一定的收缩压。注意要使用暖和的溶液及使用压力袋；无法建立静脉通道时，可采取骨内穿刺输液和给药。③若无脉搏，考虑心搏和呼吸骤停，即予心肺复苏术，并尽快查找病因，必要时协助开胸复苏；若复苏无效，应协助商讨何时停止抢救。若发现心脏压塞，协助进行心包穿刺。④若情况允许，应抽血作常规检查和配血。

4) D(disability)——能力丧失：主要评价伤者的神经系统情况，如意识水平、瞳孔大小和对光反应、有无偏瘫或截瘫等。①用 AVPU 法快速判断清醒程度，即 A(清醒)、V(对语言刺激有反应)、P(对疼痛刺激有反应)、U(全无反应)。②检查手指和脚趾有无感觉和活动。③评估瞳孔的大小、形状及对光反射。④用格拉斯哥昏迷评分表(Glasgow coma scale，GCS)以评价颅脑损伤。若伤员清醒程度欠佳或有肢体瘫痪，应考虑在次阶段检查中施行较详细的检查，并及早安排颅脑 CT 扫描 /MRI 检查等，并通知脑外科做好准备。严密监测病情和评分变化，评估并处理急性恶化，如有脑疝征兆，考虑实施控制性过度通气，降低颅内压。

5) E(exposure)——暴露：将伤者完全暴露，以便于全面体检，无遗漏地查清伤情，特别是主要伤情。暴露检查时注意小心安全松解或去除伤员衣物和鞋袜，但切记所有衣物将可作司法证据用途；并替伤员保温。

(2) 次阶段评估：首阶段评估及其重要的干预措施完成后，可开始次阶段评估。目的在于找出所有损伤和收集任何其他信息，作为复苏和救护的根据。

1) F(follow)——配合：①监测生命体征及其变化。②密切配合医生进行诊断性操作，如心电图、指尖测氧仪、呼出二氧化碳测量仪、抽血化验、配血、育龄妇女做妊娠试验等。必要时，可置尿管和胃管以预防呕吐。③允许家属陪同伤员。

2) G(give comfort)——关怀措施：无论伤员是否清醒，护士均应主动对伤员进行语言安慰，以减轻其痛苦和不安情绪。①恰当处理疼痛，应注意昏迷的伤员仍可能感到疼痛。

使用适宜的疼痛测量工具来评估疼痛程度。控制疼痛的技巧包括移除引致疼痛的物品、遵医嘱给药(用止痛药后要密切观察伤者状况)、安慰等。②照顾好伤员的情绪，避免加深痛楚。应时刻注意伤员的体征、面部表情、流泪情况。

3) H(history)——病史：对清醒患者或目击者追问主诉、受伤史、既往病史和过敏史等，注意与发病或创伤有关的细节。特别注意：①伤前情况：注意伤员是否饮酒，这对判断意识情况有重要意义。②受伤情况：首先应了解致伤原因，可明确创伤类型、性质和程度。如坠落伤不仅造成软组织伤，还可导致一处或多处骨折，甚至内脏损伤；刺伤虽伤口较小，但可伤及深部血管、神经或内脏器官等。还应了解受伤的时间、地点和体位。③有无既往疾病：如有高血压史者，应根据原有血压水平评估伤后的血压变化；若原有糖尿病、肝硬化、血液病等或长期使用激素类药物等，伤后较易并发感染或延迟愈合。④开放性损伤：对失血较多者，应询问大致的失血量、失血速度等情况。⑤伤后的处理情况：包括现场急救、所用药物及采取的措施等。

4) I(inspect)——检查：最后为伤员作详细而全面的体格检查，以防漏诊。根据实际情况，对患者的头、颈、胸、腹、骨盆、脊柱及四肢进行全身系统或有针对性重点检查伤病情。并要重点观察伤员的生命体征、受伤与病变的主要部位的情况。全身评估要点是首先观察整体情况如异常体位、身体僵直等，然后以视、触、叩、听诊仔细检查身体各部位。

值得注意的是如遇病情恶化，需重复按 ABCDEFGHI 进行创伤再评估，以查找原因并施以干预。每次检查和进行护理后，必须做好监护记录。

评估创伤患者前，需确保救护人员遵守并采取标准的预防措施，如穿防护衣，戴手套、眼镜、面罩等。

2. 重点评估　完成初级评估及相对应干预措施后，可基本掌握患者的伤情，但要明确决定是否需紧急手术或留观，并且在采取其他确定性治疗措施前，就要进行重点评估，更详细地检查已受伤的身体部位或系统，以决定后续的治疗方案及先后次序。在进行重点评估时，若病情和条件允许，应全面积极考虑使用各种各样的辅助检查或措施以达致较准确的诊断。根据具体情况，可选择动脉血气分析、血电解质、凝血功能、妊娠试验、血酒精和毒理等血液检查，可疑损伤部位的 X 线检查、超声、CT、MRI 及内镜检查等。各系统重点评估如下。

(1) 颅脑外伤：多发伤中颅脑损伤的发生率可达 2/3～3/4，休克发生率高达 26%～68%。多发伤时对颅脑损伤评估，最主要是检查意识水平、生命体征、瞳孔、肢体运动情况及头面部体征。①意识状态：它是反映颅脑损伤病情最客观的指标之一，多采用 Glasgow 昏迷评分法。意识状态的程度和持续时间常代表脑损伤的严重程度。脑水肿或颅内出血致颅内高压症，严重者引起 Cushing 三联征，为脑疝的前兆。②瞳孔变化是判断脑外伤后颅内压增高和脑疝形成的简单、迅速而可靠的指标之一。③头面部体征：注意头颅大小、外形，头面部有无外伤；如鼻腔或外耳道有血液或脑脊液流出，则提示有颅底骨折可能。④病情允许时，尽早做 CT、MRI 检查及时发现损伤。

(2) 颈部外伤：观察颈部外形与活动，有无损伤、活动性出血和血肿，触摸颈动脉的强弱和节律，注意有无颈动脉、颈椎损伤，有无颈项强直、项后部有无压痛，观察气管是否居中。

(3) 胸部外伤：发生率仅次于四肢和颅脑损伤，约占 50% 左右；因胸部损伤致死的患者约占创伤的 1/4，其中 2/3 在运送途中死亡。胸部外伤早期评估主要依靠体检、胸部 X 线、CT 检查和胸腔穿刺等。检查锁骨有无异常隆起或压痛、胸廓外形、有无伤口、出血或畸形，吸气时胸廓起伏是否对称。根据有无胸廓挤压痛判断有无肋骨骨折；连枷胸可根据胸壁的矛盾运动来诊断。胸腔穿刺是迅速、简单、可靠的诊断血气胸的方法。

(4) 腹部外伤：其发生率约占多发伤的 29.0%～63.9%。评估关键是确定有无腹内脏器

的损伤，决定是否需要剖腹探查，其次才是具体哪个脏器损伤，凡是有腹膜炎表现的一般均需剖腹探查。伴有颅脑损伤时评估更困难。腹腔实质脏器或大血管损伤能引起严重内出血及休克而腹膜炎较轻，可造成早期死亡；空腔脏器的损伤以严重腹膜炎为主；如果实质性和空腔脏器同时破裂，则内出血和腹膜炎表现同时存在。评估时应注意外力作用于腹壁位置，如有下位肋骨疼痛者应警惕肝脾破裂可能；注意腹痛和腹胀情况，腹膜炎的范围与程度；腹部开放性损伤应注意有无腹膜破损及腹内脏器外露等。腹腔穿刺是闭合性腹外伤最简单有效的诊断方法，必要时行腹腔灌洗。直肠指诊有助判断有无直肠损伤。腹部X线立位平片有助于判断有无空腔脏器破裂；CT、B超有助于实质脏器及大血管损伤等诊断。诊断仍有困难者可考虑行腹腔镜检查以明确诊断。

(5) 泌尿系统损伤：以男性尿道损伤最多见，肾、膀胱次之。大多是腹、腰部或骨盆严重创伤的合并伤，主要表现为出血、排尿困难和尿外渗。大出血可引起休克，血与尿渗入腹腔可引起腹膜炎症状。血尿是其重要诊断依据，约有80%出现不同程度的肉眼或镜下血尿，但血尿程度有时与泌尿系损伤的严重程度并非一致。因此，不能完全根据血尿多少来判断肾损伤的严重程度。血尿伴排尿困难时，导尿是简单而实用的诊断方法，如导尿管插入顺利，并导出血尿，可以考虑膀胱及以上部位的泌尿系有损伤；如导尿管插入困难，应考虑尿道损伤。对生命体征稳定者应早期作尿路造影、B超、CT或膀胱镜等检查以迅速判明伤情。

(6) 骨盆骨折：约占多发伤的40%～60%，常有强大暴力外伤史，主要表现为骨盆变形、骨盆分离试验及骨盆挤压征阳性，X线检查可确诊，CT扫描诊断更为明确。骨盆骨折常伴有严重合并症，后者常较骨折本身更为严重。应注意骨盆骨折本身易致失血性休克，伴有腹内脏器和膀胱、尿道、直肠损伤等时更易加重休克。

(7) 脊柱骨折与脊髓损伤：脊柱骨折常有严重外伤病史，如高空坠落、重物撞击腰背部等。评估关键是注意有无脊髓损伤；怀疑或确定有脊柱损伤时，嘱伤员不能随意改变体位，切不可盲目搬动患者，保持其身体中轴稳定，以免发生继发性脊髓损伤。①颈椎损伤后常表现为局部疼痛、颈部活动困难；胸腰椎损伤后，除局部疼痛外，主要表现为站立及翻身困难。②评估时要详细询问病史，包括受伤方式、受伤时姿势、伤后有无感觉及运动障碍。检查脊柱时暴露面应足够，必须用手指从上至下逐个按压棘突，如发现位于中线部位的局部肿胀和明显的局部压痛，提示脊柱已有损伤；胸腰段脊柱骨折常可摸到后凸畸形。③脊髓损伤是脊柱损伤最严重的并发症，表现为损伤以下脊髓平面感觉和运动障碍。颈段脊髓损伤后，出现四肢瘫痪和呼吸困难；胸腰段损伤出现下肢截瘫。如有神经损伤表现，应及时告诉家属并及时记录。④影像学检查（X线、CT和MRI）有助于确定损伤部位、类型和移位情况，首选X线摄片。

(8) 四肢损伤的评估：多发伤中最多见的合并伤，占60%～90%。大多数骨折一般只引起局部症状，股骨骨折和多发性骨折可导致休克等全身反应。

1) 局部表现：大多较明显，如伤肢剧痛、肿胀和功能障碍，有局部压痛、畸形、异常活动、骨擦感或骨擦音等，注意两侧对照检查；X线检查可明确诊断。骨折检查时首先要用夹板对伤肢作临时固定；开放性骨折伤口先用敷料包扎后再固定。

2) 血管损伤：对股骨髁上骨折、膝关节脱位、胫骨上段骨折及肱骨髁上骨折等患者检查时要注意有无血管损伤，要常规检查远端动脉搏动和缺血的体征。如远端动脉搏动减弱或消失，皮肤苍白、皮温降低时应行超声多普勒检查。

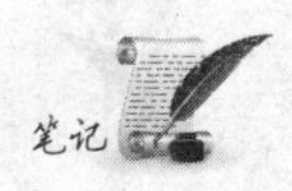

3) 周围神经损伤：如肱骨中下段骨折、腓骨颈骨折分别易致桡神经、腓总神经损伤。

4) 筋膜间隔综合征：即由骨、骨间膜、肌间隔和深筋膜形成的骨筋膜室内肌肉和神经因急性缺血而产生的一系列早期症候群，最多见于前臂掌侧和小腿。

5）脂肪栓塞综合征：骨髓被破坏，脂肪滴进入破裂的静脉窦内，可引起肺、脑脂肪栓塞而引起脂肪栓塞综合征，表现为呼吸功能不全、发绀和脑梗死症状。

3. 确立诊断　凡因同一伤因而致下列 2 条以上伤情者即定为多发伤：①颅脑损伤：颅骨骨折、伴有昏迷的颅内血肿、脑挫伤、颌面部骨折。②颈部损伤：颈部外伤伴有大血管损伤、血肿、颈椎损伤。③胸部损伤：多发性肋骨骨折，血气胸，肺挫伤，纵隔、心、大血管和气管损伤。④腹部损伤：腹内出血、内脏损伤、腹膜后大血肿。⑤泌尿生殖系统损伤：肾、膀胱破裂，尿道断裂，阴道、子宫破裂。⑥骨盆骨折伴有休克。⑦脊椎骨折伴有神经系统损伤。⑧上肢肩胛骨、长骨干骨折。⑨下肢长骨干骨折。⑩四肢广泛撕脱伤。

4. 持续评估　评价患者对所作治疗的反应和初步治疗后的病情变化，对此进行持续性评估。通过严密监测与病情相关的各项生化指标或体征、患者的情绪和心理状态，协助了解患者实时的动态，并采取或调整相对应的治疗与护理对策。如遇病情恶化，需重复进行创伤评估，找出原因和采取处理措施，并做详细记录。

（四）急救与护理

1. 急救原则和程序　多发伤病情一般都比较危重，其处理是否及时正确直接关系到伤员的生命安全和功能恢复。因此，必须十分重视创伤的处理，特别是早期急救和护理，其目的是挽救生命，应优先解除危及伤员生命的情况，使伤情得到初步控制，然后再进行后续处理。

多发伤抢救的基本程序：先按初级评估之首阶段评估 ABCDE 步骤进行伤情评估与判断，同时或然后按 VIPCO 程序进行抢救，再按次阶段 FGHI 步骤评估判断后，决定安全转运救护方案，到达急救中心之后，除重复 ABCDEFGHI 步骤评估外，主要是进行重点评估与判断，以决定急救室救护和后续确定性治疗。VIPCO 抢救程序如下。

1）V（ventilation）：保持呼吸道通畅、通气和充分给氧。

2）I（infusion）：迅速建立 2～3 条静脉通道，保证输液、输血通畅及抗休克治疗。

3）P（pulsation）：通过心电和血压监测，及早发现和处理心跳、呼吸骤停和休克。

4）C（control bleeding）：控制出血。对于体表的活动性出血，最有效而暂时的止血方法是敷料加压包扎；对大血管损伤经压迫止血后应迅速进行手术止血；一旦明确胸或腹腔内存在活动性出血，应尽早手术探查止血。

5）O（operation）：急诊手术治疗。手术处理是严重多发伤治疗中的决定性措施，而且手术控制出血是最有效的复苏措施。危重伤员是不允许做过多的检查，应抢在伤后的黄金时间（伤后 1 小时）内尽早进行手术治疗。

2. 急救护理措施　对多发伤伤员的抢救应遵循“先救命，后治伤”的原则，必须做到迅速、准确、有效。只有执行尽快准确的伤情评估与判断，迅速有效的现场救护，安全快速的转送与途中急救，正确的急诊室救治，做到抢救争分夺秒，复苏与手术合理安排，才能挽救更多危重伤者的生命。

（1）现场救护：原则是先抢救生命，后保护功能；先重后轻；先急后缓。一般来说，必须优先抢救或首先进行现场抢救的急症主要包括心跳、呼吸骤停，窒息、大出血、张力性气胸和休克等。

1）尽快脱离危险环境，放置合适体位：救护人员到达现场后，将伤员迅速安全地脱离危险环境，排除可能造成继发损伤的因素。如将伤员从倒塌的建筑物或战场中抢救出来，转移到通风、安全、避雨的地方进行急救。但搬运伤员时动作要轻、稳，切记勿将伤肢从重物下硬拉出来，避免再度损伤或继发性损伤。对疑有脊柱损伤者应立即予以制动，以免继发截瘫。在不影响急救前提下，应协助伤员，将其放置成舒适安全的体位如平卧位头偏向一侧或屈膝侧卧位，并注意保暖。

2）现场心肺复苏（cardiopulmonary resuscitation，CPR）：大出血、张力性气胸、呼吸道梗阻和严重脑外伤等严重创伤可以导致心跳、呼吸骤停，现场正确的CPR是挽救生命最关键的措施。心跳、呼吸骤停时，从现场开始行体外心脏按压及口对口人工呼吸；有条件时用呼吸面罩及手法加压给氧或气管插管接简易呼吸球囊支持呼吸；尽快转移至救护车上在心电监测下进行除颤，必要时开胸心脏按压，并兼顾脑复苏。

3）解除呼吸道梗阻：呼吸道梗阻是伤员死亡的主要原因，可在很短时间内使伤员窒息死亡，故抢救时必须果断地以最简单、最迅速有效的方式解除各种阻塞原因，予以通气并维持呼吸道的通畅，是急救过程中最基础、最主要的措施。

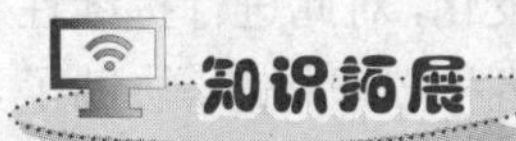

创伤气道的建立

在创伤救治中，创伤气道的建立归属于困难气道处理的范围。即使气道通畅者，仍须保护颈椎，并同时要确保干预措施不会阻碍患者的呼吸。若气道已出现局部或完全阻塞，应先采取下列措施：①将患者仰卧平放；②保护颈椎；③开放气道；④清除口中异物或呕吐物，但要尽量避免刺激到患者，导致呕吐。创伤气道的建立：①颌面部严重创伤需要立即行气管插管保护气道。②颈部和可疑颈椎损伤者通常可以采用托颌法或抬颌法、吸引及放置口鼻咽通气道等方法进行初期处理后，使用直接喉镜或纤维支气管镜引导经口插管，或经鼻盲插。③喉损伤者通常应选择声门下的气道开放技术。④疑有气管损伤者应在支气管镜直视下进行气管插管。

4）处理活动性出血：大出血可使伤员迅速陷入休克，甚至致死，所以必须及时有效地止血。控制明显的外出血是减少现场死亡的最重要措施之一，而出血处加压包扎法是其最有效的紧急止血法。

5）处理创伤性血气胸：对张力性气胸应尽快于伤侧锁骨中线第2肋间插入带有活瓣的穿刺针排气减压，能迅速改善危象；对开放性气胸要尽快用无菌敷料垫封闭开放伤口；对血气胸要行胸腔闭式引流；对胸壁软化伴有反常呼吸者应固定浮动胸壁等。在上述紧急处理过程中应同时进行抗休克综合性治疗。

6）保存好离断肢体：伤员断离的肢体应用无菌包或干净布包好，外套洁净塑料袋并扎紧袋口，周围置冰块低温（0～4℃）保存，以减慢组织的变性和防止细菌繁殖，冷藏时防止冰水浸入断离创面，切忌将断离肢体浸泡在任何液体中。断肢应随同伤员送往医院，以备再植手术。

7）伤口处理：主要进行伤口包扎，其目的是保护伤口、压迫止血、减少污染、骨折处固定并止痛。需要注意的是：①伤口内异物或血凝块不要随意去除。②创面中有外露的骨折断端、肌肉及内脏，严禁现场回纳入伤口；若系腹腔脏器脱出，应先用干净器皿保护后再包扎，勿将敷料直接包扎在脱出的脏器上面。③有骨折者应临时固定。④脑组织脱出时，应先在伤口周围加垫圈保护脑组织，不可加压包扎。

8）抗休克：尽快恢复有效循环血量也是成功抢救的关键措施。主要措施为迅速的临时止血、输液扩容和应用抗休克裤。

9）现场观察：其目的是了解伤因、暴力情况、受伤的具体时间、受伤时体位、神志、出血量以及已经采取的救治措施等，便于向接收人员提供伤情记录，以助诊疗。

（2）转运和途中的救护：对伤员进行认真检查和初步急救护理后，必须迅速转送到医院做进一步检查和尽早接受专科医生的治疗，对减少伤残率和降低死亡率至关重要。转运可根据伤情轻重缓急有计划地进行，危重伤员可望存活者首先转送。决定伤员转运的基本条件是要求确保患者不会在搬动及运送途中出现生命危险或使病情急剧恶化。

(3) 急诊室救护：经现场急救被送到急诊室后，应尽快对其伤情进行再次判断、分类，以便把需作紧急手术和心肺监护的伤员与一般伤员区分开来，然后采取针对性的措施进行正确救治。手术原则是应在抢救生命、保存脏器和肢体的前提下尽可能地保护功能。伤情分类常可简单地分为三类：①第一类：致命性创伤，如危及生命的大出血、窒息、开放性或张力性气胸。应经短时的紧急复苏后，即行手术抢救。②第二类：生命体征尚属平稳的伤员，如尚未危及生命的锐器伤、火器伤或胸腹部伤，可密切观察或复苏 1～2 小时后手术，应争取时间做好备血、必要的检查及术前准备。③第三类：潜在性创伤，性质尚未明确，是否需要手术要待严密观察和进一步检查明确诊断后决定。急救室救护包括常规救护措施、密切观察伤情变化和配合医生对各脏器损伤分别采取确定性治疗。其常规救护措施如下：

1) 呼吸支持：保持呼吸道通畅，视患者病情给予或维持气管插管、人工呼吸，确保足够有效的氧供。

2) 循环支持：主要是抗休克，已建立静脉通路者，继续保持输液通畅。如不通畅或补液速度不能满足需求，尽快用 16～18G 留置针迅速建立 2 条以上的静脉通道并留置导尿管观察每小时尿量。在静脉通道的选择上，一般创伤及腹腔以下部位的创伤应选择颈部和上肢静脉通路，而腹腔以上部位的创伤可选择下肢静脉通路，并尽量避开在受伤肢体的远端，以保证扩容速度和准确有效的使用急救药物。对穿刺困难者即行静脉切开置管。

3) 控制出血：可在原包扎的外面再用敷料加压包扎，并抬高出血肢体。对活动性较大的出血应迅速清创止血，对内脏大出血应立即手术处理。

4) 镇静止痛：在不影响病情观察的情况下选用药物镇静止痛，以免剧烈疼痛诱发或加重休克。

5) 防治感染：遵循无菌技术操作原则，按医嘱合理使用抗菌药物。开放性创伤需加用破伤风抗毒素。

6) 支持治疗：主要是维持体液平衡，维护重要脏器功能和营养支持。

7) 必要的心理危机干预有利于康复。

二、复合伤

复合伤(combined injury)是指 2 种以上的致伤因素同时或相继作用于人体所造成的损伤。可发生于战时或平时，如原子弹爆炸产生物理、化学、高温、放射等因子所引起的创伤。复合伤不同于联合伤，联合伤是指创伤造成膈肌破裂，既有胸部伤，又有腹部伤，又称胸腹联合伤。有时腹部伤有无累及胸部或胸部伤有无累及腹部诊断起来比较困难，往往把此两处伤称为联合伤；而从广义上讲联合伤亦称多发伤。复合伤基本特点是常以一伤为主，复合伤中主要致伤因素在疾病的发生、发展中起着主导作用；伤情可被掩盖；机体所发生的损伤效应不是单一损伤的简单相加而多有复合效应使整体伤情变得更为复杂。

(一) 分类与伤情特点

复合伤通常分为放射复合伤和非放射复合伤(烧伤复合伤、化学复合伤)两大类。

1. 放射复合伤(radiation combined injuries) 是指人体遭受放射损伤的同时或相继又受到一种或几种非放射性损伤(如创伤、烧伤、冲击伤等)。放射复合伤以放射损伤为主，多发生在核武器爆炸时。其伤情特点为：

(1) 伤情轻重主要取决于辐射剂量：受照射剂量越大，伤情越严重、死亡率越高、存活时间越短。

(2) 病程经过具有初期(休克期)、假愈期(假缓期)、极期和恢复期分期的明显放射病特征。

(3) 放射损伤与烧伤、冲击伤的复合效应：①整体损伤加重，表现为相互加重的复合效应，伤情恢复慢，死亡率高。②休克和感染出现早、程度重，发生率增加。③出血明显，胃肠道损伤和造血功能障碍明显且重。

(4) 创面伤口（包括骨折）愈合延迟，创面易并发感染，出血、组织坏死更严重，甚至发生创面溃烂。

2. 烧伤复合伤（burn-blast combined injuries） 是指人体在遭受热能（如热辐射、热蒸汽、火焰等）损伤的同时或相继遭受到其他创伤所致的复合损伤。战时、平时均常见，尤其是在各种意外爆炸（如瓦斯爆炸、火药爆炸或锅炉爆炸等）、电击和交通事故时，发生率较高，较常见的是烧伤合并冲击伤。其伤情特点为：

(1) 整体损伤加重：严重烧伤引起体表损伤，合并冲击伤时引起多种内脏损伤，两伤合并出现相互加重效应，使休克、感染发生率高、出现早、程度重，持续时间长。

(2) 心肺功能障碍明显：心脏损伤早期表现为心动过缓，以后为心动过速，并可出现心律失常，甚至心功能不全。如冲击波直接作用于胸腹部，有时很快出现肺水肿、出血和破裂，以及血气胸等，是现场死亡（伤后4小时内）的主要原因。

(3) 肝、肾功能损伤，严重者可发生肝、肾衰竭。

(4) 造血功能损伤：表现为骨髓抑制性反应，外周血三系均减少。

(5) 合并其他器官功能障碍：如复合听力损伤、肺冲击伤、颅脑损伤等。

3. 化学复合伤（chemistry combined injuries） 是指机体遭受暴力作用的同时，又合并化学毒剂中毒或伤口直接染毒者。多见于战时使用化学毒剂；非战时见于化学毒剂的意外泄漏或排放时，最多见的是农药、强酸强碱、工业有害气体和溶剂。其伤情特点为：

(1) 伤情取决于创伤的严重程度、化学毒剂的毒性和对靶器官的损害。

(2) 化学毒剂可经不同途径进入人体，引起人群中毒甚至死亡。毒剂经伤口进入机体，吸收会更快，中毒程度也明显加重，往往有复合效应。

(3) 毒剂种类不同，临床表现也各不相同。如神经性毒剂污染伤口后，不久伤口局部就会出现持续性肌颤，全身吸收中毒时则出现恶心、呕吐、流涎、胸闷、腹痛及惊厥，甚至昏迷等。

（二）救护措施

1. 全面、迅速、准确地确定复合伤的类型、程度，仔细观察伤者的伤情，立即移至安全地带，迅速建立静脉通路，快速、正确地采取各种抢救措施。

2. 首先检查可危及伤者生命的一些情况，优先处理危及生命重要器官的损害，如心搏骤停、窒息、大出血、休克、张力性气胸、内脏及颅脑损伤或影响肢体存活的重要血管损伤。

3. 保持呼吸道通畅 对因吸入性损伤而致呼吸困难、窒息者，立即插入口咽通气导管或气管切开，给予人工呼吸。

4. 密切监测伤者的呼吸、心律、心率的变化，严防心衰、肺水肿的发生。

5. 各种复合伤的特殊救护

(1) 放射复合伤：①迅速去除致伤因素：彻底清除粉尘和异物，保持呼吸道通畅；遮盖暴露的皮肤。②早期抗辐射处理：对伤员进行清洗消毒，清洗消毒的污水、污物用深坑掩埋，以防放射性污染扩散。胃肠道污染者可采取催吐、洗胃、缓泻等方法进行抗辐射处理。③创面、伤口的处理：首先去除患者体表的污染，包括衣服、体表和孔道的粉尘和剃光头发，如清水或漂白粉液清洗无破损的皮肤。有伤口者最好先进行放射性测定，去除毛发，用漂白粉液（禁用乙醇）或等渗盐水彻底清洗；然后进行清创，伤口通常延期缝合。手术时机：尽早在初期、假愈期进行，极期严禁手术，可延缓的手术应该在恢复期实施。

(2) 烧伤复合伤：①对症处理：烧伤合并开放性损伤易并发感染，应及早妥善处理创面，

以免再污染；早期应用抗生素和破伤风抗毒素预防各种感染。伴发的合并症采取相应急救措施。②积极防治肺损伤。

（3）化学性复合伤：①严密观察生命体征、意识、瞳孔及皮肤色泽的变化。②首先处理危及生命的创伤，再处理毒物中毒。明确毒物种类后立即应用有效拮抗剂实施对症处理。③清除毒物。

第三节 创伤心理反应与干预

创伤在损伤躯体生理同时，也引起心理应激并造成心理创伤，引起一系列心理行为改变，可以直接或间接影响伤员的生理、心理、社会康复及其生存质量。

一、创伤后常见的心理反应及心理问题

严重创伤患者突然遭受巨大的生理、心理打击，超过患者心理承受的极限或心理反应过于强烈，易发生一系列与应激有关的生理、心理、行为上的变化，主要是指意识清醒患者的心理反应。

1. 负性心理反应　严重创伤可导致患者普遍出现多种身心反应，且因个体人格特征、创伤严重程度、可利用资源等不同而表现各异。

（1）情绪反应：伤员普遍存在焦虑，一些伤员在醒来后首先感到的是恐惧，体验到死亡的患者常表现惊慌和恐惧；而后出现孤独和无助感，极易产生忧郁，甚至自杀。有些患者会产生激动、愤怒，甚至情绪失控或情绪休克。还有患者表现为自卑和自责、悲痛、失眠、噩梦等。

（2）认知反应：有些创伤患者经抢救，病情好转后可出现心理否认反应。一些伤者因机体伤残而产生失能评价，如出现拒绝治疗、攻击甚至自杀。并可有羞辱感、注意力难以集中、思维混乱、敏感猜疑、定向力和记忆障碍等表现。

（3）行为反应：创伤急性期易出现社会性退缩或隔离、过分依赖等消极行为，以及坐立不安、举止不协调、口味改变等。

2. 积极心理反应　有些创伤患者会出现积极地寻找支持并加强和他人联系的积极心理。

3. 病理性心理问题

（1）急性应激障碍（acute stress disorder，ASD）：是指因极其严重的心理或躯体应激因素而引起的短暂精神障碍。在受刺激后几分钟至几小时发病，主要表现为侵袭、警觉性增高、回避和易激惹等。如果处理不当，可有20%～50%的患者转为创伤后应激障碍。

（2）创伤后应激障碍（post-traumatic stress disorder，PTSD）：是指由异乎寻常的威胁或灾难性心理创伤，导致延迟出现和持续至少1个月的精神障碍。

二、创伤后心理危机干预

创伤后心理危机是指严重创伤患者因创伤刺激导致的自伤及自杀行为。护士应有心理危机干预意识，及时识别危机，协助心理医生干预危机，帮助患者渡过心理危机。心理危机干预原则有：快速性、就近性、预测性、简易性、有效性、实用性。危机干预可遵循六步法：①明确问题，从患者角度确定心理危机，明确引发危机的焦点问题和诱因。②确保患者安全，尽可能将生理心理危险程度降到最低，作为干预的首要目标，并明确其解决方法。③给予支持，强调与患者的沟通，使其建立信心，接受外来帮助。④提出并验证可变通的应对方式。⑤制订患者可理解和执行的计划，以克服其情绪失衡状态。⑥获得患者诚心的承诺，以便于实施危机干预方案。

严重创伤后心理反应可分为危重期、急性期和康复期，各期的心理反应具有一定的共性和患者个体差异，故干预也要遵循个体化原则。当评估发现存在急性应激障碍及创伤后应激障碍时，应寻求心理或精神科医生的诊治。对创伤后应激障碍患者可应用暴露疗法、认知疗法和小组疗法等特殊的心理治疗方法。

（廖　毅）

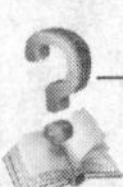

思考题

1. 如何进行创伤严重度评分？目前常用的有哪些创伤严重度评分方法？

2. 假如你是救护人员，将如何进行多发伤的评估与现场救护？

3. 男性，38岁。因车祸致头面部、胸腹多处受伤。神志清，BP 70/46mmHg，R 38次/分；下颌畸形伴伤口流血，呼吸费力，可见三凹征，面色青紫。颈部压痛明显，右侧胸壁可见反常呼吸运动，右肺呼吸音听不到。心率130次/分，节律齐。腹稍膨隆，腹部肌紧张、压痛明显，移动性浊音阳性。脉搏细速，四肢感觉和活动正常。请思考：

（1）医护人员到达现场后，如何对患者进行伤情评估？

（2）如何现场解除呼吸困难？

（3）完成现场急救后，该如何进行下一步的救护措施？

4. 有一个高处摔落的多发性损伤患者，现场发现该患者同时存在着窒息、腹腔内脏脱出、股骨开放性骨折，患者血压低、脉细速。请思考：

（1）到达急诊科后，需要如何对伤情进行重点评估？

（2）根据伤情判断标准，该患者属于哪一类伤情？

（3）对于该患者的救治顺序是什么？

（4）作为护士，你将如何配合医生进行救护？

第八章 多器官功能障碍综合征

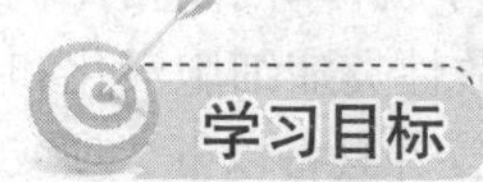

1. 掌握多器官功能障碍综合征的概念、特征、救治与护理。
2. 熟悉多器官功能障碍综合征的病因、病情评估与判断，全身性炎症反应综合征、脓毒症、严重脓毒症和脓毒性休克的概念。
3. 了解多器官功能障碍综合征的发病机制。
4. 具有尊重患者、有效沟通的能力。

情景描述：

赵先生，48岁，因雷管爆炸受伤伴昏迷、气急、四肢湿冷3小时入院。

拟诊为：

(1) 烧伤复合伤，休克：①皮肤烧伤深Ⅱ度31%、Ⅲ度12%；②颅骨骨折、脑挫伤；③肺挫伤、左血气胸；④空肠破裂、腹膜炎；⑤左胫腓骨粉碎性骨折伴胫动静脉损伤。

(2) 肝硬化。

入院后即行气管插管呼吸机辅助呼吸，行左胸闭式引流、空肠部分切除、腹腔冲洗引流、左膝下截肢术。术后ICU监护治疗，术后6天继发左下肢气性坏疽行股骨中段截肢，经抢救后出现MODS（脑、肺、肝、肾等衰竭）和内环境紊乱。术后第8天出现深昏迷，血压测不到，心率170次/分，PaO_2 41mmHg，已处濒死，予甲泼尼龙（首次1000mg冲击），抗休克、抗感染、血液滤过等加强治疗，病情好转，经综合救治转危为安。

请思考：

1. 该患者MODS的致病因素有哪些？
2. 作为责任护士该如何进行救护？

第一节 概 述

多器官功能障碍综合征（multiple organ dysfunction syndrome，MODS）是指机体遭受各种感染或非感染因素（如严重创伤、休克、感染、烧伤、急性胰腺炎和药物中毒等）、急性损伤因素，24小时之后同时或序贯发生2个或2个以上与原发病损有或无直接关系的器官或者系统的可逆性功能障碍，并达到各自器官功能障碍诊断标准的临床综合征。随着现代医学的发展，危重患者、老年患者、肿瘤患者的存活时间得以延长，这类患者多伴有器官储备代偿功能及免疫功能低下，在多种复杂的致病因素作用下，患者在受到严重打击后又得到强

有力的治疗支持，使患者在早期暂时得以维持生命，这却导致了 MODS 的发生率不断增加。MODS 病情危重而凶险，进展快，预后差，其病死率高，目前对现代医学仍然是个棘手的难题。据最新的文献报道，MODS 发生时各器官功能衰竭的发生率从高到低依次为肺（可达 72% 左右）、肝、胃肠道、肾和凝血系统。

一、MODS 相关概念及分类

（一）MODS 相关概念及与 MODS 的关系

1. 全身性炎症反应综合征（SIRS）　SIRS 是指任何致病因素作用于机体所引起的，机体失控的自我持续放大和自我破坏的全身性炎症反应。它表现为播散性炎症细胞活化和炎症介质泛滥到循环并在远隔部位产生持续性瀑布样全身性炎症反应，并具备以下 2 项或 2 项以上体征：①体温 >38℃或 <36℃；②心率 >90 次 / 分；③呼吸频率 >20 次 / 分或 $PaCO_2$ < 32mmHg（4.27kPa）；④外周血白细胞计数 >12×10^9/L 或 <4×10^9/L，或幼稚杆状白细胞 >10%；⑤全身高代谢状态。

SIRS 是感染或非感染因素导致过度或失控炎症反应的共同特征，是导致 MODS 的共同途径，而 MODS 是 SIRS 进行性加重的最终后果。

2. 脓毒症、严重脓毒症和脓毒性休克

（1）脓毒症（sepsis）：是指由感染引起的全身性炎症反应，符合两项或两项以上 SIRS 的体征并证实有细菌存在或有高度可疑感染灶，其病死率可达 30%～50%。

（2）严重脓毒症（severe sepsis）：是指脓毒症伴有单一器官功能障碍、组织灌注不良（包括乳酸性酸中毒、少尿或急性意识状态改变）或低血压。

（3）脓毒性休克（septic shock）：是指严重脓毒症患者在给予足量液体复苏后仍无法纠正的持续性低血压，常伴有低灌注状态或器官功能障碍。它是严重脓毒症的一种特殊类型，以体循环阻力下降、肺循环阻力增加、心排血量正常或增加、组织有效血流灌注减少为主要特点。此低血压是指收缩压 <90mmHg 或在没有明确造成低血压的因素存在（如心源性或失血性休克）的情况下，血压下降幅度超过 40mmHg。

脓毒症、严重脓毒症及脓毒性休克反映了机体内一系列序贯病理生理改变和病情严重程度变化的动态过程，其本质是 SIRS 不断加剧、持续恶化的结果，最后发展为 MODS。由上可见，MODS 实际上就是全身炎症反应失控引起的多器官功能障碍。

（二）分类

MODS 可根据其器官功能障碍发生的主要病因和 SIRS 在器官功能损伤中的地位，分为：

1. 原发性 MODS　是指某种明确的损伤直接引起器官功能障碍，即器官功能障碍由损伤本身引起，一般发生在损伤早期，往往与广泛的组织损伤、缺血、缺氧、缺血 - 再灌注综合征有关。

2. 继发性 MODS　是异常的炎症反应继发性造成远隔器官的功能障碍，并非是损伤的直接后果，而与 SIRS 的发生发展引起的自身性破坏关系密切。继发性 MODS 与原发损伤之间存在一定的间歇期，SIRS—全身性感染—MODS 就构成一个连续体。

二、病　因

（一）感染因素

感染为 MODS 的主要病因，占 70%。包括肺部感染、腹腔内脓肿、重症急性胰腺炎、肠源性感染或创面感染等严重感染均可引起 SIRS 和脓毒血症，进而导致 MODS 的发生。

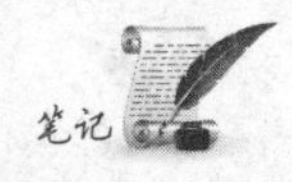

（二）非感染因素

严重多发伤、大面积烧伤、病理产科或大手术、手术大量失血合并休克、心肺复苏后、急性中毒等均可因有效循环血量不足而影响各器官的灌注，导致组织细胞缺血缺氧、代谢产物蓄积而损害各器官的功能，逐渐进展而发生MODS。某些诊疗失误如抗休克时应用大剂量去甲肾上腺素等血管收缩药，造成组织灌注不良和缺血缺氧；危重患者使用高浓度氧持续吸入使肺泡表面活性物质破坏，肺血管内皮细胞损伤；应用血液透析和床旁超滤吸附时造成不均衡综合征，引起血小板减少和出血；手术后输液过多引起心肺负荷过大，凝血因子消耗等均可引起MODS。

三、发病机制

MODS的发病机制非常复杂，涉及神经、体液、免疫、内分泌等多个系统，其根本发病机制目前尚未完全明了。一般认为，其病理本质是机体在损伤打击下发生的一种过度性全身反应，为感染后机体产生失控的过度炎症反应，造成广泛组织损伤，进而诱发多器官功能衰竭。多种介质参与全部病理过程是本病发病的关键。全身性炎症反应失控是MODS发生的基础，而器官血流量减少和再灌注损伤、肠道细菌移位和细胞代谢障碍等多种因素的作用最终导致了MODS的发生。

1. 全身炎症反应失控（炎性失控假说）

（1）全身炎症反应启动：SIRS时机体在有关病因作用下，单核-巨噬细胞系统被激活，释放TNF、白介素（IL-1、6、8）、血小板活化因子（PAF）、花生四烯酸、磷脂酶A_2、β-内啡肽和血管通透性因子等促炎介质进入血液循环，损伤血管内皮细胞，导致血管壁通透性增高、血栓形成和远隔器官的损伤。而促炎介质又可促使内皮细胞和白细胞激活，产生TNF-α、IL和PAF等细胞因子，加重器官损伤。中性粒细胞激活后可黏附于血管壁，并释放氧自由基、溶酶体酶、血栓素和白三烯等血管活性物质，进一步损伤血管壁，使血管通透性增加，凝血与纤溶，心肌抑制，血管张力失控，形成恶性循环，导致炎症反应失控性放大，引起全身内环境紊乱即SIRS，这些常常是MODS的前期表现，进而造成组织器官的严重损伤。

（2）全身炎症反应的失控：炎症反应在保护机体的同时，也对机体造成损伤。当促炎反应占优势时，表现为免疫亢进或SIRS，机体对外来打击的反应过于强烈而损伤自身细胞，导致MODS。当抗炎反应占优势时，表现为免疫麻痹或代偿性抗炎反应综合征（compensatory anti-inflammatory response syndrome，CARS），机体对外来刺激的反应低下，增加对感染的易感性，从而加剧脓毒症和MODS。SIRS和CARS均反映了机体炎症反应的失控状态，是诱发MODS的根本原因。

2. 细菌和内毒素移位（胃肠道）假说　肠道可能是脓毒症和MODS发生的始动器官，是不明原因感染的策源地。严重创伤、休克、感染等应激状态时，胃肠黏膜供血不足，短时间内即可造成血供较差的肠上皮细胞损伤；加上禁食、营养不良、制酸药和广谱抗生素应用更易造成黏膜屏障功能破坏，使肠道内细菌和内毒素侵入体内而形成肠源性内毒素血症，肠源性内毒素经上调的LBP/CD14系统介导机体的全身性炎症反应，即内毒素增敏效应，导致MODS；而内毒素可损害机体免疫功能、增加肠黏膜通透性和促进细菌移位，故而进一步加重肠屏障功能的损害，导致肠源性感染的恶性发展。

3. 组织缺血-再灌注损伤假说　当严重创伤、心脏骤停复苏后、休克或感染时引起器官缺血、缺氧和细胞受损，出现细胞功能障碍。当血流动力学改善时，血液对器官产生“再灌注缺血”，引起细胞线粒体内呼吸链受损造成氧自由基泄漏，中性粒细胞激活后发生呼吸爆发，产生大量氧自由基（O_2^-）；“再灌注”时同时生成大量氧自由基和毒性氧代谢物。氧自由基使细胞膜或细胞内膜脂质过氧化而引起细胞损伤，导致器官功能损害。

4.“二次打击”或双相预激假说　Deitch等提出“二次打击”假说，认为严重创伤、休克等致伤因素视为第一次打击，此时突出特点是炎性细胞被激活处于一种“激发状态”。若再

次感染、脓毒症等构成第二次打击，即使强度不大，亦可激发炎性细胞释放超量释放炎性介质和细胞因子。炎症介质作用于靶细胞后还可以导致“二级”、“三级”甚至更多级别新的介质产生，形成“瀑布样反应”，出现组织细胞损伤和器官功能障碍。首次打击造成的器官损害是SIRS的刺激因素，并为二次打击造成全身炎症反应失控和器官功能障碍起到了预激作用。

5. 基因调控诱导假说　缺血-再灌注和SIRS能促进应激基因的表达，可通过热休克反应、氧化应激反应、紫外线反应等可促进创伤、休克等应激反应，细胞功能受损导致MODS发生。遗传和基因表达的异常是导致部分患者发生SIRS和MODS的重要原因，但这有待进一步研究。

还有血管内皮细胞、中性粒细胞及基因多态性在引起细胞损伤和炎症反应，继而导致MODS的过程中也起一定作用。

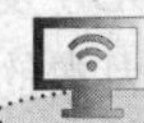

知识拓展

MODS的病理生理特点

1. 高动力循环状态　几乎所有病例至少在病程的早、中期会表现出“高排低阻”，心排出量可达10L/min以上，外周阻力可降低。

2. 全身高代谢状态　MODS患者常处于持续性的高代谢状态，其代谢率往往较为正常的1.5倍以上；耗能途径出现异常，机体通过大量分解蛋白质获取能量，脂肪利用可能是早期增加，后期下降；补充外源营养并不能有效地阻止自身消耗，对外源性营养底物反应差。

3. 组织细胞缺氧　表现为“氧供依赖”和高乳酸性酸中毒。

第二节　病情评估

一、病史评估

1. 有无引起MODS的病因　即评估患者有无感染（尤其是腹膜炎、肺和严重的伤口感染、吻合口漏等）、创伤、大手术、休克等引起MODS的病史。

2. 是否存在易感MODS的高危因素　即评估是否有高龄（年龄>55岁）、复苏不充分或延迟复苏、慢性疾病（如血管闭塞性疾病、肝损害、慢性肺部疾病、慢性肾病、心脏病等）、营养不良、各种原因的免疫抑制（如器官移植、化疗、恶病质）、大量输血、持续存在感染或炎症病灶、手术意外事故、肠道缺血性损伤、危重病评分>25分、高血钠和高乳酸血症等MODS易感的高危因素。

二、临床表现

MODS的临床表现很复杂，而且因基础疾病、感染部位、器官代偿能力、治疗措施等不同而使MODS的临床表现各异，个体差异很大，但在很大程度上取决于器官受累的范围及损伤是由一次打击还是多次打击所致。

MODS的起病通常与感染、休克有关，平均发病时间为3～7日。在机体受损的最初72小时，常首先发生呼吸衰竭，接下来可能会依次发生肝功能衰竭（5～7天）、胃肠道出血（10～15天）和肾衰竭（11～17天）等。但不同病因引起的MODS的功能障碍器官或系统出现的顺序也不一致。如颅脑损伤所致MODS的首发器官是肺（ARDS）和胃肠道系统（应激

性溃疡和消化道出血）；羊水栓塞引起损伤的首发器官是血液（DIC）和肺（ARDS）；创伤后MODS的器官衰竭顺序为：早期休克→循环不稳定→ARDS、DIC→循环或胃肠功能衰竭→肝→肾。而急性肾衰竭（ARF）常是MODS最后衰竭的器官，如果在没有慢性肾功能不全基础上发病，出现ARF症状，则往往意味着病情已进入晚期。

（一）MODS的临床特征

MODS具有以下特征性表现（与其他器官衰竭的区别之处）：

（1）发病前器官功能基本正常（器官功能受损但乃处于相对稳定的生理状态）。应注意：①原有慢性脏器功能不全，在外伤、感染后发生脏器功能衰竭，累及2个或2个以上的系统或器官的情况，也是MODS。②原发病早期急性损伤过程中的循环衰竭，如病情发展而再次出现循环衰竭或严重的心律失常及心功能不全，则应诊断为MODS的循环衰竭。③多发伤所造成的数个器官的功能衰竭，尽管某些指标已经达到MODS诊断标准，但不属于MODS。

（2）衰竭的器官往往不是原发致病因素直接损伤的器官，而是远隔原发伤部位的器官，不能将慢性疾病器官退化失代偿时归属于MODS。

（3）从初次打击到发生MODS有一定间隔时间，通常是24小时以上，多者为数日。

（4）器官功能障碍是多发的、进行性的，是一个动态过程，常呈序贯性器官受累特点，最先受累的器官常为肺和消化器官。

（5）病理变化缺乏特异性，以细胞组织水肿、炎症细胞浸润和微血栓形成为主。在MODS死亡患者中，30%以上尸检无病理改变，而且器官病理损伤和功能障碍程度不相一致。

（6）病情发展迅速，一般抗感染、器官功能支持或对症治疗效果差，死亡率高达40%～80%。1～5个器官功能障碍死亡率分别为30%、50%～60%、72%～100%、85%～100%和100%。但死亡率并不完全取决于器官衰竭的数量，还与原发病及感染控制的程度、损伤的严重度、持续时间的长短，患者基础器官的功能状况、全身免疫-炎症反应的程度和持续时间以及ICU救护技术等相关。

（7）器官功能障碍和病理损害是可逆的，一旦发病机制阻断，及时救治，器官功能可望恢复。治愈后器官功能可望恢复到病前状态，不遗留并发症，且不复发。

（8）感染、创伤、休克、急性脑功能障碍（心搏呼吸骤停复苏后、急性大面积脑出血）等是其主要病因。致病因素不是导致器官损伤的直接原因，而是经过体内某个过程介导，逐渐发展而来。感染使机体产生过度炎症反应并失控，是造成广泛组织损伤、多器官功能衰竭和患者死亡的重要原因；感染贯穿于整个MODS过程中，是导致MODS病理过程中发生序贯性器官衰竭的内在动力，因此，治疗MODS时，如不能有效控制感染，其他的支持治疗均将无效。

（二）各器官或系统功能障碍表现

1．肺和呼吸系统　肺是MODS发生率最高（占83%～100%）和最早受到损害的器官。轻者出现急性肺损伤，重者发生急性呼吸窘迫综合征。常出现肺顺应性显著下降，肺通气和弥散功能障碍以及通气/换气比例失调等。主要表现为进行性低氧血症和呼吸困难或呼吸窘迫，动脉血PaO_2<6.65kPa（50mmHg），胸片可见肺泡实性改变。

2．心血管功能　心源性休克或休克中、晚期等原发性和继发性因素均可导致心肌细胞损害和心功能障碍，大多在休克晚期才趋明显。因此，早期采取有效防治措施可逆转对心脏的损害。主要表现为循环需求量增高、心率加快、水肿、休克、心肌酶（CPK、GOP、LDH）升高，甚至室性心律失常、房室传导阻滞、心室颤动、心跳停止等。

3．肾功能　主要表现为肾功能不全（占40%～55%）。各种原因引起机体有效循环血量减少时，肾血流量下降，可使肾小球滤过率明显降低；肾脏的缺血缺氧使肾血管内皮细胞肿

胀和小血管内微血栓形成，导致管腔狭窄或阻塞而加重肾缺血，最终引起肾小管阻塞及原尿反漏。临床表现为少尿（<20ml/h，持续 6 小时以上）或无尿、对利尿剂冲击后无效、氮质血症、高钾血症或酸中毒等。

4. 肝功能　休克时肠屏障功能削弱和肝功能严重受损，内毒素进入血液后引起肠源性内毒素血症、酸中毒和 DIC，这些因素又可加重休克而造成恶性循环，最终导致肝功能不全（占 95%）或肝功能衰竭（较少见，发生率 <10%）。临床表现为黄疸、转氨酶和胆红素升高、肝性脑病和凝血障碍等。血清谷丙转氨酶 > 正常值 2 倍以上、血清胆红素 >17.1μmol/L 可视为早期肝功能障碍。

5. 胃肠道功能　休克、严重感染和创伤等引起机体有效血容量减少而使胃肠道缺血缺氧，削弱了胃肠道的黏膜屏障功能，而酸中毒、DIC 等可进一步加重胃肠功能紊乱而致应激性溃疡。临床上有腹痛、腹胀、消化不良、肠鸣音减弱甚至肠鸣音消失、麻痹性肠梗阻及呕血、黑便等表现。

6. 脑功能　主要表现为精神恍惚、嗜睡、谵妄甚至昏迷。①轻度：兴奋或嗜睡表现，唤之能睁眼、交谈、能听从指令，但定向障碍。②中度：对疼痛刺激能睁眼、有屈曲或伸展反应，但不能交谈、语无伦次。③重度：对语言和疼痛刺激均无反应，Glasgow 昏迷评分≤6（24 小时内未用镇静剂）。

7. 其他系统功能障碍　①血液系统表现为血小板减少、凝血功能障碍、白细胞增加或减少、微循环障碍、甚至明显的全身出血表现（DIC）。②免疫系统表现为免疫麻痹及炎症与抗炎失衡。③内分泌系统出现高分解代谢、胰岛素抵抗、脂肪代谢障碍和相对性肾上腺皮质功能不全等，表现为血糖升高或降低（血糖 <2.5mmol/L 或 >7.5mmol/L）增高，以及酸中毒或碱中毒。血 Na^+ <125mmol/L 或 >155mmol/L；pH<7.10 或 >7.55。

（三）临床分期

MODS 病程一般约为 14～21 日，往往经历休克、复苏、高分解代谢状态和器官功能衰竭四期。每期都有其典型的临床特点（表 8-1），且发展速度极快，患者可能死于 MODS 的任何一个阶段。

表 8-1　MODS 的临床分期和特点

	第 1 期	第 2 期	第 3 期	第 4 期
一般情况	正常或轻度烦躁	急性病容，烦躁	一般情况差	濒死感
循环系统	容量需要增加	高动力状态，容量依赖	休克，心输出量下降，水肿	血管活性药物维持血压，水肿，SvO_2 下降
呼吸系统	轻度呼吸性碱中毒	呼吸急促，呼吸性碱中毒，低氧血症	严重低氧血症，ARDS	呼吸性酸中毒，高碳酸血症，气压伤
肾脏	少尿，利尿剂反应差	肌酐清除率下降，轻度氮质血症	氮质血症，有血液透析指征	少尿，血透时循环不稳定
胃肠道	胃肠胀气	不能耐受食物	肠梗阻，应激性溃疡	腹泻，缺血性肠炎
肝脏	正常或轻度胆汁淤积	高胆红素血症，PT 延长	临床黄疸	转氨酶升高，严重黄疸
代谢	高血糖，胰岛素需要量增加	高分解代谢	代谢性酸中毒，高血糖	骨骼肌萎缩，乳酸性酸中毒
中枢神经系统	意识模糊	嗜睡	轻中度昏迷	深度昏迷
血液系统	正常或轻度异常	血小板降低，白细胞增多或减少	凝血功能异常	不能纠正的凝血障碍

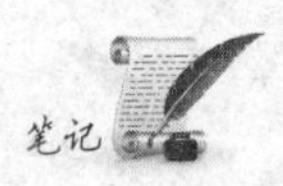

（四）器官/系统功能障碍诊断与评分标准

1. 器官/系统功能障碍诊断　完整的 MODS 诊断依据应包括：①有创伤、感染、大手术、休克、复苏延迟等诱发 MODS 的病史；②存在 SIRS 和（或）CARS 的临床表现；③存在 2 个或 2 个以上系统或器官功能障碍。

随着人们对 MODS 认识的不断深入，其诊断方法和标准也在不断发生变化，目前有多种评分标准可用于协助 MODS 的诊断，但都不能很好地反映 MODS 连续发展的过程，故而目前尚无得到国内外一致认可的通用评分标准。国内器官/系统功能障碍多采用参照 Fry 诊断标准的综合修订标准（表 8-2）。

表 8-2　MODS 的诊断标准

器官或系统	诊断标准
循环系统	收缩压 < 90mmHg，持续 1 小时以上，或循环需要药物支持维持稳定
呼吸系统	急性起病，$PaO_2/FiO_2 \leq 200$（已用或未用 PEEP），X 线胸片见双肺浸润，PCWP ≤ 18mmHg，或无左房压升高的证据
肾脏	血 Cr > 177μmol/L 伴有少尿或多尿，或需要血液透析
肝脏	血清总胆红素 > 34.2μmol/L，血清转氨酶在正常值上限的 2 倍以上或有肝性脑病
胃肠道	上消化道出血，24 小时出血量 > 400ml，或不能耐受食物，或消化道坏死或穿孔
血液系统	血小板计数 < 50×10^9/L 或减少 25%，或出现 DIC
代谢	不能为机体提供所需能量，糖耐量降低，需用胰岛素；或出现骨骼肌萎缩、无力
中枢神经系统	GCS 评分 < 7 分

2. 器官/系统功能障碍评分标准　MODS 在临床上是一个动态变化的过程，其早期诊断和早期干预有赖于器官功能的动态评价。1995 年 Marshall 推荐 MODS 评分系统（表 8-3），用于 MODS 严重程度及动态变化的客观评估，并得到广泛应用。该评分标准以 6 个器官系统的客观生化指标衡量，每个系统得分有 0～4 五个级别。0 分：功能基本正常，ICU 死亡率 < 5%；4 分：功能显著损害，ICU 死亡率 ≥ 50%。MODS 总分为各器官/系统最高分的总和，最高分为 24 分，它与 ICU 死亡率呈显著正相关。一般 24 小时评分 1 次，以动态观察病情进展情况，对 MODS 临床预后的判断有指导作用，但该标准未包括胃肠功能障碍评分。MODS 的评分标准还有庐山标准、急性生理学及慢性健康状况评分Ⅱ（APACHEⅡ）、序贯器官衰竭估计（Sequential Organ Failure Assessment，SOFA）和兰州标准等。国内指标较全面而且常用的是 1995 年中国中西医结合急救医学会庐山会议通过的我国 MODS 病情诊断标准及严重程度评分标准即庐山标准（1995），将器官/系统数增加至外周循环、心脏、肺、肾、肝、胃肠道、凝血功能、脑和代谢 9 个，受累器官/系统严重程度按评分计算功能受损期、衰竭早期和衰竭期分别定为 1 分、2 分和 3 分。

表 8-3　MODS 评分标准（Marshall 标准）

器官或系统评分	0	1	2	3	4
肺（PaO_2/FiO_2）	> 300	226～300	151～225	76～150	≤75
肾（Cr，μmol/L）	≤100	101～200	201～350	351～500	> 500
肝（血清胆红素，μmol/L）	≤20	21～60	61～120	121～240	> 240
心（PAR，mmHg）	≤10	10.1～15	15.1～20	20.1～30	> 30
血（血小板，$\times 10^9$/L）	> 120	81～120	51～80	21～50	≤20
脑（GCS 评分）	15	13～14	10～12	7～9	≤6

注：PAR：压力校正心率 = 心率 × 右房压（或 CVP）/平均动脉压；GCS：如使用镇静剂或肌松剂，除非存在内在的神经障碍证据，否则应作正常计分

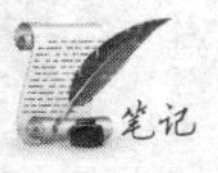

三、心理 - 社会状况

MODS 患者普遍存在紧张与恐惧、焦虑、孤独与抑郁、无力感与绝望感、期待与依赖等心理障碍，担心是否能好转，重者可萌发轻生念头，甚至拒绝治疗，因而需要及时评估其心理 - 社会状况。

第三节　救治与护理

一、救 治 原 则

MODS 的治疗基础是去除病因和控制感染。其救治原则包括控制原发病、抗休克、改善微循环、维持内环境稳定、合理应用抗生素、增强免疫和炎症反应调节治疗、营养支持等，并以纠正器官功能障碍造成的生理紊乱和防止器官进一步损害的“支持治疗”为主。治疗中需注意，不能简单地将各个单一器官的治疗原则相加，而需特别关注各个功能障碍器官之间的相互影响，以全局和整体观处理各器官的功能不全，妥善处理好治疗中的各种矛盾，尽量避免和减少医源性并发症或加重各器官功能的进一步衰竭。

1. 治疗原发病　积极控制原发疾病、避免和清除诱发因素是防治 MODS 的关键。应及时有效处理感染、创伤和休克等原发病，减少和阻断炎症介质、毒素的产生与释放，防治休克加重和缺血再灌注损伤。

2. 控制感染　积极寻找感染源，及时、充分地进行引流、清创或手术移除感染源；合理应用高效、广谱抗生素，在开始进行经验性初始治疗同时，早期进行细菌学调查和血培养，迅速确定感染部位和病原微生物，立即尽早转为目标治疗，采用降阶梯治疗策略，并注意防治菌群失调和真菌感染；加强人工管道的处理。

3. 全面有效地进行器官功能的支持和维护　全力救治已衰竭的器官，严密监测其他器官的功能，防止继续出现器官功能的衰竭。

（1）呼吸功能支持：包括：①保持气道通畅：应用祛痰药，建立人工气道，防治肺部感染。②早期进行呼吸通气支持：进行合理氧疗，必要时行机械通气支持。PEEP 是较理想模式，但需注意对心血管系统的影响，压力宜渐升缓降，一般不宜超过 $15cmH_2O$（$1cmH_2O=98Pa$），用最小可防止肺泡塌陷的 PEEP。如可能，维持半卧位，床头抬高 45°，以减少呼吸机相关肺炎的发生。③其他：一氧化氮吸入、肺表面活性物质替代疗法、高频振荡等。

（2）循环支持与稳定：采用早期目标指导性治疗，可减少 MODS 的发生率和死亡率。①保证充足的氧输送：如在诊断休克的最初 6 小时内迅速开展并达到液体复苏的目标，即 CVP 维持在 8～12mmHg，平均动脉压≥65mmHg，尿量≥0.5ml/（kg·h），中心静脉或混合静脉血氧饱和度≥70%，以维持有效血容量；应用机械通气维持 $SaO_2>90\%$，以增加动脉血氧合；增加血红蛋白浓度（≥90g/L）和血细胞比容（>30%）。②必要时配合血管活性药物多巴胺和（或）多巴酚丁胺，或加强心肌收缩力药物的使用，以维持正常组织灌注。③改善微循环组织灌注。④抗心律失常。在稳定和支持循环功能的同时应注意保护肺和肾的功能。

（3）肾功能支持和肾脏替代治疗：保证足够的肾血流量和肾灌注力是保护肾功能的关键。包括维持适当的血容量和血压，解除肾血管痉挛，维持适量尿量（25～40ml/h），维持水、电解质和酸碱平衡，避免应用肾毒性药物，肾衰常规治疗无效时考虑血液净化治疗。肾脏替代疗法是 MODS 治疗中的重要内容，可终止甚至逆转 MODS 的进程。

（4）胃肠功能维护：使用抗酸制剂及质子泵抑制剂、硫糖铝等胃黏膜保护剂，积极处理消化道出血。并注意防治肺部感染和肠道的菌群失调，防止对肝脏和呼吸功能负担的加重。

（5）肝功能支持：严重肝功能损害有出血倾向时，应补充新鲜全血、血浆及纤维蛋白原等；发生DIC时，应用小剂量肝素治疗；必要时肝脏支持疗法，如人工肝透析、肝脏移植。

（6）脑功能保护：改善脑循环，纠正血压维持脑血流量；甘露醇、呋塞米等脱水以降低颅内压；使用冰帽等物理降温，降低脑代谢；充分给氧，保证大脑氧供给；应用脑保护剂、激素等促进患者尽快苏醒；用巴比妥等药物控制惊厥和躁动；用脑活素营养脑细胞，促进脑功能的恢复。

4. 代谢营养支持

（1）给予充足的碳水化合物，在保证热量供应同时，减少蛋白质分解代谢，但要避免葡萄糖过剩。

（2）补充支链必需氨基酸以保证蛋白质供给，但当肝功能显著减退或肝性脑病先兆，应严格限制蛋白质；每日脂肪2g/kg，以补充热量不足，尽量减少负氮平衡。

（3）应尽早开始营养代谢支持疗法，早期应用肠内营养途径，必要时全胃肠外营养（TPN）。

（4）在缺水治疗和代谢营养支持过程中，应避免出现高糖和高渗性脱水，始终维持血糖水平8.3mmol/L（<150mg/dl）可降低感染和并发症的发生率与死亡率。

5. 清除过多的炎性因子和拮抗内毒素，提高机体的免疫功能。

（1）常用的有血液净化、毒素吸附、血浆置换等。

（2）抗炎症反应药物如重组人体活化蛋白C。

（3）拮抗内毒素血症，抑制炎性介质的释放：应用半乳糖、多黏菌素结合纤维（PMXF）和多黏菌素B（PMB）、单克隆抗体（McAb）和多克隆抗体等。

（4）细胞因子疗法：如血浆IL-1受体拮抗剂、抗TNF抗体，可溶性TNF受体Ⅰ/Ⅱ、纤毛反应因子（CRF）、IL-4等抗炎症介质。

6. 抗体液递质治疗

（1）适当的激素治疗：在使用有效抗生素的前提下，对于经充分液体复苏后仍需使用血管活性药物维持血压的患者，有绝对或相对肾上腺皮质功能不全存在时，可考虑静脉应用氢化可的松200～300mg/d，疗程一般为5～7天。不推荐大剂量用药或在所有患病人群中普遍应用。

（2）非激素类抗炎剂：如阿司匹林、吲哚美辛及布洛芬等可阻断MODS的发生与发展。

（3）大剂量静脉丙种球蛋白。

7. 监测DIC和ARDS的血液高凝阶段，早期应用肝素，同时注意监测消化道出血。

8. 其他新型疗法　①抗氧化剂和氧自由基清除剂：别嘌呤醇、维生素C、谷胱甘肽、维生素E、维生素A、超氧化物歧化酶（SOD）、过氧化氢等能抑制缺血-再灌注组织生成和释放氧自由基。②环氧化酶抑制剂：通过抑制环氧化酶活性，减少血栓素A_2和前列腺素合成，从而减轻脏器损害。如布洛芬，应用时需加用胃黏膜保护剂。③生长因子和生长激素。

二、护理措施

（一）即刻护理措施

MODS的病情复杂而凶险，变化迅速，护士应时刻警惕危及生命的情况出现，作好抢救的各项准备工作，包括保证抢救仪器的功能完好和常用药品的齐全。护士应掌握各种抢救设备的操作方法以及抢救药物的剂量、用法和注意事项，熟练地配合医生进行抢救。

（二）一般护理

1. 病室环境　MODS患者入住的ICU应有良好的病室环境，保持室内空气流通和新鲜、室温20℃左右、湿度50%～60%为宜。限制探视，尽量提供安静、整洁和舒适的环境，以利患者休息和治疗。

2．基础护理　MODS患者的免疫功能低下，易发生压疮和其他长期卧床相关的并发症，应加强皮肤护理，保持床单位的清洁、干燥和平整，勤翻身和拍背，加强口腔护理，预防发生肺部感染和压疮等。

3．心理护理　MODS病情危重，患者往往有较为复杂的心理状况，如不及时干预，常会影响疾病的治疗和康复。因而，护士应多与患者沟通，随时了解其思想动态和心理需求，及时给予恰当的心理疏导和安慰，增强康复的信心。

（三）病情观察与监护

MODS患者早期常无特异性或典型表现，待明显症状出现时往往已较难逆转病情，因此，早期识别MODS临床意义重大。护士应了解MODS的发生发展过程、掌握MODS常见的诱发因素和各器官功能变化的早期表现，做好生命体征的监测和实验室检查的分析，积极协助医生及时发现病情变化，防止疾病的进展或器官衰竭的发生。特别注意以下项目的监测：

1．氧代谢与组织氧合的监测　包括氧输送（DO_2）和氧利用。DO_2指组织在单位时间内能获取氧的量，是循环功能的最佳指标；而氧利用指组织在单位时间内利用氧的量，是机体代谢功能变化评估的最佳指标，包括氧消耗（VO_2）和氧摄取率两个指标，VO_2下降是不同类休克的共同特征。

2．动脉乳酸监测　仅反映全身氧代谢的总体变化，血液中乳酸增加是机体缺氧的重要标志之一。但应注意：高乳酸血症并非机体缺氧所特有，如碱血症也会使乳酸增高；休克所致的乳酸增高半衰期达18小时，所以改善缺氧很难显出效应。

3．混合静脉血氧饱和度监测　其氧分压和血氧饱和度可以反映该组织的氧和情况，混合静脉血氧饱和度（SvO_2）正常值为75%。SvO_2下降代表机体总体缺氧，提示低血容量、心排出量下降或代谢增加。

4．胃肠黏膜内pH（pHi）监测　pHi是证实局部组织缺氧和指导复苏唯一的指标，临床上可以有助于“隐型代偿性休克”的判断，预警脓毒症、MODS，指导治疗，评价疗效，预测预后。

（四）感染的预防与护理

MODS患者免疫功能低下，极易发生各种院内感染。因此，在进行各项护理操作时应严格遵循无菌原则和手卫生，正确处理患者的排泄物和分泌物等，减少病原菌的传播，预防继发感染；作好各导管、引流管护理，防止导管相关性感染的发生；尽早正确采集血、尿和痰等标本进行细菌培养和药物敏感试验，为治疗提供依据；监测各实验室检查指标的变化，及时报告医生，尽早针对感染情况使用相应的足量抗生素。

（五）器官功能的监测与支持

加强呼吸道护理和肺功能的维持、心血管功能支持、GCS评分的观察和脑功能的保护、肝肾功能维护、胃肠功能维持和营养支持等，及时观察有无各器官/系统功能障碍或衰竭的表现。及时发现早期的病情变化并配合医生采取相应的处理措施，尽可能维持或促进各器官功能的恢复，减少器官损害的数量和程度，从而降低死亡率。

（六）抗感染治疗的观察与药物使用护理

1．抗感染治疗的观察　明确感染的患者应早期使用足量抗生素治疗。对于早期进行经验性广谱抗生素治疗者，一旦有相关的流行病学资料和血培养与药敏结果，应及时提醒医生考虑目标性抗生素治疗方案，并严密观察有无耐药和二重感染的出现，及时反馈相关信息，帮助医生及时调整治疗方案。

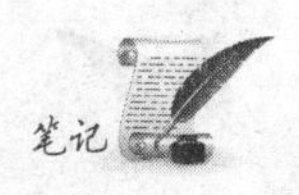

2．药物使用护理　了解MODS治疗常用药物的作用机制、常见毒副作用的表现和应对策略。加强对各种药物使用过程中疗效和副作用的监测，评估机体的反应情况，并及时

配合医生处理治疗过程中出现的问题。如补液过多可加重循环系统负担，大量应用脱水或利尿剂可导致水电解质和酸碱平衡紊乱或加重循环功能障碍等。

（廖　毅）

思考题

1. 简述MODS的特征，如何进行病情评估？

2. 女性，36岁，因烧伤3小时入院，烧伤面积达85%（Ⅲ度占60%），并有严重呼吸道烧伤。入院时表情淡漠，呼吸困难，血压75/55mmHg。入院后，经气管切开、给氧、补液及其他处理，病情好转。入院第28天发生创面感染（铜绿假单胞菌），血压降至70/50mmHg，出现少尿、无尿，虽经积极救治，病情仍无好转，直至死亡。请思考：

(1) 该患者最可能的诊断是什么？其依据是什么？

(2) 假如你是医护人员，应怎样去救护患者才有可能避免其死亡？

3. 男性，28岁，因饮白酒后出现突发上腹部剧烈疼痛伴腹胀、频繁呕吐12小时，血尿淀粉酶明显增高，拟诊为“重症急性胰腺炎”入院。经过保守治疗28小时后出现呼吸困难，$PaO_2/FiO_2 \leq 200$，胸片示双肺浸润；神志淡漠，嗜睡；轻度腹胀、腹泻；尿少，血肌酐220μmol/L。请思考：

(1) 该患者已经出现哪些器官功能障碍？

(2) 针对该患者其救治原则是什么？

(3) 进入ICU后应如何进行监测和护理？

第九章　急性中毒的救护

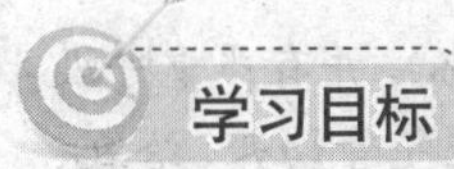

1. 掌握急性中毒的概述、各种常见中毒的救治原则及护理措施。
2. 熟悉各种常见中毒的病情评估。
3. 了解各种常见中毒的中毒机制。
4. 具有尊重患者、有效沟通的能力。

某些物质接触或进入人体后，在一定的条件下，与体液相互作用，损害组织，破坏神经和体液的调节功能，使其正常的生理功能发生障碍，引起一系列症状和体征，称为中毒(poisoning)。引起中毒的外来物质称之为毒物(toxicant)。根据来源和用途将毒物分为：①化学性毒物：如铅、苯、一氧化碳、有机磷、有机氯等。②植物性毒物：如曼陀罗类、毒蕈、含亚硝酸盐的植物、苦杏仁、白果等。③动物性毒物：如毒蛇咬伤，蜂、蝎蜇伤，误食河豚、生鱼胆等。④某些药物：如安定类、酒精、吗啡等。

毒物的毒性较剧烈或短时间内大量、突然地进入人体内，迅速导致机体受损并发生功能障碍，甚至危及生命者称为急性中毒(acute poisoning)。急性中毒发病急骤、症状凶险、变化迅速，如不及时救治，可危及生命。

第一节　概　　述

一、病　　因

1. 职业性中毒　多因违反操作规程和防护制度而导致。
2. 生活性中毒　多因误服、自杀、谋害等原因导致。

二、毒物的体内过程

(一) 毒物进入体内途径

毒物主要经过消化道、呼吸道、皮肤黏膜和血管等途径进入人体。

1. 经消化道吸收　很多毒物经消化道途径进入人体，如有机磷杀虫药、毒蕈、安眠药、乙醇、河豚等。消化和吸收的主要部位在小肠。脂溶性的毒物以扩散方式透过胃肠道黏膜而被吸收，少数的毒物以主动转运的方式在肠内被吸收。影响吸收的主要因素是胃肠道内的pH值、毒物的脂溶性及其电离的难易程度，另外，影响其吸收的因素还包括胃内容物的量、排空时间和肠蠕动等。

2. 经呼吸道吸收　气体、烟雾态和气溶胶态的物质大多经呼吸道进入人体，如一氧化碳、砷化氢、硫化氢等。这是毒物进入人体最方便、最迅速的途径，同时也是毒性作用发挥最快的一种途径。随着呼吸道进入人体的毒物很容易被迅速吸收直接进入血液循环，作用于组织器官，使毒物的作用发挥得早而且严重。

3. 经皮肤黏膜吸收　皮肤是人体的天然保护屏障，多数的毒物不能经过健康的皮肤吸收。但脂溶性毒物如有机磷、苯类就可以穿透皮肤的脂质层吸收；在局部皮肤有损伤，高温、高湿环境或皮肤多汗时，部分非脂溶性毒物也可经皮肤吸收。

4. 经静脉直接进入人体　如部分毒品可经静脉注射或皮下注射吸收入静脉而进入人体。

（二）毒物的代谢

1. 毒物的分布　毒物被吸收后进入血液，分布于体液和组织中，达到一定的浓度后呈现毒性作用。影响毒物体内分布的主要因素为毒物与血浆蛋白的结合力、毒物与组织的亲和力以及毒物通过某些屏障如血脑屏障的能力。

2. 毒物的转化　毒物在体内代谢转化的场所主要在肝脏，通过氧化、还原、水解和结合等几种方式来完成。大多数毒物经代谢后毒性降低，但也有少数毒物如对硫磷（1605）氧化成对氧磷，其毒性可增加数百倍。

3. 毒物的排泄　毒物经代谢后大部分由肾脏和肠道排出，一部分以原形由呼吸道排出，还有少数毒物可经皮肤、汗腺、唾液腺、乳腺等排出。

（三）中毒机制

1. 局部刺激、腐蚀作用　强酸、强碱可以吸收组织中的水分，并且可以和蛋白质或脂肪结合，使细胞变性、坏死。

2. 缺氧　刺激性气体可致喉头水肿和痉挛、支气管炎、肺炎或肺水肿，使肺泡的气体交换障碍而引起缺氧。窒息性的气体可以阻碍氧的吸收、转运或利用，如一氧化碳、硫化氢、氰化物等。心肌和脑对缺氧敏感，从而继发损害。

3. 麻醉作用　有机溶剂和吸入性麻醉剂具有强嗜脂性，脑组织和细胞膜脂类含量高，此类毒素可以通过血脑屏障，进入脑内从而抑制脑功能。

4. 抑制酶的活力　很多的毒物或者其代谢产物通过抑制酶的活力而产生毒性反应，如氰化物可以抑制细胞色素氧化酶、有机磷杀虫药可以抑制胆碱酯酶等。

5. 干扰细胞膜或细胞器的生理功能　四氯化碳在体内经过代谢可以产生三氯甲烷自由基，其作用于肝细胞膜中的不饱和脂肪酸，产生脂质过氧化，从而导致线粒体和内质网变性，肝细胞死亡。

6. 竞争受体　如阿托品阻断毒蕈碱受体等。

三、病 情 评 估

（一）病史

对任何中毒都要了解发病现场情况，查明接触毒物情况。神志清楚者询问本人，神志不清者或企图自杀者应该向患者的家属或现场目击者了解情况。

1. 职业史　包括工种、工龄、接触毒物的种类、时间、环境条件、防护措施以及在相同的条件下其他人员有无发病。

2. 中毒史

(1) 生活性中毒：怀疑有服毒的可能时，要了解患者的生活情况、精神状态、长期服用药物的种类以及发病时身边有无药瓶、药袋，家中的药物有无缺少，并且估计服药的时间和剂量。

(2) 一氧化碳中毒者要了解室内的火炉、烟囱、煤气及当时室内的其他人员情况。

(3) 食物中毒者询问进餐情况、时间、其他同时进餐者有无同样的症状，同时搜集剩余食物、胃内容物和呕吐物送检，并了解其气味、性状。

（二）临床表现

1. 皮肤黏膜　①皮肤烧灼：如硫酸灼伤呈黑色、硝酸灼伤呈黄色、过氧乙酸灼伤呈无色等。②发绀：如亚硝酸盐、磺胺、非那西丁、麻醉药等中毒会引起氧合血红蛋白不足引起发绀。③樱桃红色：如一氧化碳和氰化物中毒。④大汗、潮湿：见于有机磷、毒蘑菇等中毒。⑤皮肤无汗：见于阿托品、三环类抗抑郁药。⑥皮炎：见于沥青、灰菜等中毒。

2. 眼部　①瞳孔缩小：见于有机磷、吗啡、毒扁豆碱等中毒。②瞳孔扩大：见于阿托品、曼陀罗、毒蕈等中毒。③视力障碍：见于甲醇、有机磷、苯丙胺等中毒。

3. 呼吸系统　①刺激症状：如强酸雾、甲醛溶液等刺激性及腐蚀性气体可以直接引起呼吸道黏膜严重的刺激症状，表现为咳嗽、胸痛、呼吸困难，甚至呼吸衰竭。②呼吸气味：如酒味、大蒜味、苦杏仁味。③呼吸加快：水杨酸、甲醇等可兴奋呼吸中枢使呼吸加快。④呼吸减慢：如安定药、催眠药、吗啡等中毒致呼吸中枢过度抑制，可引起呼吸麻痹。

4. 循环系统　①心律失常：洋地黄、拟肾上腺类、三环抗抑郁药、氨茶碱等中毒可以起心律失常。②休克：奎尼丁、亚硝酸盐类、各种降压药等可引起血管源性休克；某些化学毒物引起低血容量性休克；青霉素引起过敏性休克。③心脏骤停、中毒性心肌病变：见于洋地黄、奎尼丁等中毒。④血压升高：肾上腺类及拟肾上腺类、烟碱等。

5. 消化系统　①口腔炎：见于有机汞化合物、汞蒸汽的中毒。②呕吐、腹泻、腹痛甚至胃肠穿孔和出血坏死性小肠炎。③呕吐物或洗胃液的颜色和气味：高锰酸钾中毒呈现红或紫色；有机磷中毒呈大蒜味。④口干：见于抗胆碱类药物、麻黄碱等。⑤肝功能损害：见于四氯化碳及某些抗癌药物中毒。

6. 神经系统　①中毒性脑病：表现为意识障碍、抽搐、精神症状和颅内压增高症候群。②中毒性周围神经病：脑神经麻痹及多发性神经炎等表现。

7. 泌尿系统　①肾小管坏死：见于四氯化碳及氨基苷类抗生素等中毒。②肾缺血。③肾小管堵塞：见于砷化氢及磺胺类药物等中毒。

8. 血液系统　①溶血性贫血：见于砷化氢及硝基苯等的中毒。②白细胞减少或再生障碍性贫血：见于氯霉素及抗肿瘤药等的作用。③出血：见于阿司匹林、抗肿瘤药物、肝素及水杨酸钠中毒等。④高铁血红蛋白血症：见于苯的氨基或硝基化合物、亚甲蓝等。

9. 发热　见于抗胆碱药、二硝基酚等中毒。

（三）辅助检查

1. 毒物检测　有助于确定中毒物质和估计中毒的严重程度。包括早期留取剩余毒物或可能含毒的标本，如呕吐物、胃内容物、血、尿、粪等，尽量不放防腐剂。

2. 其他检查　用于鉴别诊断和判断病情的轻重程度。包括血液学检测、血气分析、血清电解质、肝功能、心电图等的检查。

（四）病情判断

在进行诊断的同时，应对患者中毒的严重程度作出判断，以便于指导治疗和评价预后。具体如下：

1. 判断生命体征、意识、瞳孔、血氧饱和度和尿量等的变化。

2. 毒物的种类、剂量、中毒时间。

3. 危重病例的判断标准：深度昏迷；严重心律失常；呼吸功能衰竭；血压过高或休克；高热或体温过低；肺水肿或吸入性肺炎；肝功能衰竭；肾衰竭等任一临床表现即可判断。

四、救治与护理

（一）立即终止接触毒物，清除尚未吸收的毒物

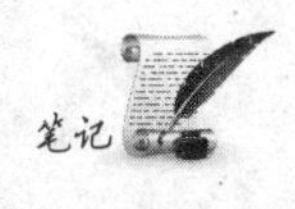

1. 吸入性中毒的急救　将患者搬离染毒区后，搬至上风和侧风方向，使其呼吸新鲜空气；及时清除呼吸道分泌物，保持呼吸道通畅；及早吸氧；防寒保暖。

2. 接触性中毒的急救　立即除去被污染的衣物，用敷料除去肉眼可见的毒物，然后用

大量清水或肥皂水冲洗体表，包括毛发、指甲、皮肤皱褶处。清洗时注意切忌用热水或用少量水擦洗。若眼部接触到毒物时，应采用清水或等渗盐水大量冲洗，冲洗时间不少于5分钟，直至石蕊试纸显示中性为止。皮肤接触腐蚀性毒物时，冲洗时间应达到15～30分钟，并可选择相应的中和剂或解毒剂冲洗。

3. 食入性中毒的急救　常用催吐(emesis)、洗胃(gastric lavage)、导泻(catharsis)、灌肠(enema)和使用吸附剂等方法以清除胃肠道尚未吸收的毒物和减少毒素吸收，应尽早进行。

(1) 催吐：对于神志清且能合作的口服中毒患者只要胃内尚有毒物存留，就应催吐。催吐常在洗胃之前，可起到减少吸收、迅速清除毒物的作用。催吐方法：①压舌板或手指刺激咽后壁或舌根诱发呕吐，呕吐前可令其先喝适量温水，如此反复进行，直至胃内容物完全呕出为止。②口服吐根糖浆10～20ml或皮下注射5～10mg阿扑吗啡(儿童及严重呼吸抑制者忌用)诱发呕吐。但要注意以下患者不宜使用催吐：①误服强酸、强碱及其他腐蚀性毒物中毒；②昏迷、惊厥状态；③年老体弱、孕妇；④原有高血压、冠心病、休克等疾病。

(2) 洗胃：洗胃越早越好，一般在摄入4～6小时内洗胃效果最好。但如摄入毒物量大，毒物为固体颗粒或脂溶性不易吸收，有肠衣的药片或毒物吸收后部分仍由胃排出等情况时，超过6小时仍要进行洗胃。以下情况属洗胃禁忌证：服用强腐蚀性毒物、食管静脉曲张者、近期有上消化道出血或胃穿孔者、惊厥未控制者以及患有严重的心脏疾病或主动脉瘤者。常用的洗胃液为1∶5000高锰酸钾和2%～4%碳酸氢钠，紧急情况下或毒物不明时，通常应用清水或生理盐水；腐蚀性毒物中毒早期通常用蛋清或牛奶灌入后吸出1～2次；已知毒物种类可直接选择适宜的洗胃液。

(3) 导泻：洗胃完毕后由胃管内注入50%硫酸钠30～60ml或50%硫酸镁40～50ml，可将毒物迅速从肠道排出体外。但硫酸镁导泻易致高镁血症而引起中枢神经和心肌的抑制作用，因此对于昏迷患者或心、肺、肾功能不全时不宜用硫酸镁进行导泻。脂溶性毒物中毒忌用油类(如橄榄油等)，以免促进毒物吸收。

(二) 促进已吸收毒物的排出

1. 利尿　对于经由肾脏排泄的毒物，加强利尿可促进毒物排出。①补液：大剂量快速输入生理盐水或5%葡萄糖溶液；②使用利尿剂：静脉注射或滴注呋塞米等强利尿剂或20%甘露醇等渗透性利尿；③碱化尿液：输注碳酸氢钠可碱化尿液，促使酸性毒物的离子化，从而减少其在肾小管的重吸收。④酸化尿液：碱性毒物中毒时，输注维生素C或氯化铵可使体液酸化，促进毒物排出。

2. 吸氧　高压氧治疗是一氧化碳中毒的特效方法。一氧化碳中毒时，吸氧可促进碳氧血红蛋白解离，加速一氧化碳排出。

3. 血液净化

(1) 血液透析：适用于分子量较小、水溶性强、与蛋白质结合率低的毒物中毒，以及中毒量大、血中毒物浓度高、常规治疗无效，且伴有肾功能不全及呼吸抑制者。如苯巴比妥、水杨酸盐、止痛药、抗生素、砷、锂、铁等中毒。

(2) 血液灌流：能吸附脂溶性或与蛋白质结合的化合物，清除毒物，是目前常用的中毒抢救措施。如催眠药、止痛药、心脏病药等中毒。

(3) 血液置换：清除患者血浆中的有害物质，特别是生物毒，如蛇毒、洋地黄中毒等。

(三) 特效解毒剂的应用

当毒物进入人体后，除了尽快排出毒物外，尽早使用特异性的解毒药可取得显著的疗效。常用的特效解毒剂有：依地酸钙钠(适用于铅中毒)、二巯丙醇或二巯丙磺钠(适用于砷、汞、金、锑中毒)、亚甲蓝(适用于亚硝酸盐、苯胺、硝基苯等中毒)、亚硝酸盐-硫代硫酸钠(适用于氢化物中毒)、碘解磷定或氯解磷定(适用于有机磷杀虫药中毒)、纳洛酮(阿片类

麻醉药中毒）、氟马西尼（苯二氮䓬类药物中毒）。

（四）对症支持治疗

很多急性中毒并无特效解毒剂或解毒方法。因此对症支持治疗非常重要。其目的在于保护人体脏器，使其恢复功能。严重中毒出现昏迷、肺炎、肺水肿以及循环、呼吸、肾衰竭时应积极地采取相应的有效措施，如心跳、呼吸骤停者应立即给予心肺复苏，注意保暖，维持水、电解质和酸碱平衡，积极防治感染和各种并发症等。

（五）护理措施

1. 即刻护理　保持呼吸道通畅，及时清除呼吸道分泌物，给氧，必要时气管插管。

2. 洗胃

（1）洗胃方法：患者左侧卧位，头稍低位。神志清醒者说明目的，争取合作。对于早期严重中毒者，可行切开洗胃术。

（2）胃管的选择：需要选择口径大而且较粗的胃管，并在头端剪开几个侧孔，以免堵塞及引流不畅。

（3）置入胃管注意点：插入长度大约为鼻尖至耳垂至剑突的距离，为45～55cm。并要确认在胃内后，先抽取胃内容物，再将灌洗液注入。

（4）严格掌握洗胃的原则：先出后入、快进快出、出入基本平衡。每次灌洗量为300～500ml，一般总量不超过10 000～20 000ml。

（5）严密观察病情：首次抽吸物留取标本做毒物鉴定。洗胃过程中防止误吸，有出血、窒息、抽搐等情况应停止洗胃，并查找原因。

3. 病情观察

（1）及时发现是否出现新的烦躁、惊厥和昏迷等神志改变。

（2）密切观察生命体征和瞳孔的变化。

（3）维持水及电解质平衡：护士要密切观察患者的尿量、每日进食量、口渴及皮肤弹性情况，呕吐、腹泻情况，并及时给予适量补液。严重呕吐、腹泻者应详细记录呕吐物的颜色和量。注意尿量以及血压与尿量的关系，血压正常而尿量减少提示失水；血压下降且尿量减少提示缺水或缺乏胶体物质或两者都缺乏。

4. 一般护理

（1）急性中毒者应卧床休息、保暖；病情许可时，尽量鼓励患者进食，急性中毒患者饮食应为高蛋白、高碳水化合物、高维生素的无渣饮食，腐蚀性中毒者应早期给乳类等流质饮食。

（2）对症护理：昏迷患者要做好皮肤护理，防止压疮发生。如有皮肤溃疡及破损应及时处理，预防感染。吞服腐蚀性毒物者应特别注意口腔护理，密切关注口腔黏膜变化，如有溃疡及破损应及时处理。经常为患者做肢体的被动运动，防止肌肉僵直及静脉血栓形成。惊厥时避免患者受伤，应用抗惊厥药物。高热者给予降温。尿潴留者给予导尿。

（3）心理护理：仔细评估患者的心理状况，尤其对服毒自杀者，要做好患者的心理护理，避免再次自杀。

5. 健康教育

（1）加强防毒宣传：结合实际情况向群众介绍有关中毒的预防和急救的相关知识。如冬天农村或部分城镇居民多用煤火炉取暖，应该宣传如何预防一氧化碳中毒。

（2）预防日常生活中毒：不食有毒或变质的动植物、死因不明的家禽。

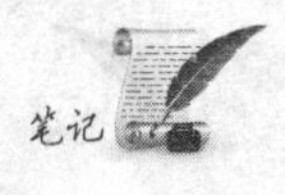

（3）加强环境保护和药品、毒物管理：防止大气和水资源的污染，严格遵守有关毒物的防护和管理制度，加强毒物保管。厂矿中有毒物质的生产设备应密闭化，防止化学物质跑、冒、滴、漏；医院和家庭用药要严格管理，尤其是麻醉药品、精神药品等，以免误服或过量使用中毒；农药中杀虫剂和杀鼠剂毒性很大，要加强保管，防止误食。

第二节　急性有机磷杀虫药中毒的护理

导入情景

情景描述：

一中年男性，突然昏迷1小时，被人发现后紧急送入医院。以往患者身体健康。查体：皮肤湿冷，面部肌肉抽搐，双瞳孔呈针尖样，双肺底有少量湿啰音，呼吸有蒜臭味。

请思考：

1. 该患者最可能的诊断是什么？
2. 为进一步确定诊断，需要做哪些检查？
3. 如何进行急救？

有机磷杀虫药（organophosphorous insecticides）属有机磷酸酯或硫代磷酸酯类化合物，目前在我国普遍生产和广泛使用。有机磷杀虫药多呈油状或结晶状，色泽由淡黄色至棕色，稍有挥发性，且有蒜味，一般难溶于水，不易溶于多种有机溶剂，在碱性条件下易分解失效。根据有机磷农杀虫药毒性大小分为四类：①剧毒类：如甲拌磷（3911）、内吸磷（1059）、对硫磷（1605）、丙氟磷（DFP）；②高毒类：甲基对硫磷、甲胺磷、氧化乐果、敌敌畏；③中度毒性：乐果、乙硫磷、敌百虫和倍硫磷等；④低毒类：马拉硫磷、辛硫磷和氧硫磷等。

一、病因与中毒机制

（一）病因

1. 生产或使用不当　在生产、运输和使用的过程中，因防护不当，违章操作或管理不善等导致生产环境的空气或生产者皮肤污染而引起中毒，均由皮肤及呼吸道吸收。毒物与眼睛的接触量虽不大，但是饮酒、发热、出汗等可促进毒物吸收而致中毒。

2. 生活性中毒　包括误服或误食被有机磷杀虫药污染的粮食、水、瓜果、蔬菜及毒杀的家禽、家畜等，还有少数服毒自杀者，毒物经胃肠道吸收进入体内。

（二）毒物的吸收、代谢和排出

有机磷杀虫药主要经过胃肠道、呼吸道、皮肤和黏膜吸收后迅速分布全身各脏器，其中以肝内浓度最高。主要在肝内代谢进行生物转化，排泄较快，吸收后6～12小时血中浓度达高峰，24小时内通过肾由尿排泄，48小时后完全排出体外。

（三）中毒机制

有机磷杀虫药的中毒机制主要是抑制体内胆碱酯酶的活性。有机磷杀虫药进入人体后与体内胆碱酯酶迅速结合形成磷酰化胆碱酯酶，后者比较稳定，且无分解乙酰胆碱能力，从而导致乙酰胆碱积聚，引起胆碱能神经先兴奋后抑制的一系列症状，严重者可昏迷甚至因呼吸衰竭而死亡。现在认为有机磷杀虫药还可直接损害组织细胞而引起中毒性心肌炎、肝炎和肾病等。

二、病情评估

（一）中毒史

有口服、喷洒或其他方式有机磷杀虫药接触史，应了解毒物的种类、剂量、中毒途径、中毒时间和中毒经过。患者污染部位或呼出气、呕吐物中闻及有机磷杀虫药所特有的大蒜臭

味更有利于诊断。

（二）临床表现

急性中毒发病时间与毒物种类、剂量和侵入途径密切相关。经皮肤吸收中毒，一般在接触后2～6小时发病，口服中毒后10分钟至2小时内出现症状。一旦中毒症状出现后，病情发展迅速。

1. 急性胆碱能危象

（1）毒蕈碱样症状：又称M样症状，最早出现，主要是副交感神经末梢兴奋所致，表现为平滑肌痉挛和腺体分泌增加。临床表现为先有恶心、呕吐、腹痛、多汗，流泪、流汗、流涕、流涎、腹泻、尿频、大小便失禁、心跳减慢和瞳孔缩小。可有支气管痉挛和分泌物增加、咳嗽、气促严重患者出现肺水肿，可用阿托品对抗。

（2）烟碱样症状：又称N样症状，乙酰胆碱在横纹肌神经肌肉接头处过度蓄积和刺激，使面、眼睑、舌、四肢和全身横纹肌发生肌纤维颤动，甚至全身肌肉发生强直性痉挛。患者常有肌束颤动、牙关紧闭、抽搐、全身紧束压迫感，而后发生肌力减退和瘫痪，呼吸肌麻痹引起周围性呼吸衰竭。这类症状不能用阿托品对抗。

（3）中枢神经系统症状：中枢神经系统受乙酰胆碱刺激后有头晕、头痛、疲乏、共济失调、烦躁不安、谵妄、抽搐和昏迷等表现。

2. 中毒后“反跳”　某些有机磷农药如乐果和马拉硫磷口服中毒，经急救后临床症状好转，可在数日至1周后突然急剧恶化，重新出现有机磷急性中毒的症状，甚至发生肺水肿或突然死亡，此为中毒后“反跳”现象。这与残留在皮肤、毛发和胃肠道的有机磷农药重新吸收或解毒药停用过早所致。

3. 迟发型多发性神经病　个别急性中毒患者在中毒症状消失后2～3周后可发生肢体末端的感觉、运动型多发性神经病变表现，可发生下肢瘫痪、四肢肌肉萎缩等，称为迟发性多发性神经病。可能是由于有机磷农药抑制神经靶酯酶并使其老化所致。

4. 中间型综合征　少数病例在急性症状缓解后和迟发性神经病变发生前，约在急性中毒后1～4天突然发生死亡，称“中间型综合征”。其发病机制与胆碱酯酶长期受到抑制，影响神经肌肉接头处突触后功能有关。死亡前可先有颈、上肢和呼吸麻痹；累及脑神经者，出现眼睑下垂、眼外展障碍和面瘫。

（三）辅助检查

1. 全血脂胆碱酯酶（cholinesterase，CHE）测定　是诊断有机磷中毒的特异性试验指标，对中毒程度轻重、疗效判断和预后估计均极为重要。以正常人血胆碱酯酶活力值作为100%，急性有机磷农药中毒时，CHE降至正常人均值70%以下即有意义。

2. 尿中有机磷农药分解产物测定　如对硫磷和甲基对硫磷在体内氧化分解生成对硝基酚由尿排出，敌百虫中毒时尿中出现三氯乙醇，此类分解产物的测定有助于中毒的诊断。

（四）病情判断

1. 轻度中毒　以毒蕈碱样症状为主，血胆碱酯酶活力为50%～70%。

2. 中度中毒　出现典型毒蕈碱样症状和烟碱样症状，血胆碱酯酶活力为30%～50%。

3. 重度中毒　除毒蕈碱样症状和烟碱样症状外，出现中枢神经系统受累和呼吸衰竭表现，少数患者有脑水肿，血胆碱酯酶活力为<30%。

三、救治与护理

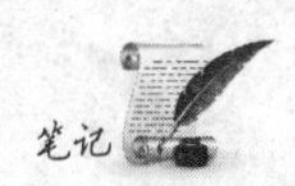

（一）救治原则

1. 迅速清除毒物

（1）立即使患者脱离中毒现场，运送到空气新鲜处，脱去污染衣服。

(2) 清洗：用微温的生理盐水或肥皂水彻底清洗污染的皮肤、毛发、外耳道、手部，不能用热水洗。眼部污染时，除敌百虫污染必须用清水冲洗外，其他均可先用2%碳酸氢钠液冲洗，再用生理盐水彻底冲洗，至少持续10分钟，洗后滴入1%阿托品1～2滴。

(3) 洗胃：口服中毒者用清水、2%碳酸氢钠溶液或1∶5000高锰酸钾溶液（对硫磷忌用）反复洗胃并保留胃管24小时以上，直至洗清为止。

(4) 导泻：从胃管注入硫酸钠20～40g（溶于20ml水）或注入20%甘露醇250ml进行导泻治疗，以抑制毒物吸收，促进毒物排出。

2. 紧急复苏　急性有机磷杀虫药中毒常因肺水肿、呼吸肌麻痹、呼吸衰竭而死亡。一旦发生以上情况，应紧急采取复苏措施：及时有效地清除呼吸道分泌物、气管插管和气管切开以保持呼吸道通畅。心搏骤停者立即行心肺复苏。

3. 解毒剂的应用　原则是早期、足量、联合、重复用药。

(1) 阿托品：抗胆碱药，能与乙酰胆碱争夺受体，起到阻断乙酰胆碱作用，清除或减轻毒蕈碱样和中枢神经系统症状，改善呼吸中枢抑制。其对烟碱样症状和恢复胆碱酯酶活力无作用。抢救中阿托品应早期、足量、反复给药，用量可根据病情轻重或用药后的效果而定，一般每10～30分钟或1～2小时给药一次，直到毒蕈碱样症状明显好转或患者出现“阿托品化”表现，再逐渐减量或延长给药间隔时间，甚至停止使用阿托品。“阿托品化”表现具体为：瞳孔由小扩大后不再缩小，颜面潮红、口干、皮肤干燥、无汗、肺部啰音减少，心率增快100次/分，体温略高。

(2) 胆碱酯酶复能剂：使磷酰化胆碱酯酶在“老化”之前重新恢复活性。常用药物：碘解磷定、氯解磷定、双复磷和双解磷等。胆碱酯酶复能剂对解除烟碱样症状作用明显，但对毒蕈碱样症状作用差，也不能对抗呼吸中枢的抑制，所以复能剂与阿托品合用，可取得协同效果。中毒后如果不能及时应用复能剂治疗，被抑制的胆碱酯酶将在数小时内至2～3天内“老化”变为不可逆性，最后被破坏。复能剂对已经“老化的胆碱酯酶”无效，故需要早期、足量使用。

(3) 复方解毒剂：解磷定是一种含有抗胆碱剂和复能剂的复合剂。它用药方便、起效快、作用时间长。肌肉和静脉注射均可。

(4) 盐酸戊乙奎醚：新型抗胆碱药，选择性作用于M_1、M_3型受体，而对心肌的M_2受体无作用，因此对心率影响很小。一般可肌内注射。

4. 对症治疗　有机磷中毒主要的致死原因是肺水肿、休克、心脏损害，特别是中枢性呼吸衰竭和急性肺水肿，因此要加强对重要脏器的保护，保持呼吸道通畅、吸氧、使用机械辅助呼吸，发现病情变化及时处理。

（二）护理措施

1. 即刻护理　维持有效的通气功能，如及时清除呼吸道分泌物、吸氧、使用机械辅助呼吸。

2. 洗胃护理

(1) 洗胃要早、彻底、反复进行，直到洗出的胃液无农药味并澄清为止。

(2) 对于不能确定杀虫药种类的则用清水或0.45%盐水洗胃。

(3) 敌百虫中毒用清水洗胃，忌用碳酸氢钠溶液和肥皂水洗胃。

(4) 洗胃过程中密切观察生命体征的变化，发现呼吸、心搏骤停立即停止洗胃并进行急救。

3. 药物的观察及护理

(1) 应用阿托品的观察与护理：①阿托品不能作为预防用药。②阿托品兴奋心脏作用很强，中毒时可导致心室颤动，故应充分吸氧，使血氧饱和度保持在正常水平。③及时纠正酸中毒，因胆碱酯酶在酸性环境中作用减弱。④大量使用低浓度阿托品输液时，可发生血液低渗，致红细胞破坏，发生溶血性黄疸。"阿托品化"和阿托品中毒的剂量接近，后者可引起抽搐、昏迷等，因此用药过程中应严密观察病情变化，注意区别"阿托品化"与阿托品中毒（表9-1）。

表9-1　阿托品化与阿托品中毒的主要区别

	阿托品化	阿托品中毒
神经系统	意识清楚或模糊	谵妄、躁动、幻觉、双手抓空、抽搐、昏迷
皮肤	颜面潮红、干燥	紫红、干燥
瞳孔	由小扩大后不再缩小	极度散大
体温	正常或轻度升高	高热，＞40℃
心率	≤120次/分，脉搏快而有力	心动过速，甚至有室颤发生

（2）应用胆碱酯酶复能剂的观察和护理：①早期用药，边洗胃边应用特殊解毒剂，首次应足量给药。②轻度中毒可用复能剂；中度以上中毒必须合用复能剂和阿托品，此时，应减少阿托品用量，以免发生阿托品中毒。③复能剂如应用过量、注射太快或未经稀释，均可产生中毒，抑制胆碱酯酶，发生呼吸抑制，用药时应稀释后缓慢静推或静滴为宜。④复能剂在碱性溶液中不稳定，易水解成有剧毒的氰化物，所以禁与碱性药物配伍使用。⑤碘解磷定药液刺激性强，漏于皮肤下可引起剧痛及麻木感，确定针头在血管内方可注射给药，不宜肌注用药。

4. 病情观察

（1）生命体征观察：有机磷中毒所致呼吸困难较常见，在抢救过程中应严密观察患者的呼吸、血压、脉搏、体温，即使在"阿托品化"后亦不应忽视。

（2）严密观察神志、瞳孔的变化，有助于准确判断病情：多数患者中毒后即出现意识障碍，有些患者入院时神志清楚，但随着毒物的吸收很快陷入昏迷。瞳孔缩小为有机磷中毒患者的特点之一。

（3）密切观察防止"反跳"与"猝死"的发生："反跳"与"猝死"一般多发生在中毒后2～7天，其死亡率占急性有机磷中毒者的7%～8%。因此，应严密观察反跳的先兆症状，如胸闷、流涎、出汗、言语不清、吞咽困难等，若出现上述症状，应迅速通知医生进行处理，立即静脉补充阿托品，再次迅速达阿托品化。

5. 心理护理　护士应了解患者服毒或染毒的原因，根据不同的心理特点予以心理疏导，以诚恳的态度为患者提供情感上的支持，并认真做好家属的思想工作。

6. 健康教育

（1）普及预防有机磷农药中毒的相关知识，如喷洒时戴好帽子、口罩和手套，加强个人防护；农药器具要专用，严禁装食品、牲口饲料；低毒农药如乐果喷洒后的瓜果蔬菜，至少相隔一周后才可食用。

（2）患者出院后在家休息2～3周，需要按时服药。

（3）对服毒自杀者，教给患者应对压力的方法，并获得家庭和社会的支持。

第三节　急性一氧化碳中毒的护理

一氧化碳（CO）俗称煤气，为无色、无臭、无味、无刺激性的气体。人体经呼吸道吸入空气中CO含量超过0.01%时，即可发生急性缺氧，严重者可因心、肺、脑缺氧衰竭而死亡，临床上称为急性一氧化碳中毒（carbon monoxide poisoning），俗称煤气中毒。

一、病因与中毒机制

（一）病因

1. 工业中毒　通常为意外事故。如炼钢、炼焦、烧窑等工业生产中，炉门关闭不严或管道泄露及煤矿瓦斯爆炸时都产生大量CO，容易发生一氧化碳中毒。

2. 生活中毒　室内门窗紧闭，火炉无烟囱，烟囱堵塞、漏气、倒风以及在通风不良的浴室内使用燃气加热器淋浴，密闭空调车内滞留时间过长的都可能发生CO中毒。失火现场空气中CO浓度可高达10%，也可发生中毒。

（二）中毒机制

CO中毒主要引起组织缺氧。CO吸入体内后，85%与血红蛋白（Hb）结合形成稳定的碳氧血红蛋白（CO Hb）。CO与Hb的亲和力比氧与Hb的亲和力大240倍，CO Hb不能携带氧且不易解离，而血中CO使氧离曲线左移，组织缺氧加重。中枢神经系统对于缺氧最为敏感，故首先受累。脑内小血管麻痹、扩张，严重者有脑水肿，继发脑血管病变及皮质或基底节的局灶性缺血性坏死以及广泛的脱髓鞘病变，致使少数患者发生迟发性脑病。

二、病 情 评 估

（一）中毒史

一般均有一氧化碳接触史，注意了解中毒时所处的环境、停留时间以及突发昏迷情况。

（二）临床表现

与空气中CO、血中COHb浓度有关，也与患者中毒前的健康情况以及中毒时的体力活动有关。

1. 轻度中毒　患者表现为头痛、头晕、乏力、恶心、呕吐、心悸、四肢无力，甚至短暂性晕厥等；原有冠心病患者可出现心绞痛。血液CO Hb浓度可高于10%。患者如能及时脱离中毒环境，吸入新鲜空气或氧疗，症状很快消失。

2. 中度中毒　除上述症状外，可出现皮肤黏膜呈樱桃红色，神志不清、呼吸困难、烦躁、谵妄、昏迷，对疼痛刺激可有反应，瞳孔对光反射、角膜反射可迟钝，腱反射减弱，脉快、多汗等。血液CO Hb浓度可高于30%。患者经积极治疗可以恢复正常，且无明显并发症和后遗症。

3. 重度中毒　患者处于深昏迷，各种反射消失，可呈去大脑皮质状态。患者可以睁眼，但无意识，不语、不动、不主动进食或大小便，呼之不应、推之不动，并有肌张力增强。甚至脑水肿伴惊厥、吸入性肺炎、呼吸抑制、休克、心律失常、上消化道出血等危及生命。血液CO Hb浓度大于50%。重度中毒病死率高患者清醒后多有并发症。

少数中度、重度中毒患者清醒后经过约2～60天的“假愈期”后出现急性一氧化碳中毒后迟发性脑病症状。主要表现为：①精神意识障碍：呈现痴呆状态，谵妄状态或去大脑皮质状态。②锥体外系障碍，出现震颤麻痹综合征，表现为表情淡漠、四肢肌张力增强、静止性震颤、前冲步态等。③锥体系神经损害，如偏瘫、病理反射阳性或小便失禁等。④大脑皮质局灶性功能障碍：如失语、失明等，或出现继发性癫痫。

（三）辅助检查

1. 血液CO Hb测定　是诊断CO中毒的特异性指标，离开中毒现场8小时内取血检测，具有检测意义。

2. 脑电图检查　可见弥漫性不规则性慢波、双额低幅慢波及平坦波。

3. 头部CT检查　可发现大脑皮质下白质，包括半卵圆形中心与脑室周围白质密度减低或苍白球对称型密度减低。

4. 血气分析　急性一氧化碳中毒患者的动脉血中PaO_2和SaO_2降低。

（四）病情判断

1. 病情的严重程度　当一氧化碳中毒患者如果出现以下情况提示病情危重：①持续昏迷抽搐达 8 小时以上。② PaO_2 低于 4.8kPa，$PaCO_2$ > 6.66kPa。③昏迷，伴严重的心律失常或心力衰竭。④并发肺水肿。

2. 预后　轻度中度可以完全恢复。中毒患者昏迷时间过长，多提示预后严重，但也有不少患者能恢复。迟发型脑病恢复很慢，有少数可留有持久性症状。

三、救治与护理

（一）救治原则

迅速逃离现场，纠正缺氧，防治脑水肿，支持对症治疗。

1. 现场急救

（1）进入中毒现场迅速断绝煤气来源，打开门窗进行通风、换气，迅速将患者移至空气清新地方。

（2）轻症患者予以呼吸新鲜空气、对症处理，患者可迅速恢复。

（3）重症患者采取平卧位，解开衣扣，松开腰带，保持呼吸道通畅。如发生呼吸、心搏骤停，应立即进行心肺脑复苏。

2. 氧疗　①吸氧：氧流量 5～10L/min；②高压氧治疗：缩短昏迷时间和病程，防治脑水肿，降低病死率。

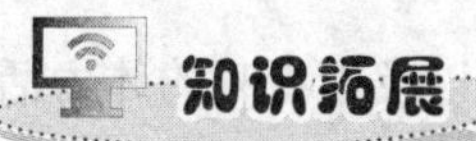

高压氧舱对哪些病疗效好?

高压氧舱治疗是通过将人体置于一个高于一个大气压的环境中吸入 100% 氧来治疗疾病。应用范围十分广泛，如心脑血管疾病、煤气中毒、脑外伤、骨折术后、植皮术后，皮肤坏死、糖尿病、突发性耳聋等。与普通吸氧相比，高压氧的力度更大，效果更好，能够直接利用氧量解决缺氧问题，高压氧还具有抗菌等效果。

3. 防治脑水肿　应尽快应用脱水剂，如 20% 甘露醇，可与呋塞米联合或交替使用。也可适量补充促进脑细胞代谢等药物。

4. 对症治疗　昏迷患者保持呼吸道通畅，必要时气管插管或气管切开，进行机械通气，预防肺部感染；高热抽搐着，选用人工冬眠疗法，配合局部降温；呼吸障碍者使用呼吸兴奋剂；纠正休克、代谢性酸中毒和水电解质代谢失衡；防治迟发型脑病。

（二）护理措施

1. 即刻护理　①保持呼吸道通畅，必要时做气管插管或气管切开；②开放静脉通道，遵医嘱给予输液和药物治疗。

2. 氧气吸入的护理　氧疗是一氧化碳中毒最有效的治疗方法。有条件者应积极采用高压氧治疗，可以减少神经、精神后遗症和降低病死率。

（1）患者脱离现场后应立即采用高浓度面罩给氧或鼻导管给氧（流量应保持 8～10L/min）。给氧时间一般不应超过 24 小时，以防发生氧中毒和二氧化碳潴留。条件许可时可吸含 3%～5% 二氧化碳的氧气。

（2）重症患者及早采用高压氧治疗。最好在中毒后 4 小时进行，轻度中毒治疗 5～7 次，中度中毒 10～20 次，重度中毒 20～30 次。

3. 病情观察

（1）生命体征的观察：重点是呼吸和体温。高热伴抽搐者应密切观察，防止坠床和自伤。

(2) 神经系统功能的观察：如瞳孔大小，有无急性痴呆性木僵、癫痫、失语、惊厥、肢体瘫痪等表现。

(3) 皮肤、肢体受压部位损害情况。

第四节　镇静催眠药中毒的护理

镇静催眠药物是中枢神经系统抑制药，具有镇静和催眠作用，小剂量时可使人处于安静或嗜睡状态，大剂量可麻醉全身，包括延髓中枢。一次性大量服用可引起急性中毒。

一、病因与中毒机制

(一) 病因

过量服用镇静催眠药是中毒的主要原因，也可见于一次大量静脉给药的医源性中毒。

(二) 中毒机制

1. 苯二氮䓬类　主要药物有：氯氮䓬、地西泮、阿普唑仑、三唑仑。苯二氮䓬类与苯二氮䓬受体结合后，可以加强 γ- 氨基丁酸(GABA)与 GABA 受体结合的亲和力，使与 GABA 受体偶联的氯离子通道开放，增强 GABA 对突触后的抑制能力。

2. 巴比妥类　主要药物有：巴比妥、苯巴比妥、异戊巴比妥、硫喷妥钠。巴比妥类对中枢神经系统(主要是网状结构上行激活系统)有广泛的抑制作用。它对中枢神经系统的抑制与剂量有关，随着剂量的增加，由镇静、催眠到麻醉，以及延髓中枢麻醉，抑制呼吸而死亡。

3. 非巴比妥、非苯二氮䓬类　主要药物有：水合氯醛、格鲁米特(导眠能)、甲喹酮、甲丙氨酯(眠尔通)。对中枢神经系统的毒性作用与巴比妥类相似。

4. 吩噻嗪类　主要药物有：氯丙嗪、硫利达嗪(甲硫达嗪)、奋乃静、三氟拉嗪。吩噻嗪类主要作用于网状结构，抑制中枢神经系统多巴胺受体、脑干血管运动和呕吐中枢，抗组胺和抗胆碱作用。

二、病 情 评 估

(一) 中毒史

有可靠的应用镇静催眠药史，了解用药种类剂量及服用时间，是否经常服用该药，服药前后是否有饮酒史，病前有无情绪激动。

(二) 临床表现

1. 巴比妥类中毒

(1) 轻度中毒：表现为嗜睡或意识障碍，可唤醒，有判断力和定向力障碍、步态不稳、言语不清、眼球震颤。各种反射存在，生命体征正常。

(2) 中度中毒：表现为沉睡或进入昏迷状态，强烈刺激虽能唤醒，但不能言语，旋即又沉睡。腱反射消失、呼吸浅而慢，血压仍正常，角膜反射、咽反射仍存在。

(3) 重度中毒：表现为进行性中枢神经系统抑制，由嗜睡到深昏迷。呼吸抑制由呼吸浅而慢到呼吸停止。出现低血压、休克，低体温，肌张力下降，腱反射消失，胃肠蠕动减慢，皮肤可起大疱。长期昏迷患者可并发肺部感染、肺水肿、脑水肿、肾衰竭而威胁生命。

2. 苯二氮䓬类中毒　中枢神经系统抑制较轻，主要症状是嗜睡、头晕、言语含糊不清、意识模糊、共济失调。很少出现严重的症状，如长时间深度昏迷和呼吸抑制等，此时应考虑同时服用了其他镇静催眠药或酒等。

3. 非巴比妥非苯二氮䓬类中毒　药物类型不同，中毒表现也有所不同。

(1) 水合氯醛中毒：心、肝、肾损害，局部刺激性，可有心律失常，口服时胃部灼烧感。

（2）格鲁米特中毒：意识障碍有周期性波动。有抗胆碱能神经症状，如瞳孔散大等。

（3）甲喹酮中毒：可有明显的呼吸抑制，出现锥体束征，如肌张力增强、腱反射亢进、抽搐等。

（4）甲丙氨酯中毒：常有血压下降。

4. 吩噻嗪类药物中毒　最常见表现为锥体外系反应：震颤麻痹综合征；静坐不能；急性肌张力障碍反应如斜颈、吞咽困难、牙关紧闭等；还可以引起血管扩张、血压降低、心动过速、肠蠕动减慢；病情严重者可发生昏迷、呼吸抑制。

（三）辅助检查

1. 血液、尿液、胃液中药物浓度测定，对诊断有参考意义。

2. 血液生化检查，包括血糖、尿素氮、肌酐、电解质等。

3. 动脉血气分析。

（四）病情判断

1. 病情危重的指标　①昏迷；②气道阻塞、呼吸衰竭；③休克、急性肾衰竭；④合并感染。

2. 预后　轻度中毒无需治疗就可恢复；中度中毒经精心护理和适当治疗，在24～48小时内可恢复；重度中毒患者可能需要3～5天才能恢复意识，其病死率低于5%。

三、救治与护理

（一）救治原则

迅速清除毒物，应用特效解毒剂，对症支持治疗。

1. 迅速清除毒物

（1）洗胃：口服中毒者早期用1∶5000高锰酸钾溶液或清水或淡盐水洗胃，服药量大者超过6小时仍需洗胃。

（2）活性炭和泻剂的应用：首次活性炭剂量为50～100g用2倍的水制成混悬液口服或胃管内注入。应用活性炭同时常给予硫酸钠250mg/kg导泻，而不用硫酸镁。

（3）碱化尿液、利尿：用5%的碳酸氢钠碱化尿液，用呋塞米利尿。对吩噻嗪类中毒无效。

（4）血液透析、血液灌流：对苯巴比妥有效，危重患者可考虑应用；对苯二氮䓬类无效。

2. 应用特效解毒剂　氟马西尼是苯二氮䓬类拮抗剂，能通过竞争性抑制苯二氮䓬类受体而阻断苯二氮䓬类药物的中枢神经系统作用。

3. 对症治疗　肝功能损害出现黄疸者，予以保肝和皮质激素治疗；震颤麻痹综合征可用盐酸苯海索、氢溴酸东莨菪碱等；肌肉痉挛及肌张力障碍者可用苯海拉明。

（二）护理措施

1. 即刻护理　保持呼吸道通畅、给氧；仰卧位时头偏向一侧，及时吸出痰液，以防气道阻塞。持续氧气吸入，防止脑组织缺氧促进脑水肿，加重意识障碍；尽快建立静脉通道。

2. 病情观察

（1）定时测量生命体征，观察意识状态、瞳孔大小、对光反应、角膜反射，若瞳孔散大、血压下降、呼吸变浅或不规则，常提示病情恶化，应及时向医生报告，采取紧急处理措施。

（2）药物治疗的观察：观察药物的作用及患者的反应。

（3）监测脏器功能变化，尽早防治脏器衰竭。

3. 饮食护理　应给予高热量、高蛋白易消化的流质饮食。昏迷时间超过3～5天，应予鼻饲补充营养及水分。

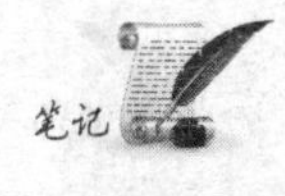

4. 心理护理　多与患者沟通，了解中毒的原因，保守患者的秘密，加以疏导、教育。对服药自杀者，不宜让其单独留在病房内，加强看护，防止再度自杀。

5. 健康教育

(1) 向失眠者宣教导致睡眠紊乱的原因及避免失眠的常识，必须用药时要防止产生药物依赖性；长期服用大量催眠药的人，包括长期服用苯巴比妥的癫痫患者，不能突然停药，应在医生指导下逐渐减量后停药。

(2) 严格管理镇静药、催眠药处方的使用，加强药物的保管，特别是家庭中有情绪不稳定或精神不正常的人。

第五节　细菌性食物中毒的护理

细菌性食物中毒是食物中毒中最常见的一种类型，是因摄入被致病菌或其毒素污染的食物后引起的一系列临床症状。本病多发生于夏秋季节。

一、病因与中毒机制

(一) 病因

摄入被致病菌或其毒素污染的食物是中毒的主要原因。

(二) 中毒机制

1. 感染型　病原菌随食物进入肠道，附着于肠黏膜或侵入黏膜及黏膜下层，引起肠黏膜充血，白细胞浸润、水肿、渗出等炎性病理变化，并产生胃肠道症状。有些细菌进入黏膜固有层后可被吞噬细胞吞噬或杀灭，大量死亡的病原菌释放出内毒素，可引起发热及全身症状。

2. 毒素型

(1) 肠毒素：某些病原菌污染食物后，在食物中迅速生长繁殖并产生引起急性胃肠道炎性反应的肠毒素，其随食物进入肠道后主要作用于小肠，可以激活黏膜细胞膜上的腺苷酸环化酶，引起细胞内环磷酸腺苷升高，从而导致细胞对 Na^+、水吸收抑制和对 Cl^- 分泌亢进，使 Na^+、水、Cl^- 在肠腔滞留而导致腹泻。

(2) 神经毒素型：肉毒梭状芽胞杆菌可产生外毒素，其是一种强烈的神经毒素，经小肠吸收入血，作用于外周神经 - 肌肉接头等处，阻止胆碱能神经末梢释放乙酰胆碱，使神经 - 肌肉冲动传递障碍，导致肌肉麻痹和瘫痪。

(3) 溶血毒素型：副溶血性弧菌在肠道生长繁殖，并产生耐热性溶血毒素，可以导致肠黏膜坏死及中性粒细胞浸润，引起洗肉水样便。

3. 混合型　某些病原菌进入胃肠道，除侵入肠黏膜引起炎性反应外，还可以产生肠毒素，其两者协同作用产生中毒症状即为混合型。

二、病情评估

(一) 中毒史

1. 了解有无食用细菌污染的食物或饮料史。

2. 询问进食情况、进餐时间和同时进餐者有无同样的症状。

(二) 临床表现

由于引起细菌性食物中毒的细菌种类多种多样，就会导致临床表现各有不同，病情的轻重也会有所差异。但是都具备急性胃肠炎的症状，一般餐后少则半小时、多则 48 小时就可发病，表现为腹痛、恶心、呕吐、腹泻、食欲减退等，腹泻，一天几次至几十次不等，个别的便中有脓血、黏液等。还有怕冷、发热、乏力等，部分患者出现神经系统症状，如头痛、瞳孔散大、视力模糊、吞咽及呼吸困难等，中毒严重者可因腹泻引起休克或脏器功能衰竭而死亡。

临床上常见一些食物中毒的患者，开始就医时，胃肠症状不很明显，仅有发冷、发热、头疼、乏力等，易与普通感冒相混淆，所以一定要注意鉴别。对于先后发病，症状大体相同，又曾食用过同一种食品的人群，应高度怀疑是食物中毒。

（三）辅助检查

取可疑食物、患者呕吐物或排泄物进行细菌分离培养、菌种鉴定、毒素鉴定及血清学鉴定。

三、救治与护理

（一）救治原则

1. 停止继续摄入原先食过的可疑食品。

2. 催吐洗胃以清除尚未吸收的毒物　对于食用可疑食物而无呕吐及腹泻者，立即催吐洗胃，然后用活性炭25～35g加水50ml配成混悬液口服，并用硫酸镁15～30g口服导泻，必要时通过插胃管洗胃。

3. 维持水电解质平衡　能口服的患者鼓励多喝糖盐水，不能口服者静脉滴注等渗葡萄糖溶液或生理盐水，注意纠正缺水并维持体液平衡。

4. 抗毒素血清治疗　应尽早对肉毒梭菌毒素食物中毒者予以多价肉毒抗毒素血清治疗，对于过敏试验阳性者进行脱敏注射。

5. 对症治疗　对腹痛明显者给予阿托品0.5mg肌内注射；对烦躁不安、抽搐频繁者给予地西泮10mg肌内注射；对于高热者给予物理降温，必要时给予静脉注射地塞米松5～10mg或氢化可的松50～100mg加入补液中；对于感染严重者，给予抗生素治疗。

（二）护理措施

1. 即刻护理　①仰卧位时头偏向一侧，可防止呕吐物或痰液阻塞气道保持呼吸道通畅；②尽快建立静脉通道。

2. 病情观察　观察患者的尿量、血压、进食量、口渴以及皮肤的弹性情况；观察呕吐及腹泻情况。收集残剩食物、呕吐物、排泄物送检。

3. 健康教育

(1) 做好防蝇灭蝇、灭蟑螂工作，防止食物被细菌污染。餐饮具和加工器皿严格清洗消毒，生熟食具分开放置。缩短剩余食物的低温贮存时间，使用前一定要加热。

(2) 加强禽畜类宰杀前后的普通检查。烹调肉食时，应炖熟煮烂。不吃生的虾、蟹或经盐腌制的蟹。

(3) 养成良好的卫生习惯，便后注意洗手，常剪指甲，尽量不直接用手抓取食品等。

第六节　急性乙醇中毒的护理

乙醇别名酒精，是无色、易燃、易挥发的液体，具有醇香气味，能与水和大多数有机溶剂混溶。一次饮入过量酒精或酒类饮料引起中枢神经系统由兴奋转入抑制的状态称为急性乙醇中毒或称急性酒精中毒。

一、病因与中毒机制

（一）病因

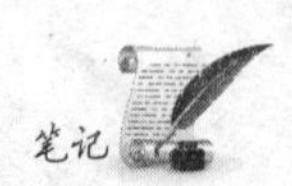

一次饮入过量酒精或酒类饮料是中毒的主要原因。

（二）中毒机制

1. 中枢神经系统的抑制作用　乙醇可迅速透过大脑神经细胞膜，并作用于膜上的某些酶而影响细胞功能。乙醇对中枢神经系统的抑制作用，剂量越大抑制越严重，小剂量出现兴奋作用。血中乙醇浓度增高，作用于小脑，引起共济失调，作用于网状结构，引起昏睡和昏迷，极高浓度乙醇抑制延髓中枢引起呼吸或循环衰竭。

2. 代谢异常　乙醇在肝细胞内代谢生成大量还原型烟酰胺腺嘌呤二核苷酸，使之与氧化型的比值增高，甚至可高达正常的2～3倍。相继发生乳酸增高、酮体蓄积导致的代谢性酸中毒以及糖异生受阻所致低血糖。

二、病情评估

（一）中毒史

1. 有一次性大量饮入含乙醇高的烈性酒或酒饮料史。

2. 询问饮酒的种类、饮用的量、饮用的时间、饮酒时的心情如何、平时的饮酒量以及是否服用了其他的药物。

（二）临床表现

症状轻重与饮酒量、个体敏感性有关。小儿乙醇中毒后很快进入昏睡，甚至发生惊厥，也可发生高热、休克、吸入性肺炎和颅内压升高等；老年人如肝脏功能较差，症状较重，死亡率较高。乙醇的中毒大约可分为三期，各期的界限不明显。

1. 兴奋期　身心愉快、外露、健谈、怒、悲、喜、静都可见，颜面潮红或苍白，呕吐物和呼气中有酒味，驾车易发生车祸。血乙醇浓度＞500mg/L。

2. 共济失调期　行动笨拙、步履蹒跚、言语不清、视物模糊、眼球震颤等表现。血乙醇浓度＞1500mg/L。

3. 昏睡期　颜面苍白、皮肤湿冷、口唇微紫、体温下降、瞳孔散大、呼吸慢并有鼾音，严重者导致呼吸或循环衰竭。血乙醇浓度＞2500mg/L。

知识拓展

慢性酒精中毒

长期酗酒可以造成多系统损害。Wernicke脑病是慢性酒精中毒常见的代谢性脑病，是维生素B_1缺乏导致的急症。临床表现为意识障碍（如谵妄）、眼肌瘫痪、外直肌麻痹、眼球震颤及平衡紊乱（前庭核受损）、共济失调（小脑皮质受损）等，如不及时抢救，病死率比较高。维生素B_1 100mg静脉推注对该病治疗效果较好。

（三）辅助检查

血清或者呼出气中乙醇浓度测定：对诊断、判断中毒轻重及评估预后有重要参考价值。

三、救治与护理

（一）救治原则

催吐洗胃，促进乙醇氧化，对抗中枢神经系统抑制，支持对症治疗。

1. 催吐洗胃　立即探咽催吐，继用温开水、盐水或2%的碳酸氢钠反复洗胃。

2. 促进乙醇氧化，使患者清醒　给予葡萄糖、胰岛素、维生素C静脉注射或肌注维生素B_1、B_6。

3. 应用纳洛酮对抗急性酒精中毒引起的中枢神经系统的抑制，常用0.4～0.8mg稀释后静脉注射。

4. 对症治疗　给予足够热量，复合维生素B等，防止肝损害；烦躁不安或过度兴奋者可用小剂量地西泮。

(二) 护理措施

1. 即刻护理　①保暖，维持体温；②维持重要脏器功能：呼吸抑制，严重昏迷者可用呼吸兴奋剂，并吸氧；兴奋期烦躁不安者，可用地西泮或水合氯醛。脑水肿者限制入水量，并注射利尿剂；低血压、休克者给予扩容，应用血管活性药物，纠正酸中毒。

2. 病情观察　①观察神志、呼吸和呕吐物的性状；②兴奋躁动着给予适当的约束；③对于共济失调患者应严格限制活动，以免摔伤或撞伤。

3. 健康教育

(1) 向公众进行酗酒有害身体的宣传：长期酗酒可造成营养缺乏，肝硬化等。

(2) 酒后驾车会导致人身公共安全的损害和财产的损失。

(3) 对酗酒严重者应与家属配合监督其戒酒。

第七节　百草枯中毒的护理

百草枯(paraquat，paraquation)是目前应用的除草剂之一，又名克芜踪、对草快，接触土壤后迅速失活。人类百草枯中毒死亡率高，国外为64%，国内有报道高达95%。

一、病因与中毒机制

(一) 病因

口服百草枯是主要的中毒原因。

(二) 中毒机制

百草枯属中等毒类，在酸性环境下性质稳定，在碱性环境下分解，进入人体后，迅速分布到全身各器官组织，以肺和骨骼中浓度最高，大部分5天内经肾由尿排出。百草枯对人体的毒性作用机制尚未完全阐明。目前一般认为，百草枯作为一种电子受体，作用于细胞内的氧化-还原过程，导致细胞膜脂质过氧化，引起以肺部病变类似于氧中毒损害为主的多脏器损害。病理改变：早期肺泡充血、水肿、炎症细胞浸润，晚期为肺间质纤维化。百草枯对皮肤、黏膜亦有刺激性和腐蚀性。人类百草枯中毒死亡率高。

二、病 情 评 估

(一) 中毒史

百草枯中毒绝大多数系口服所致，且常表现为多器官功能损伤或衰竭。

(二) 临床表现

最常见的受累脏器是肺、肝和肾。

1. 局部刺激反应　①皮肤接触部位发生接触性皮炎、皮肤灼伤，表现为暗红斑、水疱、溃疡等。②高浓度百草枯液污染指甲，指甲可出现褪色、断裂甚至脱落。③眼睛接触药物则引起结膜、角膜灼伤，并可形成溃疡。④经呼吸道吸入后，产生鼻、喉刺激症状并鼻出血等。

2. 呼吸系统　肺损伤是最严重和最突出的病变。小剂量中毒者早期可无呼吸系统症状，少数表现为咳嗽、咳痰、胸闷、胸痛、呼吸困难、发绀，双肺可闻及干、湿啰音。大剂量服毒者可在24～48小时内出现呼吸困难、发绀、肺水肿、肺出血，常在1～3天内因ARDS死亡。部分患者急性中毒控制后1～2周内可发生肺间质进行性纤维化，再次出现进行性呼吸困难，最终导致呼吸衰竭死亡。

3. 消化系统　口服中毒者有口腔、咽喉部烧灼感。舌、咽、食管及胃黏膜糜烂、溃疡，出现吞咽困难、恶心、呕吐、腹痛、腹泻，甚至呕血、便血和胃肠穿孔。部分患者于中毒后2～3

天出现肝区疼痛、肝大、黄疸、肝功能异常等中毒性肝病表现。

4．泌尿系统　中毒后2～3天可出现尿频、尿急、尿痛和尿常规异常，血肌酐和尿素氮升高，严重者发生急性肾衰竭。

5．中枢神经系统　表现为头晕、头痛、幻觉、抽搐、昏迷等。

6．其他　可有发热、心肌损害、贫血、纵隔及皮下气肿等。

（三）辅助检查

血清百草枯检测有助于判断病情的严重程度和预后，所采样本必须是患者摄入百草枯4小时后的血样，样本保存在塑料试管内，不能用玻璃试管。如血中百草枯浓度超过30mg/L，则预后极差。尿液检测（碱性和硫代硫酸钠）阴性时可摄入百草枯6小时后再次检测。

（四）病情判断

1．轻型　摄入量<20mg/kg，无临床症状或仅有口腔黏膜糜烂、溃疡，可出现呕吐、腹泻。

2．中-重型　摄入量>20mg/kg，部分患者可存活，但多数患者2～3周内死于肺功能衰竭。服后立即呕吐，数小时内出现口腔和喉部溃疡、腹痛、腹泻，1～4天内出现心动过速、低血压、肝损害、肾衰竭，1～2周内出现咳嗽、咯血、胸腔积液，随着肺纤维化出现，肺功能进行性恶化。

3．暴发性　摄入量>40mg/kg，多数于中毒1～4天内死于多器官功能衰竭。口服后立即呕吐，数小时到数天内出现口腔咽喉部溃疡、腹痛、腹泻、胰腺炎、中毒性心肌炎、肝肾衰竭、抽搐、昏迷甚至死亡。

三、救治与护理

（一）救治原则

急性百草枯中毒目前尚无特效解毒剂，治疗以减少毒物吸收、促进体内毒物清除和对症支持治疗为主。

（二）护理措施

1．现场急救　一经发现，即给予催吐并口服白陶土悬液，或者就地取材用泥浆水100～200ml口服。

2．减少毒物吸收　尽快脱去污染的衣物，用肥皂水彻底清洗被污染的皮肤、毛发。眼部收污染时立即用流动清水持续冲洗15分钟以上。用白陶土洗胃后口服药用炭或15%的漂白土等吸附剂以减少毒物的吸收，继之用20%甘露醇（250ml加等量水稀释）或33%硫酸镁溶液100ml口服导泻。由于百草枯有腐蚀性，洗胃时应避免动作过大导致食管或胃穿孔。

3．促进毒物排泄　除常规输液、应用利尿剂外，最好在患者服毒后6～12小时内进行血液灌流或血液透析，血液灌流对毒物的清除率是血液透析的5～7倍。如果患者血中百草枯浓度超过30mg/L，则预后极差。

4．防止肺损伤和肺纤维化　及早按医嘱给予自由基清除剂，如维生素C、维生素E、还原性谷胱甘肽、茶多酚等。早期应用大剂量肾上腺糖皮质激素，可延缓肺纤维化的发生，降低百草枯和中毒的死亡率。中到重度中毒患者可使用环磷酰胺。高浓度氧气吸入，会加重肺损伤，故仅在氧分压<40mmHg或出现ARDS时才使用浓度大于21%的氧气吸入，或使用呼气末正压通气给氧。肺损伤早期给予正压机械通气联合使用激素对百草枯中毒引起的难治性低氧血症患者具有重要意义。

5．对症与支持疗法　加强对口腔溃疡、炎症的护理，可应用冰硼散，珍珠粉等喷洒于口腔创面，促进愈合，减少感染机会。除早期有消化道穿孔的患者外，均应给予流质饮食，并给予质子泵抑制剂等以保护消化道黏膜，防止食管粘连、缩窄。应用质子泵抑制剂保护消化道黏膜。保护肝、肾、心脏功能，防止肺水肿，积极控制感染。出现中毒性肝病、肾衰竭时提示预后差，应积极给予相应的治疗措施。

（王继彦）

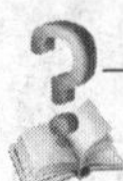

思考题

1. 简述急性中毒患者的救治原则。

2. 如何对一氧化碳中毒的患者进行紧急救护？

3. 男性，24 岁。与妻子吵架后，口服敌敌畏 60ml，3 小时后出现呕吐大汗，立即去医院就诊，给予洗胃治疗。症状好转后回家。两天后突然昏迷，急诊来院。体检：体温 38.1℃，脉搏 120 次 / 分，呼吸 18 次 / 分，血压 135/85mmHg，神志不清，双侧瞳孔缩小，大汗，流涎、牙关紧闭，血胆碱酯酶活力 15%。请思考：

（1）患者发生了什么情况？为什么？

（2）目前患者应采取哪些护理措施？

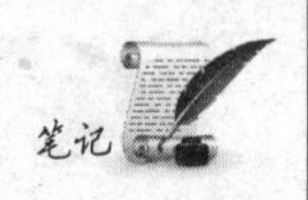

第十章　环境及理化因素损伤的救护

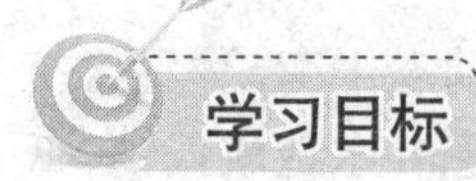

学习目标

1. 掌握中暑、淹溺、电击伤的概念、救治原则和护理措施。
2. 熟悉中暑、淹溺、电击伤的病情评估。
3. 了解中暑、淹溺、电击伤的发病原因和发病机制。
4. 具有救死扶伤的精神、争分夺秒的抢救意识和反应敏捷、动作迅速的能力。

环境及理化因素损伤所涉及的疾病种类多，其中中暑、淹溺和电击伤是三种常见的环境及理化因素损伤，其发病的共同特点是致病因子均为外界环境中的物理因子，既往健康的人遭遇此类损伤也会很快出现危及生命的病理生理变化，因此这三种损伤均属于环境性急诊(environmental emergency)。

第一节　中　暑

导入情景

情景描述：

一位某高校学生连续多日参加学校的军事训练，最后以“多汗、疲乏、无力、眩晕、恶心、呕吐、头痛2小时”为主诉急诊入院。

请思考：

1. 考虑该学生最可能发生了什么情况？
2. 为进一步明确诊断，需要哪些检查？
3. 针对该学生的紧急处理措施有哪些？

中暑(heat illness)是在暑热天气、湿度大和无风的高温环境下，由于体温调节中枢功能障碍、汗腺功能衰竭和水电解质丧失过多而引起的以中枢神经和(或)心血管功能障碍为主要表现的急性临床综合征，又称急性热致疾患(acute heat illness, heat emergency, heat injury)。根据临床症状轻、重分为先兆中暑、轻度中暑和重度中暑。重度中暑根据发病机制和临床表现分为热痉挛(heat cramp)、热衰竭(heat exhaustion)和热射病(heat stroke)3种类型。其中以热射病为最严重。

一、病因与发病机制

(一) 病因

中暑的病因可概括为机体产热增加、散热减少和热适应能力下降等因素。

1. 产热增加　在高温或高辐射环境下从事长时间体力劳动或运动强度大，机体产热增加，容易发生热蓄积，如果没有足够的防暑降温措施，就容易发生中暑。

2. 散热减少　在高温、高湿、高辐射和通风不良的环境，穿紧身或透气不良的衣裤下从事重体力劳动，均使机体散热减少，造成热量蓄积易发生中暑。

3. 热适应能力下降　热负荷增加时，机体会产生应激反应，通过神经内分泌的各种反射调节来适应环境变化，维持正常的生命活动，当机体这种调节能力下降时，对热的适应能力下降，机体容易发生代谢紊乱而发生中暑。

（二）发病机制

正常人体在下丘脑体温调节中枢的控制下，体内产热与散热处于动态平衡，体温维持在37℃左右。高温环境可使机体大量出汗，当机体以失盐为主或只注意补水造成低钠、低氯血症，使细胞外液渗透压降低，水进入细胞内，导致肌细胞水肿，引起肌肉疼痛或痉挛，发生热痉挛。大量液体丧失会导致失水、血液浓缩、血容量不足，若同时发生血管舒缩功能障碍，易发生因外周循环衰竭而致低血容量性休克。如果得不到及时治疗，可导致脑部供血不足和心血管功能不全，发生热衰竭。当外界环境温度增高，机体散热绝对或相对不足，汗腺疲劳，引起体温调节中枢功能障碍，致体温急剧增高，可高达40～42℃。持续的高热使中枢神经系统的损伤变为不可逆性，同时重要脏器也随之损伤，导致心脏排血量急剧下降，而发生循环衰竭，继而发生热射病。

二、病情评估

1. 中暑史　重点询问患者有无引起机体产热增加、散热减少或热适应不良的原因存在，如有无在高温环境中长时间工作、未补充水分或含盐饮料等病因存在。

2. 临床表现

（1）先兆中暑：在高温环境下工作一段时间后，出现大汗、口渴、头晕、头痛、注意力不集中、耳鸣、眼花、胸闷、心悸、恶心、四肢无力、体温正常或略升高。如及时脱离高温环境，转移到阴凉通风处休息，补充水、盐，短时间即可恢复。

（2）轻度中暑：除上述先兆中暑症状加重外，体温升至38℃以上，出现面色潮红，大量出汗，皮肤灼热等表现；或出现面色苍白、四肢湿冷、血压下降、脉搏增快等早期周围循环衰竭的表现。如进行及时有效处理，常常于数小时内恢复。

（3）重度中暑：除上述轻度中暑症状加重外，伴有高热、痉挛、晕厥和昏迷。包括热痉挛、热衰竭和热射病三型。

1）热痉挛：多见于健康青壮年人。在高温环境下进行剧烈劳动，大量出汗后出现肌肉痉挛性、对称性和阵发性疼痛，持续约3分钟后缓解，常在活动停止后发生。肌痉挛多发生在四肢肌肉、咀嚼肌和腹直肌，最常见于腓肠肌，也可因腹直肌、肠道平滑肌痉挛引起急腹痛。体温无明显升高。症状的出现可能与严重体钠缺失和过度通气有关。热痉挛也可为热射病早期表现。

2）热衰竭：此型最常见，多见于老年人、儿童和慢性疾病患者。在严重热应激时，由于体液和体钠丢失过多、补充不足导致周围循环衰竭。表现为多汗、疲乏、无力、眩晕、恶心、呕吐、头痛等。有明显脱水征，如心动过速、直立性低血压或晕厥。出现呼吸增快、肌痉挛。体温可轻度升高，无明显中枢神经系统损害表现。热衰竭可以是热痉挛和热射病的中间过程，如不治疗可发展为热射病。

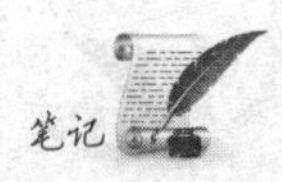

3）热射病：主要表现为高热（直肠温度≥41℃）和意识障碍。早期受影响的器官依次为脑、肝、肾和心脏。临床上根据发病时患者所处状态和发病机制分为劳力型热射病和非劳力型热射病。热射病是中暑最严重的类型，其病死率与温度的上升相关，老年人和有基础疾病的患者病死率高于普通人群。

3. 辅助检查　血常规外周血白细胞总数增高，以中性粒细胞增高为主。尿常规可有不同程度的蛋白尿、血尿、管型尿改变。严重病例常出现肝、肾、胰脏和横纹肌损害的实验室改变。尿液分析有助于发现横纹肌溶解和急性肾衰竭。血清电解质可有高钾、低钠、低氯血症。血尿素氮、血肌酐升高提示肾功能损害。有凝血功能异常时，应考虑DIC。

4. 病情判断　根据病史和临床表现可判断患者是否发生中暑。但重度中暑应与脑膜炎、脑血管意外、脓毒血症、甲状腺危象、伤寒及中毒性痢疾等疾病相鉴别。

三、救治与护理

救治原则为尽快使患者脱离高温环境、迅速降温和保护重要脏器功能。

（一）现场救护

1. 脱离高温环境　迅速将患者转移到通风良好的阴凉处或20～25℃房间内，帮助患者松解或脱去外衣，平卧休息。

2. 迅速降温　轻症患者可反复用冷水擦拭全身，直至体温低于38℃。可应用扇子、电风扇或空调帮助降温，口服含盐清凉饮料或淡盐水，体温持续在38.5℃以上者可口服水杨酸类解热药物。降温以患者感到凉爽舒适为宜。

一般先兆中暑和轻度中暑的患者经现场救护后均可恢复正常，但对疑为重度中暑者，应立即转送医院。

（二）院内救护

1. 降温　迅速降温是抢救重度中暑的关键，降温速度决定患者预后。通常应在1小时内使直肠温度降至38℃左右。

(1) 物理降温：物理降温可采用环境降温、体表降温（局部降温和全身降温）和体内降温。

(2) 药物降温：药物降温必须与物理降温同时使用。

2. 对症处理

(1) 保持呼吸道通畅：吸痰、吸氧。

(2) 纠正水、电解质及酸碱平衡紊乱：四肢肌肉抽搐者或有痉挛性疼痛者，在补钠的基础上可缓慢静脉注射10%葡萄糖酸钙10～20ml。发生早期循环衰竭的患者，可酌情输入5%葡萄糖盐水1500～2000ml，但速度不宜过快，并加强观察，以防发生心力衰竭。

(3) 及时发现和防治器官功能不全：防治急性肾、肝、心脏功能不全，脑水肿、DIC等并发症。

（三）护理措施

1. 即刻护理　环境通风凉爽；卧床休息；饮食以清淡为宜，以半流质为主。要保持呼吸道通畅，休克患者采取中凹卧位，头偏向一侧，及时清除鼻咽分泌物，防止误吸引起窒息，必要时准备机械通气治疗。

2. 保持有效降温

(1) 环境降温：将患者安置在20～25℃空调房间内，以增加辐射散热。

(2) 体表降温：①局部降温：可采用冰袋和冰帽进行头部降温。②全身降温：可采用冰毯、冰水或酒精擦拭、冰水浴等方法。老年人、新生儿、昏迷、休克、心力衰竭、体弱或伴心血管基础疾病者，不能耐受4℃冰水浴，应禁用。必要时可选用15℃冷水浴或凉水淋浴。

(3) 体内中心降温：适用于重度中暑、体外降温无效者。用冰盐水200ml注入胃内或灌肠；或用4℃ 5%葡萄糖盐水1000～2000ml静脉滴注，开始滴注速度应稍慢，30～40滴/分，患者适应低温后再增快速度，但应密切观察，以免发生急性肺水肿。有条件者可用低温透析液（10℃）进行血液透析。

3. 密切观察病情变化

(1) 降温效果的观察：①降温过程中应密切监测体温，根据体温变化调整降温措施。②观察末梢循环情况，以确定降温效果。无论何种降温方法，只要体温降至38℃左右即可考虑终止降温，防止体温再度回升。③如有呼吸抑制、深昏迷、血压下降则停用药物降温。

(2) 并发症的监测观察：①监测生命体征、神志、瞳孔的变化。②监测血流动力学的变化、凝血酶原时间、血小板计数和纤维蛋白原。③监测水、电解质失衡。④监测重要脏器功能状况。

(3) 伴随症状的观察：如是否伴有寒战、大汗、咳嗽、呕吐、腹泻、出血等，以协助明确诊断。

4. 加强基础护理　做好口腔和皮肤的护理，预防发生口腔感染和压疮等。

5. 健康教育　加强防暑降温知识的宣传，老人、产妇、体弱患者对高温耐受差，尤其注意防暑，出现症状及时治疗；在高温环境下工作大量出汗，注意补充含盐的饮料。

第二节　淹　溺

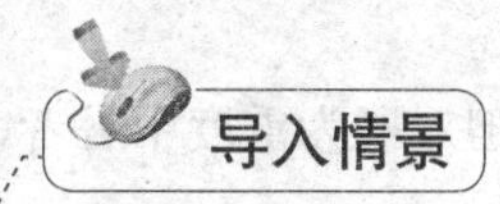

情景描述：

一位16岁男孩在海边游泳时不慎溺水，被人救起来，发现呼吸急促，腹部膨隆，四肢冰冷。

请思考：

1. 在事故现场该如何进行救护？
2. 该男孩转到医院后该如何救护？

淹溺是意外死亡的常见原因之一。在我国，淹溺是伤害致死的第三位原因。约90%淹溺者发生于淡水，其中50%发生在游泳池。淹溺（drowning）又称溺水，是人淹没于水或其他液体中，由于液体、污泥、杂草等物堵塞呼吸道和肺泡，或反射性喉痉挛，引起窒息和缺氧。若抢救不及时可造成呼吸和心搏骤停而死亡。从水中救出后暂时性窒息，尚有大动脉搏动者称为近乎淹溺（near drowning）。淹溺后窒息合并心脏停搏者称为溺死（drown）。

一、发病机制

人淹没于水中后，本能地出现反射性屏气和挣扎，避免水进入呼吸道。但由于缺氧，被迫深呼吸，从而使大量水进入呼吸道和肺泡，阻滞气体交换，加重缺氧和二氧化碳潴留，造成严重缺氧、高碳酸血症和代谢性酸中毒。

根据发生机制，淹溺可分两类：干性淹溺和湿性淹溺。

1. 干性淹溺　指人入水后，因受强烈刺激（惊慌、恐惧、骤然寒冷等），引起喉痉挛导致窒息，呼吸道和肺泡很少或无水吸入，约占淹溺者的10%左右。

2. 湿性淹溺　指人入水后，喉部肌肉松弛，吸入大量水分充塞呼吸道和肺泡发生窒息，患者数秒钟后神志丧失，发生呼吸、心搏骤停。湿性淹溺约占淹溺者的90%左右。

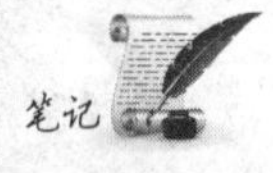

根据浸没的介质不同，分为淡水淹溺和海水淹溺两种类型（表10-1）。

1. 淡水淹溺　一般江、河、湖、池中的水渗透压低，属于淡水。人体浸没淡水后，水进入呼吸道后影响通气和气体交换，水损伤气管、支气管和肺泡壁的上皮细胞，并使肺泡塌陷萎缩，进一步阻滞气体交换，造成全身严重缺氧；低渗性液体很快通过呼吸道、肺泡进入血液循环，血容量剧增可引起肺水肿和心力衰竭，并可稀释血液，引起低钠、低氯和低蛋白血症。低渗液体使红细胞肿胀、破裂，发生溶血，出现高钾血症和血红蛋白血症。过量的血红蛋白堵塞肾小管引起急性肾衰竭。高钾血症可使心脏骤停。

2. 海水淹溺　海水含3.5%氯化钠及大量的钙盐和镁盐，为高渗性液体。因此，吸入海水其高渗压使血管内的液体或血浆大量进入肺泡内，引起急性肺水肿、血容量降低、血液浓缩、低蛋白血症、高钠血症，发生低氧血症。此外，海水对肺泡上皮细胞和肺毛细血管内皮细胞的化学损伤作用更易促使肺水肿的发生。高钙血症可导致心律失常，甚至心脏停搏。高镁血症可抑制中枢和周围神经，导致横纹肌无力、扩张血管和降低血压。

表10-1　海水淹溺与淡水淹溺的病理改变特点比较

	海水淹溺	淡水淹溺
血容量	减少	增加
血液性状	血液浓缩	血液稀释
红细胞损害	很少	大量
血浆电解质变化	高血钠、高血钙、高血镁	低钠血症、低氯血症和低蛋白血症、高钾血症
心室颤动	极少发生	常见
主要致死原因	急性肺水肿、急性脑水肿、心力衰竭	急性肺水肿、急性脑水肿、心力衰竭、心室颤动

此外，如不慎跌入粪池、污水池和化学物贮槽时，可附加腐生物和化学物的刺激、中毒作用，引起皮肤和黏膜损伤、肺部感染以及全身中毒。

二、病情评估

1. 淹溺史　应向淹溺者的陪同人员详细了解淹溺发生的时间、地点和水源性质以及现场施救情况，以指导急救。

2. 临床表现　淹溺患者表现为神志丧失、呼吸停止及大动脉搏动消失、处于临床死亡状态。近乎淹溺患者的临床表现个体差异较大，与溺水持续时间长短、吸入水量、吸入水的性质及器官损害范围有关。

(1) 症状：近乎淹溺者可有头痛或视觉障碍、剧烈咳嗽、胸痛、呼吸困难、咳粉红色泡沫样痰。海水淹溺者口渴感明显，最初数小时可有寒战、发热。

(2) 体征：皮肤发绀，颜面肿胀，球结膜充血，口鼻充满泡沫或泥污。近乎淹溺者常出现精神状态改变，烦躁不安，抽搐、昏迷和肌张力增高。呼吸表浅、急促或停止。肺部可闻及干湿性啰音，偶尔有喘鸣音。心律失常、心音微弱或消失。腹部膨隆，四肢厥冷。有时可伴头、颈部损伤。

3. 辅助检查

(1) 血、尿检查：淹溺者常有白细胞轻度增高，淡水淹溺者可出现血液稀释或红细胞溶解，出现低钠、低氯血症，血钾升高，血和尿中出现游离血红蛋白。海水淹溺者出现血液浓缩，轻度高钠血症或高氯血症，可伴血钙、血镁增高。重者出现DIC的实验室检测指标异常。

(2) 动脉血气分析：约75%病例有明显混合型酸中毒；几乎所有患者都有不同程度低氧血症。

(3) 心电图检查：常有窦性心动过速、非特异性ST段和T波改变，病情严重时出现室性心律失常、完全性心脏传导阻滞。

(4) X线检查：肺门阴影扩大和加深，肺间质纹理增粗，胸片常显示斑片状浸润，有时出现典型肺水肿征象。约20%病例胸片无异常发现。疑有颈椎损伤时，应进行颈椎X线检查。

4. 病情判断　有确切的淹溺史，和(或)伴有下列症状，如面部肿胀、四肢厥冷、呼吸和心跳微弱或停止；口、鼻充满泡沫或污泥；腹部膨隆，胃内充满水呈胃扩张，即可诊断为淹溺。

三、救治与护理

救护原则为迅速将患者救离水中，立即恢复有效通气，实施心肺复苏，根据病情对症处理。

(一) 现场救护

1. 迅速将淹溺者救出水面(救上岸)　施救者应镇静，尽可能脱去衣裤，尤其要脱去鞋靴，迅速游到淹溺者附近。抢救者应从淹溺者背后接近，一手托着他的头或颈，将面部托出水面，或抓住腋窝仰游，将淹溺者救上岸。救护时应防止被淹溺者紧紧抱住。

2. 保持呼吸道通畅　淹溺者一救出水面，对无反应、无呼吸或昏迷应立即实施心肺复苏，心肺复苏操作程序按开放气道、人工呼吸和胸外心脏按压三个步骤。清醒者应先作倒水处理，保持呼吸道通畅。

(1) 倒水处理：选用下列方法迅速倒出淹溺者呼吸道、胃内积水。

1) 膝顶法：急救者一腿跪地，另一腿屈膝，将淹溺者腹部横置于急救者屈膝的大腿上，使头低位，然后用手平压背部，将水倒出[图10-1(1)]。

2) 肩顶法：急救者抱起淹溺者的腰、腹部，使背部朝上，头部下垂以倒出水[图10-1(2)]。

3) 抱腹法：急救者从淹溺者背后，双手抱住其腰腹部，使背部在上，头胸部下垂，抖动淹溺者，以倒出水[图10-1(3)]。

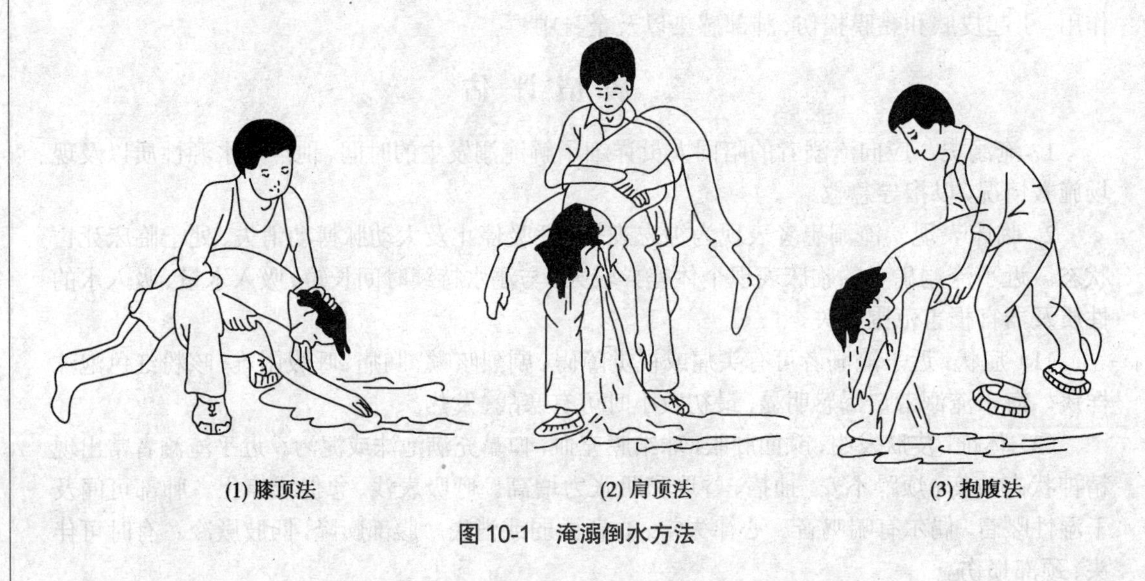

图10-1　淹溺倒水方法

注意事项：①倒水时间应在1分钟以内，避免因倒水时间过长而延误心肺复苏等措施的进行。②倒水时注意使淹溺者头胸部保持下垂位置，以利积水流出。

(2) 迅速清除异物：迅速清除口、鼻腔中的污物、污水、分泌物及其他异物，有义齿者取出义齿，并将舌拉出，对牙关紧闭者，可先捏住两侧颊肌然后再用力将口启开，松解领口和紧裹的内衣和腰带，保持呼吸道通畅。

3. 迅速转运　迅速转送医院，途中不断救护；搬运患者过程中注意有无头、颈部损伤和其他严重创伤，怀疑有颈部损伤者要予颈托保护。

(二) 院内救护

1. 维持呼吸、循环功能　给予高流量吸氧，根据情况行气管插管并予机械通气，必要时行气管切开。患者心跳恢复后，常有血压不稳定或低血压状态，监测预防低血容量的发生。

2. 防治低体温　对于冷水淹溺者及时复温对预后非常重要。可酌情采用体外或体内复温措施。

3. 纠正低血容量、水电解质和酸碱失衡　淡水淹溺者，应适当限制入水量，及时应用脱水剂防治脑水肿，适量补充氯化钠溶液、浓缩血浆和白蛋白。海水淹溺者，需及时补充液体，可用葡萄糖溶液、低分子右旋糖酐、血浆，严格控制氯化钠溶液，注意纠正高钾血症及酸中毒。

4. 对症处理　积极防治肺部感染、脑水肿、急性肾衰竭等并发症的发生；及时处理骨折和外伤。

（三）护理措施

1. 即刻护理　①迅速将患者安置于抢救室内，换下湿衣裤，注意保暖。②给予高流量吸氧，保持呼吸道通畅，根据情况行气管插管并予机械通气。③建立静脉通路。

2. 输液护理　对淡水淹溺者，应严格控制输液速度，从小剂量、低速度开始，防止短时间内进入大量液体，加重血液稀释和肺水肿。对海水淹溺者出现血液浓缩症状的应及时按医嘱输入5%葡萄糖和血浆液体等，切忌输入生理盐水。

3. 复温护理　复温方法包括：①被动复温：覆盖保暖毯或将患者置于温暖环境；②主动复温：应用热水袋、热辐射等加热装置进行体外复温，有条件者可采用体内复温法，如采用加温加湿给氧、加温静脉输液（43℃）等方法。复温速度要求稳定、安全，不能太快，使患者体温恢复到30～32℃即可。但重度低温患者复温速度应加快。

4. 密切观察病情变化　观察生命体征、心律和意识的变化；监测尿液的颜色、量、性状，准确记录出入量；观察有无咳痰，痰液的颜色、性状等；有条件者行中心静脉压（CVP）监测。

5. 做好心理护理　向患者解释各项护理措施的目的，消除焦虑与恐惧心理，使其能积极配合；对自杀淹溺的患者应尊重其隐私，注意正确引导，提高其心理承受能力，同时做好其家属的思想工作，协同帮助患者消除自杀念头。

6. 健康教育　对从事水上或水中活动者应经常进行游泳和水上自救和互救技能培训；水上运动前不要饮酒；在农村，外出洗澡或游泳前应对所去的水域情况有所了解；小孩外出洗澡或游泳时应有家长陪伴。

第三节　电　击　伤

电击伤（electrical injury），俗称触电，是指一定量的电流通过人体引起全身或局部的组织损伤和功能障碍，甚至发生心搏和呼吸骤停。电击伤可以分为超高压电或雷击伤、高压电伤和低压电伤3种类型。

一、病因与发病机制

（一）病因

1. 人体直接接触电源　如电动机、变压器等电器设备不检修，不装接地线；不懂安全用电知识，自行安装电器；家用电器漏电而手直接接触开关等。

2. 电流或静电电荷经空气或其他介质电击人体　因台风、火灾、地震、房屋倒塌等使高压线断后掉在地上，在高压电和超高压电场中，10m内都有电击伤的危险；在大树下避雷雨，衣服被淋湿后更易被雷击。

（二）发病机制

电击伤主要发病机制是组织缺氧。人体作为导电体，在接触电流时，即成为电路中的一部分。电击通过产热和电化学作用引起人体器官生理功能障碍（如抽搐、心室颤动、呼吸中枢麻痹或呼吸停止等）和组织损伤。电击伤对人体的危害与接触电压高低、电流强弱、电流类型、频率高低、电流接触时间、接触部位、电流方向和所在环境的气象条件都有密切关系。

1. 电流类型　同样电压下，交流电比直流电的危险性大3倍。交流电能使肌肉持续抽搐，能"牵引住"接触者，使其脱离不开电流，因而危害性较直流电大。

2. 电流强度　一般而论，通过人体的电流越强，对人体造成的损害越重，危险也越大。

3. 电压高低　电压越高，流经人体的电流量越大，机体受到的损害也越严重。

4. 电阻大小　在一定电压下，皮肤电阻越低，通过的电流越大，造成的损伤越大。

5. 电流接触时间　电流对人体的损害程度与接触电源时间成正比。

6. 通电途径　电流通过人体的途径不同，对人体造成的伤害也不同。

二、病情评估

1. 触电史　具有直接或间接接触带电物体的病史。

2. 临床表现　轻者仅有瞬间感觉异常，重者可致死亡。

(1) 全身表现：①轻型：表现为精神紧张、表情呆滞、面色苍白、四肢软弱、呼吸及心跳加速。敏感的患者可发生晕厥、短暂意识丧失。②重型：表现为神志清醒患者有恐惧、心悸和呼吸频率快；昏迷患者则出现肌肉抽搐、血压下降、呼吸由浅快转为不规则以至停止，心律失常，很快导致心搏骤停。

(2) 局部表现：主要表现为电流通过的部位出现电灼伤。①低压电引起的灼伤：伤口小，呈椭圆形或圆形，焦黄或灰白色，干燥，边缘整齐，与正常皮肤分界清楚，一般不损伤内脏。如有衣服点燃，可出现与触电部位无关的大面积烧伤。②高压电引起电烧伤：烧伤面积不大，但可深达肌肉、血管、神经和骨骼，有"口小底大，外浅内深"的特征；肌肉组织常呈夹心性坏死；电流可造成血管壁变性、坏死或血管栓塞，从而引起继发性出血或组织的继发性坏死。

(3) 并发症：可有短期精神异常、心律失常、肢体瘫痪、继发性出血或血供障碍、局部组织坏死继发感染、急性肾功能障碍、内脏破裂或穿孔、周围性神经病、永久性失明或耳聋等。孕妇电击后常发生死胎、流产。

3. 辅助检查　早期可出现肌酸磷酸激酶（CPK）及其同工酶（CK-MB）/乳酸脱氢酶（LDH）、丙氨酸转氨酶（ACT）的活性增高。尿液检查可见血红蛋白尿或肌红蛋白尿。

三、救治与护理

救治原则为迅速脱离电源，分秒必争地实施有效的心肺复苏及心电监护。

（一）现场救护

1. 迅速脱离电源　根据触电现场情况，采用最安全、最迅速的办法脱离电源。

(1) 切断电源：拉开电源闸刀或拔除电源插头。

(2) 挑开电线：应用绝缘物和干燥的木棒、竹竿、扁担等将电线挑开。

(3) 拉开触电者：施救者可穿胶鞋，站在木凳上，用干燥的绳子、围巾或干衣服等拧成条状套在触电者身上拉开触电者。

(4) 切断电线：如在野外或远离电源掣以及存在电磁场效应的触电现场，施救者不能接近触电者，不便将电线挑开时，可用干燥绝缘的木柄刀、斧或锄头等物将电线斩断，中断电流，并妥善处理残端。

2. 防止感染　现场应保护好电烧伤创面，防止感染。

3. 轻型触电者　就地观察及休息1～2小时，以减轻心脏负荷，促进恢复。

4. 重型触电者　对心脏骤停或呼吸停止者，应立即实施心肺复苏术。

（二）院内救护

1. 维持有效呼吸　呼吸停止者应立即气管插管，给予呼吸机辅助通气。

2. 补液　低血容量性休克和组织严重电烧伤的患者，应迅速给予静脉补液，补液量较同等面积烧伤者要多。

3. 纠正心律失常　最严重的心律失常是心室颤动。心室颤动者应尽早给予除颤。

4. 创面处理　局部电烧伤与烧伤创面的处理相同。

5. 筋膜松解术和截肢　肢体受高压电热灼伤，大块软组织灼伤引起的局部水肿和小血管内血栓形成，可使电热灼伤远端肢体发生缺血性坏死。因而有时需要进行筋膜松解术，减轻灼伤部位周围压力，改善肢体远端血液循环。严重时可能需要做截肢手术。

6. 对症处理　预防感染，纠正水和电解质紊乱，抗休克，防治应激性溃疡、脑水肿、急性肾衰竭等。

（三）护理措施

1. 即刻护理　心脏骤停或呼吸停止者应立即实施心肺复苏术，应配合医生做好抢救，尽早尽快建立人工气道和机械通气。

2. 用药护理　尽快建立静脉通路，根据医嘱给予输液，恢复循环容量。应用抗生素后所造成的厌氧菌感染，应注射破伤风抗毒素预防发生破伤风。

3. 合并伤的护理　因触电后弹离电源或自高空跌下，常伴有颅脑伤、气胸、血胸、内脏破裂、四肢与骨盆骨折等合并伤。搬运过程注意保护颈部、脊柱和骨折处，配合医生做好抢救。

4. 严密观察病情变化　监测生命体征、心律失常、心肌损伤和肾功能情况。

5. 加强基础护理　保持患者局部伤口敷料的清洁、干燥、防止脱落。做好口腔和皮肤护理，预防发生口腔感染和压疮等。

6. 健康教育　教育患者出院后自我保健知识、普及安全用电知识，尤其应加强学龄前儿童和小学生的安全用电知识教育。

（杨丽全）

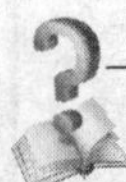

思考题

1. 简述先兆中暑与轻度中暑现场急救措施。
2. 简述中暑患者的护理措施。
3. 简述淹溺的分类及区别。
4. 简述淹溺患者的现场救护措施。
5. 简述电击伤患者的现场救护措施。
6. 男性，20岁，在高温环境中劳动4小时后突然觉得发热、头晕、头痛、随之呕吐多次，伴烦躁、意识模糊急诊入院。查体：T: 42℃（肛温），R: 28次/分，BP: 140/85mmHg，HR: 122次/分，律齐，瞳孔稍大，意识模糊、颈软，查体合作；颜面潮红，全身皮肤干燥无汗；两肺呼吸音粗；心电图检查无异常。请思考：

（1）考虑该患者最可能发生了什么情况？

（2）如何对该患者进行紧急救护？

（3）可采取哪些降温措施？

第十一章　危重症患者系统功能监测及护理

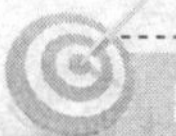

学习目标

1. 掌握各系统功能监测的方法、指标值的临床意义与护理监测重点。
2. 熟悉心血管、呼吸、神经、肾脏、消化、内分泌系统功能监测的目的与临床意义。
3. 了解各系统功能监测的的基本原理及监测配合要点。
4. 具有运用系统功能监测指标综合分析评估患者的脏器功能的能力。

危重症患者系统功能监测是指利用先进的、精密的医疗设备对危重症患者进行心血管系统、呼吸系统、神经系统、消化系统、内分泌系统、肾功能、动脉血气分析、水电解质与酸碱平衡状况等的动态监测，并根据所得监测数据进行综合分析，从而有效反映出危重症患者脏器功能和内环境状况，为临床诊断、预防、治疗及护理提供科学依据。

第一节　心血管系统功能监测

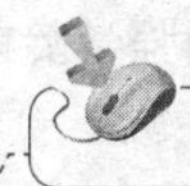

导入情景

情景描述：

男性，65岁，既往有冠心病病史10年。因心前区剧烈疼痛6小时入院。入院后诊断为急性心肌梗死，医嘱予以血流动力学监测。

请思考：

1. 无创监测与有创监测项目有哪些？
2. 有创动脉血压的监测方法有哪几种？
3. 中心静脉压正常值及监测方法是什么？
4. 如何做好有创压力监测的管道护理？

心血管系统功能监测主要反映心血管系统的功能状况，包括心脏、血管、血液、组织氧的供应与消耗及心脏电生理等方面的功能指标，为临床危重症患者的病情观察、临床救治与护理工作提供重要依据。心血管系统功能监测一般可分为无创血流动力学监测和有创血流动力学监测两类。本章主要介绍有创血流动力学监测。

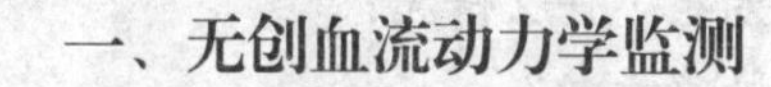

一、无创血流动力学监测

笔记

无创血流动力学监测是应用对组织器官没有机械性损伤的方法，经皮肤或黏膜等途径间接测出各项心血管功能的各项指标，使用安全方便，患者易于接受。

(一) 心率(heart rate, HR)监测

心率可通过心电监护仪器上的心率视听装置和脉搏搏动获得数据，显示为监护仪屏幕上的心率数值。正常成人安静时心律率在60～100次/分，随着年龄的增长而变化。

1. 心率监测的意义

(1) 判断心排血量：心率对心排血量影响很大，通过心率监测可判断心排血量，心排血量等于每搏输出量与心率的乘积。

(2) 计算休克指数：失血性休克时，心率的改变最为敏感，早期监测心率的动态改变对发现失血极为重要。休克指数=HR/SBP。血容量正常时，休克指数是0.5；休克指数是1时，提示失血量占血容量的20%～30%；休克指数大于1时，提示失血量占血容量的30%～50%。

(3) 估计心肌耗氧量：心率与心肌耗氧量的关系极为密切。心肌耗氧量与心率的快慢成正相关，心肌耗氧量＝心率×收缩压，正常值应小于12 000，若大于12 000提示心肌耗氧量增加。

2. 心率监测仪器的种类　有床边、中心心电监护仪和遥控心电监护仪。

(二) 心电图(electrocardiography, ECG)监测

心电监护是通过显示屏连续观察监测心脏电生理活动情况的一种无创的监测方法，可实时观察病情，提供可靠有价值的心电活动指标，对处理各种心率异常与心律失常具有重要的临床指导意义。

1. 临床意义

(1) 持续监测心率、心律变化，及时发现各种心律失常。

(2) 观察心电波形变化，诊断心肌损害、心肌缺血及电解质紊乱。

(3) 指导临床抗心律失常与其他影响心电活动治疗用药的依据。

(4) 急诊、ICU、手术室等急危重症患者的心电监护。

(5) 观察起搏器的功能。

2. 心电图监测分类

(1) 12导联或18导联心电图：利用心电图机进行描记而获得的心电图，12导联心电图有3个标准肢体导联是Ⅰ、Ⅱ及Ⅲ导联；3个加压肢体导联是aVR、aVL和aVF导联；6个胸导联是V_1、V_2、V_3、V_4、V_5、V_6导联。18导联心电图是在12导联心电图基础上增加了6个胸导联，是V_{3R}、V_{4R}、V_{5R}、V_7、V_8、V_9导联。

(2) 动态心电图：连续进行24～48小时的动态心电图监测，常用于心肌缺血的诊断、评估和心律失常监测。其心电异常只能通过回顾性分析，不能反映出即时的心电图变化，临床上不能用于危重症患者连续、实时的心电图监测。

(3) 心电示波监测：ICU最常用的心电图监测方法，通过心电监护仪连续、动态监测心电图的变化，对即时发现心电图异常起着非常重要的作用。由中心监护仪与多台床旁心电监护仪、计算机、打印机及心电图分析仪等构成心电监护系统。

3. 标准心电导联电极放置点

(1) 标准肢体导联：Ⅰ导联为左上肢(+)，右上肢(−)；Ⅱ导联为左上肢(+)，右上肢(−)；Ⅲ导联为左下肢(+)，左上肢(−)。属于双电极导联。

(2) 加压肢体导联：aVR、aVL与aVF导联探查电极分别置于右腕部、左腕部及左足部。属于单极导联。

(3) 胸前导联：导联V_1电极置于胸骨右缘第4肋间，V_2置放于胸骨左缘第4肋间，V_4置放于左侧锁骨中线与第5肋间相交处，V_3导联电极位于V_2与V_4的中点，V_5位于左侧腋前线与V_4同一水平，V_6位于左腋中线与V_4、V_5同一水平，V_7位于左腋后线与第5肋间相交处，V_8位于左肩胛线与第5肋间相交处，V_9位于第5肋间同水平脊柱左缘，V_{4R}位于右锁骨

中线与第 5 肋间相交处，V_{3R} 在 V_1 与 V_{4R} 的中点，V_{5R} 位于右腋后线与第 5 肋间相交处。属于单极导联。

4. 监护仪导联电极置放位置　相对于标准心电图导联而言，监护导联是一种模拟的、综合的导联形式。常用的心电监护仪有 3 个电极、4 个电极、5 个电极 3 种类型。每种电极都标有电极放置示意图，可具体参照执行。常用的综合监护导联有：

(1) 综合Ⅰ导联：心电图波形近似标准Ⅰ导联。左锁骨中点下缘(+)，右锁骨中点下缘(−)，无关电极置于剑突右侧。

(2) 综合Ⅱ导联：心电图波形近似于标准 V_5 导联。左腋前线第 4 肋间(+)，右锁骨中点下缘(−)，无关电极置于剑突右侧。

(3) 综合Ⅲ导联：心电图波形近似于标准Ⅲ导联。左腋前线第 5 肋间(+)，左锁骨中点下缘(−)，无关电极置于剑突右侧。

(三) 血压监测

血压是血管内血液对于单位面积血管壁产生的侧压力，可以反映心排血量和外周血管阻力，是衡量循环系统功能的重要指标。成人安静时血压的正常值 90～120/60～90mmHg，白天的血压比夜间要高。

1. 临床意义

(1) 实时反映心排血量、外周血管阻力、血容量的变化。

(2) 指导急诊情况下创伤、出血休克等疾病的判断。

(3) 观察血压的动态变化，指导临床用药。为治疗及护理提供临床依据。

(4) 急诊、ICU、手术室等急危重症患者的床边血压监护。

2. 血压监测仪器的种类　无创性动脉血压测量方法根据袖带充气方式的不同，可分为手动测量法和电子自动测量法两种。

(1) 手动测量法：包括水银汞柱式血压计及气压表式血压计测量法。

(2) 自动测量法：包括臂式血压计、腕式血压计、手指式血压计及床边心电监测仪式血压计 4 种测量方法。

3. 影响因素　包括心排血量、循环血容量、周围血管阻力、血管壁的弹性和血液黏滞度 5 个方面，血压袖带缠的过松或过紧、袖带长度过长或过短，手臂高度与心脏是否平行也会影响血压。

(四) 心排血量(cardio output, CO)监测

心排出量是指一侧心室每分钟射出的血液总量。CO 是反映心脏泵血功能的重要指标，对评价心功能、补液与药物治疗均具有重要意义。正常人左右心室的射血量基本相等。

1. 胸腔电生物阻抗法(thoracic electrical bioimpedance, TEB)　是采用生物电阻抗技术测量每个心动周期胸腔电阻抗值的变化，其改变主要与心脏、大血管血流的容积密切相关。通过公式计算可以得出 CO 的数值。可与计算机相连动态地监测 CO 的变化，该方法操作简单，使用安全，可长时间连续监测，现已成为一种实用的无创心功能监测方法。

2. 多普勒心排血量监测　是通过多普勒超声技术测量红细胞的移动速度来计算主动脉血流，计算出 CO，实现连续性的 CO 监测。根据超声探头置放位置不同可分为经食管和经气管两种途径。

(五) 血氧饱和度(SpO_2)监测(详见本章第二节“呼吸系统功能监测”)。

二、有创血流动力学监测

有创血流动力学监测是指经体表插入各种导管或监测探头进入动脉、静脉或心脏内，然后将导管与压力换能器相接将压力转换成电信号，利用监护仪或监测装置直接测定心血

管系统的各项功能指标。

(一) 动脉血压(arterial blood pressure, ABP)监测

有创动脉血压监测是将动脉导管置入动脉内，通过压力监测仪器进行实时连续的动脉内测压的方法。可反映每一心动周期的收缩压、舒张压和平均动脉压，通过动脉压波形与压力升高速率初步评估心脏功能。

1. 适应证　用于休克、重症疾病、严重的周围血管收缩、大手术或有生命危险手术患者的术中和术后监护、其他存在高危情况的危重症患者监护。

2. 影响血压的因素　影响动脉压的因素包括心排血量、循环血容量、周围血管阻力、血管壁的弹性和血液黏滞度等 5 个方面。血压能够反映心室后负荷、心肌耗氧量及周围血管阻力。

3. 动脉内置入导管的部位　常选用桡动脉、股动脉、腋动脉、肱动脉、足背动脉，首选桡动脉，其次为股动脉。

4. 动脉血压监测方法

(1) 用物准备：床边多功能监测仪器、动脉测压装置、换能器、动脉套管针、生理盐水、加压袋、管道固定装置等。

(2) 患者准备：向患者解释操作目的和意义，以取得其配合；检查尺动脉侧支循环情况，Allen 试验阴性者，可行桡动脉置管；前臂与手部常规备皮，范围约 2cm × 10cm，应以桡动脉穿刺处为中心。

(3) 动脉穿刺置管与测压：动脉置管成功后即可开始测压，将准备好的充满液体并排尽气体的压力传感器与动脉穿刺置管针连接，压力传感器的位置应与桡动脉测压点在同一水平线上(图 11-1)。

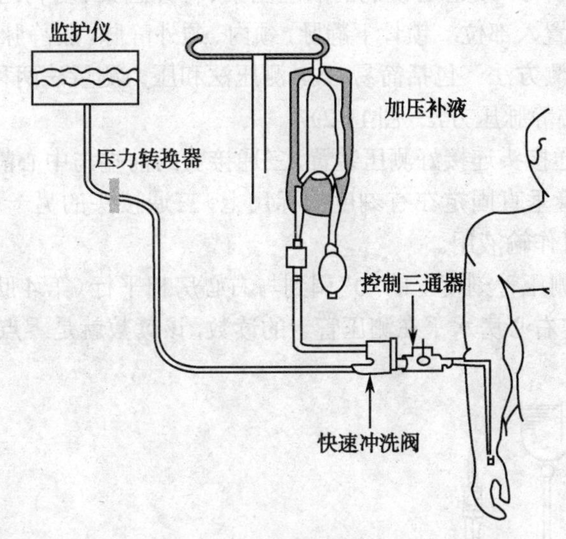

图 11-1　测压系统示意图

(4) 校正零点：按下监护仪上零点校正键，转动三通开关使压力传感器与大气相通，当监护仪上压力线在“0”处时，再转动三通开关使传感器与大气隔绝而与动脉相通，此时屏幕上即连续显示出所测收缩压、舒张压和平均压的数值与波形。患者体位和传感器的位置不变时，每 4～6 小时调试零点一次，体位变换或测得数值与病情不相符时，应相应调整传感器的位置并及时校正零点。

5. 血压监测的临床意义

(1) 收缩压(systolic blood pressure, SBP)：主要由心肌收缩力和心排血量决定，正常值

为90～120mmHg。收缩压的重要性在于克服各脏器临界关闭压，保护脏器的供血。人体重要脏器的临界关闭压为60～70mmHg，当收缩压低于此值时，脏器功能将受到影响。

（2）舒张压（diastolic blood pressure，DBP）：为心舒末期的动脉压的最低值，正常值为60～80mmHg。舒张压的重要性在于维持冠状动脉灌注压。

（3）脉压：即收缩压和舒张压的差值，正常值为30～40mmHg。

（4）平均动脉压（mean arterial blood pressure，MAP）：为一个心动周期中动脉血压的平均值，是反映脏器组织灌注的指标之一，MAP＝DBP＋1/3脉压或（2DBP＋SBP）×1/3。正常值为60～100mmHg。

6. 预防并发症

（1）局部出血血肿：穿刺失败及拔管后要有效地进行压迫止血，必要时局部用绷带加压包扎止血。

（2）远端肢体缺血：引起远端肢体缺血的主要原因是血栓形成，密切观察术侧远端手指的颜色与温度，发现肤色苍白、发凉及有疼痛感等异常变化时，应及时拔管。

（3）动脉内血栓形成：动脉置管时间长短与血栓形成呈正相关，在患者循环功能稳定后，应及早拔出。

（二）中心静脉压

中心静脉压（central venous pressure，CVP）是指右心房或胸腔内上、下腔静脉的压力。主要反映体内血容量、静脉回心血量、右心室充盈压力或右心功能的变化。

1. 适应证　①危重患者大手术前、后的监护；②各种类型的休克；③各种严重创伤、急性循环衰竭等危重症患者的监测；④指导临床输血、输液、血管活性药物等。

2. 影响中心静脉压的因素　中心静脉压受右心功能、循环血容量、静脉张力、胸腔内压力及心包腔内压力的影响。受患者疾病的病理因素、神经因素、药物因素等影响。

3. 中心静脉导管置入部位　锁骨下静脉，颈内、颈外静脉，股静脉；首选锁骨下静脉。

4. 中心静脉压监测方法　包括简易CVP测压法和压力测量法两种方法。

（1）简易监测中心静脉压方法（图11-2）

1）装置：利用三通接头连接好测压装置，三通接头的前端与中心静脉导管相连，尾端连接测压管，并将测压管垂直固定在有刻度的标尺上，三通接头的另一端与连接好输液的输液器相连，不测压时可作输液用。

2）零点调节：将测压管刻度上的“0”调到与右心房相平行（第4肋间腋中线水平）水平处，或者用水平仪标定右心房水平在测压管上的读数，该读数就是零点。

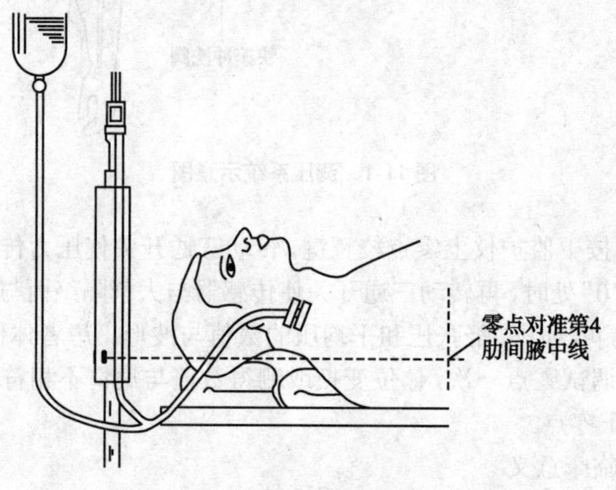

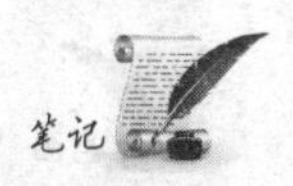
笔记

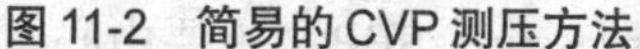
图11-2　简易的CVP测压方法

3）测压：转动三通，使输液管与测压管相通，液面在测压管内上升，液面要高于患者实际的 CVP 值，同时不能从上端管口流出；调节三通，关闭输液通路，使测压管与静脉导管相通，测压管内液面下降，当液面不再降时读数；调节三通，关闭测压管，开放输液通路或连接生理盐水冲管。

（2）压力换能器监测中心静脉压方法

1）装置：将一次性换能器套件连接生理盐水，排净管道内气体后，将压力传感器另一端连接中心静脉导管。

2）零点调节：压力换能器的零点应与右心房相平行（第 4 肋间腋中线水平）水平处，关闭换能器三通患者端，开放大气端。按监护仪上调零钮，仪器自动调定零点。监护仪显示“0”，表示调零结束。

3）测压：关闭换能器大气端，开放患者端。监测仪屏幕连续显示中心静脉压曲线变化和中心静脉压值。

5. 正常值及临床意义　CVP 正常值为 5～12cmH_2O（1cmH_2O=98Pa），它的变化与血容量、静脉张力、静脉回流量、胸腔内压力和右心功能有关。单一 CVP 的数值意义不大，必须结合血压，脉搏，尿量，临床体征等进行综合分析。

（1）中心静脉压升高：提示补液量过多或过快、右心衰竭、血管收缩、心脏压塞、急性或慢性肺动脉高血压、机械通气和高呼气末正压。

（2）中心静脉降低：提示血容量不足（如失血、缺水）、血管扩张、血管收缩扩张功能失常（如败血症）。

6. 预防并发症

（1）感染：穿刺时注意无菌操作，置管期间加强观察与护理，以减少感染。

（2）出血：穿刺前应熟悉局部解剖，掌握穿刺要点。穿刺时若误入动脉应局部压迫止血，防止发生出血和血肿。

（3）其他：包括气胸、血胸、气栓、血栓神经损伤等，预防措施关键在于熟悉解剖结构及严格遵守操作规程。

（三）肺动脉压监测

肺动脉压监测（pulmonary arterial pressure monitoring）又称 Swan-Ganz 漂浮导管监测，是指将 Swan-Ganz 导管经外周静脉插入右心系统和肺动脉，进行心脏和肺血管压力以及心排血量等参数测定的方法，它是一种能够提供较多生理参数的循环系统监测方法。

1. 适应证与禁忌证

（1）适应证：①诊断适应证：可以协助心脏功能不全、瓣膜损害、心室间隔缺损、心肌病变、心包填塞、休克、低心排血量综合征、肺水肿、肺动脉高压和肺栓塞等鉴别诊断。②监护的适应证：判断对改善血流动力学治疗（如应用强心药，调整左室的前后负荷和血容量等）的疗效；通过监测血氧饱和度来改善机体的携氧能力；监护心脏病情的变化如心肌缺血；严重心脏病患者术前、术中和术后的监测。

（2）禁忌证：血流动力学监测没有绝对禁忌证，但对存在严重的凝血疾病、严重的血小板减少症、右心人工瓣膜、穿刺局部的组织感染或穿刺局部的血管病变严重、室性心律和肺动脉高压的患者应慎重使用。

2. Swan-Ganz 漂浮导管的基本结构与原理

（1）Swan-Ganz 漂浮导管：亦称 Swan-Ganz 热稀释球囊漂浮导管，有两腔，三腔、四腔和五腔热稀释漂浮导管，可根据需要选择。目前临床常用的为四腔和五腔漂浮导管。

（2）五腔漂浮导管结构：五腔漂浮导管全长约 100～120cm，每 10cm 有一刻度；其结构：①第一腔主腔在导管顶端有一腔开口，可做肺动脉压力监测。②第二腔气囊腔距导管顶端

约 1cm，可用空气或二氧化碳充胀，导管尾部经一开关连接注射器，用以气囊充气或放气。③第三腔是在距导管顶部约 30cm 处，有另一腔开口，可做右心房压力监测。④第四腔热敏电阻腔在距顶部 4cm 处加一热敏电阻探头，可做心排血量的测定。⑤第五腔 CVP 或输液腔有开口于距导管顶端 25cm 处，用于监测 CVP 或输液。

（3）基本原理：在心室舒张期末，主动脉瓣和肺动脉瓣均关闭，二尖瓣开放时，在肺动脉瓣和主动脉瓣间可视为一个密闭的液体腔。如血管阻力正常，则左心室舒张末压（LVEDP）≈左心房压（LAP）≈肺动脉舒张压（PADP）≈肺动脉楔压（PAWP）≈肺毛细血管楔压（PCWP），LVEDP 代表左心室收缩前负荷，但直接测量较为困难，监测肺 PAWP 可间接监测左心功能。除测量 PAWP 外，通过导管还可测量右心房压（RAP）、右室压（RVP）和肺动脉压（PAP）等参数指标，并可利用附有的热敏电阻采用热稀释法测 CO。

3. Swan-Ganz 漂浮导管的操作方法

（1）置管前准备工作：①仪器的准备：准备好各种缆线、监护仪屏幕面对操作者。②用物与药物的准备：Swan-Ganz 漂浮导管、导管鞘、无菌手套、静脉切开包、压力换能器、换能器支架、加压输液袋、肝素盐水 1 支、生理盐水、三通接头 2 个、注射器。③患者的准备：清醒患者做好沟通解释工作。插管前测量生命体征，身高、体重。平卧位、头偏向一侧。④导管置入部位：可选锁骨下静脉，颈内、颈外静脉，股静脉。首选颈内、颈外静脉。

（2）置管和测压：静脉穿刺置入漂浮导管成功后，缓缓推进导管 45cm，将主腔与压力换能器相连接以监测压力波形，通过尾端气囊口向气囊内注入气体，在压力波形监护下继续缓缓插入导管。借助气囊漂浮作用，导管顺血流向前推进，可达肺动脉，直接楔入肺小动脉和毛细血管。通过压力传感器系统分别监测右心系统各部位的压力及肺动脉楔压曲线和数值，也可测定心排血量。

4. 主要监测指标值

（1）右房压（RAP）：RAP 正常值为 1～6mmHg。

（2）右室压（RVP）：测定右心室压力时存在导管尖激惹右室导致室性心律失常的危险，故一般危重患者不测右室压。RVP 正常值为 0～8mmHg。

（3）肺动脉压（PAP）：肺动脉压的正常值为收缩期 15～28mmHg、舒张期 5～14mmHg，平均动脉压 20mmHg。

（4）肺动脉楔压（PAWP）：其压力波形类似右房压，正常值为 8～12mmHg。

（5）心排血量（CO）：心排血量常采用热稀法测定，正常值为 4～6L/min。

5. 并发症的防治

（1）心律失常：漂浮导管进入到右心室，导管顶端裸露部分触及心内膜，易引起室性心律失常。为防止或减少心律失常的发生，当导管进入到右心房时，应将气囊充气，覆盖导管尖端，插入中遇到阻力时，不可猛力插入。若心律失常频繁发生应暂停操作，积极处理。

（2）气囊破裂：导管重复多次使用，气囊弹性消失，易发生气囊破裂，多见于肺动脉高压的患者。应注意保护气囊。充气量应小于 1.5ml，并注意小心缓慢充气。如怀疑气囊破裂，应将注入的气体抽出，同时拔除导管，有右向左分流的患者，应使用 CO_2 气体。

（3）血栓形成和栓塞：导管周围的血栓形成可堵塞插入导管的静脉，出现上肢水肿、颈部疼痛和静脉扩张。对有栓塞史和高凝状态患者需用抗凝治疗。

（4）肺栓塞：导管尖端栓子脱落可导致肺动脉栓塞，导管插入过深，气囊过度膨胀和长期嵌顿，可压迫血管形成血栓。为减少此并发症的发生，充气量应小于 1.5ml，应间断缓慢充气，严密监测导管尖端位置及气囊充气的情况。

（5）导管扭曲、打结和导管折断：导管插入过深，可引起导管扭曲和打结。遇到有扭曲时应该退出和调换导管。退出有困难时，由于导管的韧性较好，能将其打结抽紧，然后轻轻拔出。导管折断较罕见，但导管放置不宜太久，因为塑料老化或多次使用有可能折断，因此置管前应注意检查导管质量。

(6) 肺出血和肺动脉破裂：肺动脉高压患者，气囊导管尖端易进入肺动脉小分支，由于气囊过度充气和血管壁变性，可致肺动脉出血，甚至穿通血管壁。因此，气囊不易过度充气，测量PAWP的时间应尽量缩短，每次测完应及时放气囊。

(7) 感染：可发生在穿刺点或切口处，也可引起细菌性心内膜炎。所以，操作过程中必须严格遵守无菌规则，并加强护理，定期更换敷料。

6. 有创压力监测护理重点

(1) 严密观察：观察各种压力变化并准确记录各种监测数据。观察导管及传感器内是否有回血、气泡、是否通畅等，并及时处理。注意检查压力传感器位置是否在零点，每次体位改变应调零校正。

(2) 伤口护理：严密观察穿刺部位伤口，注意有无局部渗血，及时更换被污染伤口敷料。

(3) 预防堵管：保持监测导管通畅，使用肝素盐水间断推注或生理盐水连续滴注冲洗监测管道。间断推注法每隔1～2小时，用肝素生理盐水(500ml盐水内加入肝素钠50mg)冲洗导管，以防血栓形成。连续冲洗使用加压输液袋内装生理盐水，袋内压力为300～400mmHg，从而可以保证在监测过程中2～3ml/h的速度连续冲洗导管，防止血凝块形成。

(4) 妥善固定监测管道，预防脱管。

(5) 预防感染：注意无菌技术操作，及时更换监测套管及换能器等。

(蓝惠兰)

第二节　呼吸系统功能监测

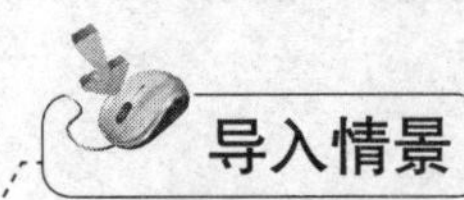

导入情景

情景描述：

呼吸科护士小王今天值夜班。晚上12点，10床男性患者突然意识模糊，呼吸困难，口唇发绀，呼吸34次/分。

请思考：

1. 针对患者目前情况，护士需为患者做好哪些监测？
2. 呼吸系统功能监测包括哪些，护士如何准备？
3. 通气功能监测有哪些内容？
4. 做血气分析时，护士应注意什么？

呼吸系统功能监测的主要目的是对患者的呼吸运动、通气功能、气体交换功能及动脉血气分析等方面进行评估，了解危重患者呼吸与气体交换功能的动态变化，便于病情观察和调整治疗方案，以及对呼吸治疗方法的有效性作出合理的评估等。

一、呼吸运动监测

(一) 呼吸频率(respiratory rate，RR)监测

呼吸频率是指每分钟的呼吸次数，反映患者通气功能及呼吸中枢的兴奋性，是呼吸功能监测中最简单、最基本的监测项目。可用简单的目测计数，也可以用仪器测定。正常成

年人RR为10～18次/分，小儿RR随年龄变小而增快。如成人RR<6次/分或>35次/分均提示呼吸功能障碍。

（二）呼吸节律

呼吸节律是指呼吸的规律性，正常呼吸应该是节律自然而均匀。观察呼吸节律的变化，能够及时发现异常呼吸类型，提示病变部位，如伴有喘鸣和呼气延长的呼吸状态多由慢性阻塞性肺疾病所致；呼吸频率快、潮气量小、无气道狭窄和阻塞却有呼吸急促表现的，可见于肺、胸廓限制性通气障碍、急性呼吸窘迫综合征、心脏疾病和其他心肺以外疾病。

（三）呼吸周期的吸呼比

吸呼比又称呼吸比，是指一个呼吸周期中吸气时间与呼吸时间之比。正常吸呼比为1∶(1.5～2)，吸呼比的变化反映肺的通气与换气功能。可通过直接目测或使用人工呼吸机（非控制呼吸时）呼吸活瓣的运动情况进行评估，精确测量时需通过呼吸功能检测。

（四）胸腹式呼吸运动的监测

胸式呼吸是指胸廓活动为主的呼吸，腹式呼吸是指膈肌运动为主的呼吸。一般男性及儿童以腹式呼吸为主，女性以胸式呼吸为主，但实际上两种呼吸方式很少单独存在或截然分开。主要监测胸腹式呼吸是否同步、双侧是否对称、有无异常呼吸体征等。胸式呼吸减弱或消失，可能为两侧胸部皆有疾患或高位截瘫，也可见于肌松药作用残余；吸气三凹征提示上呼吸道梗阻，呼气性呼吸困难提示下呼吸道梗阻。

二、通气功能监测

（一）潮气量（tidal volume，V_T）

潮气量是指在平静呼吸时，一次吸入或呼出的气体量。V_T可用肺功能监测仪或肺量仪直接测定。由于测定方便，已成为呼吸容量中最常用的测定项目之一。正常值8～12ml/kg，平均约为10ml/kg，男性略大于女性。V_T反映人体静息状态下的通气功能，在使用人工呼吸机时还可以通过测定吸气与呼气V_T的差值反映出呼吸管道的漏气情况。

（二）每分钟通气量（minute ventilation，MV或V_E）

每分钟通气量是指在静息状态下每分钟呼出或吸入的气体量。$MV = V_T \times RR$。正常值为6～8L/min，是肺通气功能最常用的监测指标之一，成人MV>10～12L/min常提示通气过度，MV<3～4L/min则提示通气不足。

（三）生理无效容积（volume of physiological dead space，V_D）

生理无效容积是指解剖无效腔与肺泡无效腔的容积之和。解剖无效腔指从口鼻气管到细支气管之间的呼吸道所占的空间，肺泡死腔指肺泡中未参与气体交换的空间。健康人平卧时解剖无效腔与生理无效腔容积近似相等，疾病时生理无效腔容积可增大。V_D/V_T的比值反映通气的效率，主要用于评价无效腔对患者通气功能的影响，有助于寻找无效腔增加的原因。V_D/V_T正常值为0.2～0.35。

（四）肺泡通气量（alveolar ventilation，V_A）

肺泡通气量指在静息状态下每分钟吸入气量中达到肺泡进行气体交换的有效通气量。$V_A = (V_T - V_D) \times RR$。正常值4.2L/min，它反映真正的气体交换量。

（五）呼气末二氧化碳（end-tidal carbon dioxide，$ETCO_2$）

$ETCO_2$监测包括呼气末二氧化碳分压（pressure end-tidal carbon dioxide，$P_{ET}CO_2$）或呼出二氧化碳浓度、呼出二氧化碳波形及其趋势图监测，可反映肺通气功能状态和计算二氧化碳的生产量，同时也可反映循环功能、肺血流情况等。呼出气二氧化碳波形及趋势图是呼吸周期中测得的呼气末二氧化碳分压的变换曲线图，是临床常用的监测方法，在手术室、ICU和急诊科均有广泛的应用，可监测气管插管的位置是否正确、自主呼吸是否恢复、机械

通气参数设定是否合理及心肺复苏是否有效等。

1. $P_{ET}CO_2$ 监测原理　可根据红外线光谱原理、食谱原理或分光原理测定呼气末部分气体中的 CO_2 分压，其中红外线光谱法应用的最为广泛，主要利用 CO_2 能吸收波长为 4.3μm 的红外线，使红外线光数量衰减，其衰减程度与 CO_2 浓度成正比。

2. $P_{ET}CO_2$ 监测的临床意义

(1) 判断通气功能：$P_{ET}CO_2$ 的正常值是 35～55mmHg。在无明显心肺疾病的患者，$P_{ET}CO_2$ 的高低常与 $PaCO_2$ 的监测结果来判断患者的通气功能状况，并可据此调节通气量，以避免通气过度或不足。

(2) 反映循环功能：$P_{ET}CO_2$ 在一定程度上也反映循环系统功能。低血压、低血容量、休克及心力衰竭时，随肺血容量减少 $P_{ET}CO_2$ 也降低，呼吸心跳停止时 $P_{ET}CO_2$ 迅速降为零。

(3) 判断人工气道的位置与通畅情况：通过 $P_{ET}CO_2$ 监测有助于判断气管插管是否在气管内及判断气管 - 食管导管的正确位置。气管插管移位误入食管时 $P_{ET}CO_2$ 会突然降低接近于零；气管 - 食管导管的导管双腔中随呼吸有明显 $P_{ET}CO_2$ 的变化的腔应为气管插管开口。另外，通过 $P_{ET}CO_2$ 监测可了解气管与气管内导管的通畅情况，当发生阻塞时，$P_{ET}CO_2$ 气道压均升高。

（六）脉搏血氧饱和度（pulse oxygen saturation, SpO_2）

脉搏血氧饱和度是通过动脉脉搏分析来测定血液在一定氧分压下氧合血红蛋白占全部占血红蛋白的百分比。

1. SpO_2 监测方法　临床上 SpO_2 通常是用脉搏血氧饱和度测定仪来监测获得的，脉搏血氧饱和度测定仪是一种对周围组织中动脉血的氧饱和度进行持续非创伤性监测的仪器。成人多用于指夹法，如果患者指甲较厚或末梢循环较差时选用耳朵法；小儿监测时多采用耳朵法。

2. SpO_2 监测原理　血红蛋白具有光吸引的特征，但氧合血红蛋白与游离血红蛋白吸收不同波长的光线，利用光线分度计比色的原理，可以监测得到随动脉搏动血液中氧合血红蛋白对不同波长的吸收光量，而间接了解患者血氧分压的高低，判断氧供情况。

3. SpO_2 监测的临床意义　SpO_2 的正常值 96%～100%。临床上 SpO_2 与 SaO_2 有显著的相关性，在临床重症监护方面应用广泛，常用于监测呼吸暂停、发绀和缺氧的严重程度。$SpO_2<90\%$ 时常提示有低氧血症。但一氧化碳中毒时由于碳氧血红蛋白与氧合血红蛋白的吸收光谱非常近似，可能会应正常监测结果来掩盖严重的低氧血症。因此，一氧化碳中毒时不能以 SpO_2 监测结果来判断是否存在低氧血症。

三、气体交换功能监测

肺内气体交换是呼吸功能的根本功能所在。肺内气体交换，有赖于肺泡各个部位通气、血流比率的均衡及良好的氧合作用和氧交换效率。

（一）氧合作用指标的监测

1. 动脉血氧分压（PaO_2）的监测　动脉血氧分压是决定氧运输量的重要因素，指溶解在动脉血浆内的氧所产生的张力，反映了血浆中物理溶解的氧量，影响血氧饱和度与血红蛋白结合的氧量。PaO_2 测定值依靠动脉血气分析获得。PaO_2 的正常值为 80～100mmHg。临床根据 PaO_2 数值将缺氧分为轻、中、重度：60～80mmHg 为轻度低氧血症；40～60mmHg 为中度低氧血症；低于 40mmHg 为重度低氧血症。

2. 动脉血二氧化碳分压（$PaCO_2$）监测　$PaCO_2$ 系指溶解在血浆中的二氧化碳所产生的压力，由于 $PaCO_2$ 的肺通气功能与二氧化碳产生量平衡的结果，因此它是反映通气功能的常用指标，临床常用于评价患者通气量的足够与否，指导机械通气。正常值为 35～45mmHg。

3. 动脉血氧饱和度（SaO_2）的监测　SaO_2 是指氧合血红蛋白占血红蛋白的百分比，即动脉血液中血红蛋白在一定氧分压和氧结合的百分比。正常值为96%～100%，SaO_2 仅仅表示血液内氧和血红蛋白结合的比例，虽然多数情况下也作为缺氧和低氧血症的客观指标，但与 PaO_2 不同的是它在某些情况下并不能完全反映机体缺氧的情况，特别是当合并贫血或血红蛋白减低时，SaO_2 可能正常，但实际上患者可能存在一定程度的缺氧。血氧饱和度与血氧分压及血红蛋白离解曲线有直接关系。

（二）氧交换效率的监测

动脉血氧分压 / 吸氧浓度（PaO_2/FiO_2）的监测　PaO_2/FiO_2 是反映氧合作用及气体交换效率的最简化指标。对快速估计患者气体交换状态是否需要使用其他指标作进一步监测。随着吸入氧浓度（FiO_2）的增加，正常人的 PaO_2 也上升，PaO_2/FiO_2 正常值为400～500mmHg。肺通气 / 血流比例失调、弥散功能障碍及动静脉瘘等可使 PaO_2/FiO_2 比值下降。急性呼吸衰竭时比值可小于300mmHg，当比值小于150mmHg时提示患者气体交换及氧合作用极差，为气管插管及机械通气指征。

四、动脉血气分析监测

血气分析是危重患者监测中必不可少的项目，通过血气分析可以监测患者的氧合状况以及酸碱平衡情况，为危重患者的诊断与治疗提供可靠依据。目前临床上常用的血气分析为有创动脉血气分析。

（一）监测项目和指标

常用监测项目有血pH值、$PaCO_2$、PaO_2、HCO_3^-、SaO_2 等。

（二）血气分析标本的留取

血样为动脉或是动静脉混合血，一般选择较易扪到或较暴露部位的动脉进行穿刺采取血样。在抽取动脉血气标本时必须先用肝素钠稀释液湿润注射器或使用特殊血气分析注射器，在抽取动脉血样前推净注射器内的液体和气泡。选择在动脉搏动最明显处进针采血2ml。采血后注意立即拔出针并将针头插入准备好的胶塞内密封与空气隔绝。这时将注射器轻摇，使血液和肝素充分混匀，防止凝血。

（三）影响血气分析结果的因素

1. 心理因素　患者在抽血样时恐惧、烦躁不安、精神紧张而诱发快速呼吸，则可导致 $PaCO_2$ 降低；若患者因害怕而导致疼痛屏气，则可发生通气不足导致 $PaCO_2$ 升高。对烦躁、精神紧张患者需休息30分钟，必要时使用镇痛剂。

2. 采血量及肝素浓度　肝素浓度是准确血气分析结果的核心保证，肝素用量过多可造成稀释性误差，使pH、$PaCO_2$ 值偏低、$PaCO_2$ 值偏高，出现假性低碳酸血症。但是肝素量过少，便起不到抗凝的作用。国际生化联合会（IFCC）推荐血气标本中肝素的最终浓度为50U/ml。

3. 采血部位与进针角度　动脉采血部位应选择侧支循环丰富，外周浅表易扪及，大小合适，进针时疼痛少的动脉。桡动脉为最合适的穿刺部位。桡动脉无法穿刺时可选择足背动脉（足背动脉足背动脉通过处即足背内外踝中点，为胫前动脉的直接延续）、肱动脉、股动脉。

4. 血标本有气泡　因为气泡会影响血气的pH、$PaCO_2$、PaO_2 的检测结果，特别是 PaO_2 值。理想的血气标本，其空气气泡应低于5%。

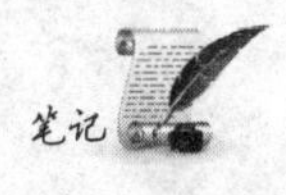

5. 采血时机　采血时机要适合。患者在吸氧情况下会明显影响动脉血气分析结果。要正确了解患者是否出现呼吸衰竭，病情许可的情况下可停止吸氧30分钟，机械通气设置参数30分钟后采血进行血气分析。

6. 标本送检时间　应及时送检。$PaCO_2$、PaO_2 和乳酸的检测必须在15分钟内完成，其余项目如：pH、电解质、BUN、血红蛋白、血细胞比容和血糖的检测，要求在60分钟内完成。对于检测乳酸的标本，检测前必须在冰箱（冰水）中保存。其他检测项目标本可在室温或冰水中保存不超过1小时。

（四）判断酸碱失衡

详见本章第六节“水电解质和酸碱平衡监测”。

（蓝惠兰）

第三节　神经系统功能监测

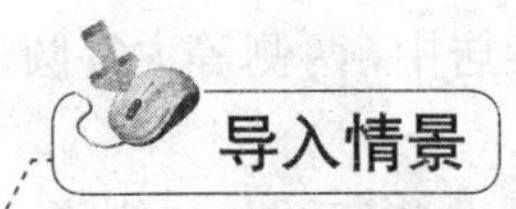

情景描述：

张先生，30岁，头痛1月余，近几天来进行性加重，伴右侧肢体活动不便，头颅CT示左额叶胶质瘤。入科后患者神志清楚，双瞳等圆，光反应灵敏，主诉头痛，颅内压监测压力为2.7kPa，BP 140/90mmHg，HR 60次/分，呼吸平稳，SpO_2在96%。

请思考：

1. 患者是否有颅内高压？
2. 分析导致该患者产生颅内压升高的原因有哪些？
3. 晚间患者主诉头痛加剧，并出现频繁呕吐，护士该如何处理？

一、神经系统体征的监测

（一）意识状态监测

意识状态是神经系统功能监测中最常用、最简单、最直观的观察。意识障碍是指个体对外界环境刺激缺乏正常反应的一种精神状态，表现为对自身及外界环境的认识及记忆、思维、定向力、知觉、情感等精神活动的不同程度的异常改变。

1. 意识障碍分级　临床上分为嗜睡、昏睡、浅昏迷和深昏迷4个级别。

（1）嗜睡：最轻度的意识障碍，表现为对周围事物淡漠，呈嗜睡状态，各种生理反射存在，对物理刺激有反应，唤醒后可以回答问题，但合作欠佳，反应迟钝，刺激去除后又很快入睡。

（2）昏睡：处于熟睡状态，不易唤醒，压迫眶上神经、摇动身体等强刺激可唤醒，瞳孔、角膜及吞咽反射存在，醒后答话含糊或答非所问，停止刺激后即又进入熟睡状态。

（3）浅昏迷：意识大部分丧失，对强烈的光、声刺激均无反应，瞳孔缩小，无自主运动，但角膜、瞳孔、咳嗽、吞咽等反射均可存在；予强烈痛刺激可出现瞳孔扩大及痛苦表情，出现防御反射；肌张力一般减退，腱反射视病变或增高或降低。

（4）深昏迷：意识完全丧失，对外界一切刺激均无反应，瞳孔扩大，各种反射均消失，呼吸常不规律，生命体征也有改变，大小便失禁。

2. 格拉斯哥昏迷评分量表（GCS）　GCS（表11-1）是对患者的意识障碍及其严重程度进行观察和测定，按检查时患者睁眼反应、语言反应和运动反应3项反应的情况给予记分，总分最高分为15分，最低为3分。总分越低，表明意识障碍越重，总分在7分以下者为浅昏迷，低于3分者为深昏迷。在使用GCS时，必须以患者的最佳反应计分。

表 11-1　格拉斯哥昏迷评分量表

睁眼反应	记分	言语反应	记分	运动反应	记分
自动睁眼	4	回答正确	5	遵嘱运动	6
呼唤睁眼	3	回答错误	4	刺痛定位	5
刺痛睁眼	2	语无伦次	3	躲避刺痛	4
不睁眼	1	只能发声	2	刺痛肢屈	3
		不能发声	1	刺痛肢伸	2
				不能活动	1

（二）瞳孔的观察

1. 瞳孔的大小、形状和对称性　正常情况下，瞳孔呈圆形，位置居中，两侧等大等圆，直径为2～5mm。

（1）瞳孔缩小：指瞳孔直径小于2mm，如果直径小于1mm称为针尖样瞳孔。单侧瞳孔缩小见于同侧小脑幕裂孔疝早期；双侧瞳孔缩小见于有机磷、吗啡、氯丙嗪等中毒。

（2）瞳孔散大：指瞳孔直径大于5mm。一侧瞳孔扩大、固定，常提示同侧颅内血肿或脑肿瘤等颅内病变所致的小脑幕裂孔疝的发生。双侧瞳孔散大，见于颅内压增高、颅脑损伤或濒死状态。

2. 对光反应　正常情况下，瞳孔对光反应灵敏，在光亮处瞳孔收缩，昏暗处瞳孔扩大。如果瞳孔大小不随光线刺激的变化而变化时，称对光反应消失，一般见于危重或深昏迷患者。

（三）眼球和角膜反射

1. 眼球的位置　观察眼球的运动，可提示神经系统疾病或损伤的情况。脑桥受损时，患者两眼迅速向下运动，然后缓慢回到正常位置；浅昏迷时，表现为双眼自发性缓慢水平活动，深昏迷时双眼球固定于中央位；大脑半球额叶损害时，双眼球水平性同向凝视正常肢体一侧；双眼凝视瘫痪肢体一侧，常见于脑桥损害；双眼下视麻痹或上视麻痹均提示脑干病变；眼球震颤提示脑干病变或小脑损害；双眼球分离，一侧眼球向上而另一侧眼球向下偏斜常为脑干损害征象；眼球向上或左右不停活动，提示癔症可能。

2. 角膜反射　浅昏迷时角膜反射存在，中度昏迷时角膜反射常减弱，深度昏迷时角膜反射消失。一侧角膜反射消失提示对侧大脑半球病变或同侧脑桥病变。

（四）运动系统

1. 肌力评估　进行肌力评估时，除了检查每个肢体的肌力之外，还应检查每一神经根支配的肌肉和周围神经分布区肌肉的力量。临床通常将肌无力程度分为0～5级6个等级，以利于判断肌无力情况的变化。四肢瘫痪与双侧脊髓损害、脑干功能障碍和大脑广泛受损有关；截瘫可能是由于双侧脊髓或外周神经功能障碍所致；轻偏瘫和偏瘫是皮质脊髓束对侧受损所致的单侧功能损害。

2. 肌张力　肌张力的描述为正常、痉挛、强直、张力异常或松弛。观察是否有肌束颤动、肌阵挛、扑翼样震颤、舞蹈、手足徐动症、肌张力障碍和震颤。铅管样强直提示弥漫性大脑半球受损。

3. 共济运动　最常用测试小脑功能的试验包括罗姆伯格试验、手指指鼻和迅速轮替试验。

（五）反射

神经系统早期损害时可出现反射变化。反射检查时应注意对比，两侧反射的不对称较反射强弱的变化更具有诊断意义。反射分为深腱反射和皮肤反射或浅反射（腹壁反射、提睾反射）。深腱反射通常分为0～4级，其中第2级是正常的反应。浅反射分为正常、病理性和缺如。临床常见的病理反射有霍夫曼征（Hoffmann sign）、巴宾斯基征（Babinski sign）、奥本海姆征（Oppenheim sign）、戈登征（Gordon sign）等。

（六）感觉系统

感觉包括浅感觉（痛觉、温度觉和触觉）和深感觉或本位感觉（位置觉、震动觉和皮质感觉）。检查应从感觉缺失或减退区开始，逐渐移向过敏区及正常区。发现感觉障碍时，应评估障碍的程度（如减退、缺失、过敏）、性质及其范围。

（七）其他

颅内压增高的典型体征包括收缩压升高伴脉压增大、缓脉和呼吸不规则；熊猫眼征（眶周的青紫与水肿）提示前颅底骨折；脑脊液漏提示颅底骨折；脑膜刺激征表现为颈项强直，凯尔尼格征（Kernig sign）阳性，布鲁津基征（Brudzinski sign）阳性。

二、颅内压监测

颅内压（intracranial pressure，ICP）是颅腔内容物对颅腔产生的压力，正常成人平卧时颅内压为10～15mmHg（1.33～2kPa）。

（一）监测方法

1．脑室内测压　经颅骨钻孔后，将硅胶导管插入侧脑室，然后连接压力换能器，再接上监护仪即可测试颅内压。其优点是脑室内测压较准确；可经导管取少量脑脊液进行检查或注入药物；ICP增高时可经导管放出适量的脑脊液以降低颅内压。但是，其穿刺难度较大，有颅内感染的危险，故置管时间避免超过一周。

2．硬脑膜下测压　经颅骨钻孔，打开硬膜，拧入中空螺栓与蛛网膜紧贴，螺栓内注入液体，外接监护仪进行颅内压监测。可多处选择测压点，不穿透脑组织。但硬膜开放容易引起感染。测压受多因素影响，准确性较差。

3．硬膜外测压　将压力换能器放置于硬膜与颅骨之间进行监测，避免压迫过紧或过松。此方法保持了硬膜的完整性，感染机会较少，可长期监测。通常此法测得ICP较脑室内测压略高2～3mmHg。现在多采用光导纤维颅内压监测，颅骨钻孔后，将传感器探头以水平位插入2cm，放入硬脑膜外，此法操作简单，可持续监测，活动时对压力影响不大。

4．腰部蛛网膜下腔测压　经腰椎穿刺法，操作简单，但是颅内高压时不能应用此法，以免发生脑疝。

（二）ICP分级

ICP超过15mmHg称为颅内压增高，15～20mmHg为轻度增高，21～40mmHg为中度增高，>40mmHg为重度增高。

（三）适应证

1．颅内压进行性升高的患者　主要见于脑水肿、颅脑外伤、颅内感染、脑血管意外、颅内肿瘤、脑脊液循环通路受阻、脑脊液分泌增多或呼吸障碍、动脉压的急剧增高等。

2．颅脑手术后的患者　根据监测压力的变化，判断病情变化、治疗效果及患者预后。

3．机械通气使用呼气末正压（PEEP）的患者，包括重症颅脑损伤或其他原因，可根据颅内压改变进行调整。

（四）影响因素

1．$PaCO_2$　脑血管对CO_2的反应很敏感，这并非CO_2的直接影响，而是通过改变脑血管周围细胞外液pH值而引起的。$PaCO_2$下降时，pH值上升，脑血流和脑血容量减少，ICP下降；$PaCO_2$增高时，pH值下降，脑血流和脑血容量增加，ICP升高。

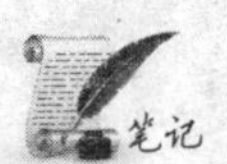

2．PaO_2　PaO_2在60～300mmHg范围内变动时，脑血流量和颅内压基本不变。当PaO_2低于50mmHg时，脑血流量明显增加，ICP增高。低氧血症持续过长，脑水肿已形成，即使

PaO_2 改善，颅内压也未必恢复。如缺氧合并 $PaCO_2$ 升高，则直接损害血脑屏障，更易导致脑水肿，颅内压往往持续增高，病情更加凶险。

3. 血压　平均动脉压在 50～150mmHg 波动时，依靠脑血管的自动调节机制，颅内压不改变，超出这一限度，ICP 将随血压的升高或降低而呈平行改变。

4. CVP　胸内压及中心静脉压（CVP）对颅内压有直接影响，CVP 升高，静脉回流障碍，颅内压升高。因此，呛咳、憋气、正压机械通气、腹内压升高等都可以使颅内压上升。反之，CVP 降低，ICP 降低。

5. 其他　使脑血流增加的药物可导致 ICP 升高。静脉麻醉药硫喷妥钠、依托咪酯、丙泊酚（异丙酚）、地西泮和麻醉性镇痛药都可使脑血流减少、脑代谢降低、颅内压下降。甘露醇等渗透性利尿剂使脑细胞脱水，成为降颅压的主要用药。体温每下降 1℃，颅内压降低约 5.5%～6.7%。

三、脑电图监测

（一）脑电图（electroencephalography，EEG）

脑电图显示的是脑细胞群自发而有节律的生物电活动，是皮质椎体细胞群及其树突突触后电位的总和。通过 EEG 的频率、振幅、波形变化，了解大脑功能状态。脑电图检查方法简单，经济方便，又便于在疾病过程中反复监测。正常人的脑电图波形根据振幅和频率的不同可分为 α 波、β 波、θ 波和 δ 波。

（二）脑电图监测

1. 脑缺血缺氧的监测　EEG 对脑缺血缺氧十分敏感。缺血缺氧早期，出现短阵的 EEG 快波，当脑血流继续减少，EEG 波幅开始逐渐降低，频率逐渐减慢，最后呈电位线。

2. 昏迷患者的监测　EEG 是昏迷患者脑功能监测的重要指标，可协助判断病情及预后。昏迷时 EEG 一般常呈现 δ 波，若恢复到 θ 波或 α 波，表明病情有所改善；反之，若病情恶化，δ 波将逐渐转为平坦波形。

四、脑血流图监测

脑是机体代谢最旺盛的器官之一，脑的重量仅为体重的 2%，脑血流量却占心排血量的 15%，脑的耗氧量占全身耗氧量的 15%～20%。脑功能需要依赖足够的血供才能维持，一旦脑血氧供给障碍或血流中断，脑功能就难以维持而发生一系列病理生理变化，甚至发生脑死亡。通过脑血流监测，可以反映脑功能状态。

1. 脑电阻（rheoencephalography，REG）检查　头部通过微弱高频交流电时，可产生与脉搏一致的导电改变而描记的一种阻抗脉波，为主动脉内脉压波向脑血管传递的容积脉搏波。一般认为头部阻抗脉波 2/3 来自颅内血流，1/3 来自颅外血流，故 REG 变化主要受颅内动脉血流的影响。它主要反映脑血管的充盈度、动脉壁弹性和血流动力学变化，从而判断脑血管和脑功能状态，有一定临床意义，并广泛应用于临床。

2. Doppler 血流测定　它是通过发射的超声位相与折返的超声波音频变化，来判断血流方向和血流速度，从而了解脑血流或其他部位的血流动态，进一步评估脑部的功能状态。Doppler 血流测定为非创伤性的简单监测方法，只需要将探头置于所测部位，即可以用声音反映或用荧光屏显示出局部的血流情况。

3. 其他脑功能监测方法还有地形图、脑诱发电位及 CT、MRI 等。

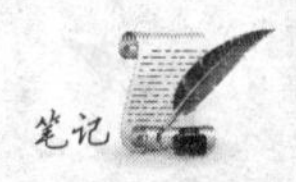

五、脑电双频谱指数（BIS）监测

通过普通心电电极在脑部任意位置采集分析即时的脑电信号，自动分级后在彩色触摸屏上显示患者麻醉/意识深度状态。

1. 适应证　镇静水平的监测。各种原因导致的脑损伤后，脑功能的监测。

2. 脑电双频指数（BIS）　BIS值是一个无单位的简单数值，范围0～100。85～100为清醒状态，65～84为睡眠状态，40～64为适当的麻醉状态，<40为麻醉过深或大脑皮质抑制。

3. 注意事项

（1）监测数值越大，患者越清醒；监测数值越小，大脑抑制越重。

（2）BIS避免和其他导体接触，减少干扰。

（3）患者躁动，身体大幅度活动可能干扰BIS值。

（4）低血糖、低血容量和低体温会导致BIS值下降。

六、脑氧供需平衡监测

ICP、脑电图、脑血流的监测可间接反映脑的供氧情况。脑氧供需平衡监测能直接地反映脑的供氧情况，它主要是进行脑氧饱和度测定。监测方法包括：颈内静脉血氧饱和度监测，主要反映整个脑组织的氧供需平衡状况；近红外线脑氧饱和度仪监测，主要反映局部脑组织氧供需平衡状况。

（蓝惠兰）

第四节　肾功能监测

一、尿液监测

（一）尿量

尿量异常是肾功能改变最直接和最常见的指标，也是反映机体重要脏器血液灌注状态的敏感指标之一。正常成人每小时尿量大于0.5～1ml/kg体重，成人24小时尿量在1000～2000ml左右，大于4000～5000ml称为多尿，小于400ml称为少尿，小于100ml称为无尿，是肾衰竭的诊断依据。危重患者病情变化快，观察每小时尿量的变化更具意义。

（二）尿比重

浓缩尿液是肾脏的重要功能，危重患者肾功能不全时最常见于肾小管受损，临床上常结合24小时尿量综合判断和分析患者的血容量及肾脏的浓缩功能。尿比重的正常值为1.015～1.025，尿比重>1.025为高比重尿，提示尿液浓缩，肾脏本身功能尚好；尿比重<1.010为低比重尿，提示尿液浓缩功能降低，见于肾功能不全恢复期、尿崩症、利尿剂治疗后、慢性肾炎及肾小管浓缩功能障碍等情况。

（三）蛋白尿

正常人每日尿蛋白量为40～80mg，尿蛋白量<1.0g/d为轻度蛋白尿，1.0～3.5g/d为中度蛋白尿，尿蛋白量>3.5g/d为重度蛋白尿。

（四）糖尿

正常人尿内存在微量葡萄糖，定型试验为阴性，如血糖过高，糖从肾滤出增加，超过肾小管重吸收能力（300mg/min）可发生葡萄糖尿，尿糖定性检测为阳性。

二、血生化监测

（一）血尿素氮（blood urea nitrogen，BUN）

血尿素氮是体内蛋白质的代谢产物，正常情况经肾小球滤过而随尿液排出体外，正常值为2.9～6.4mmol/L（8～20g/dl）。血尿素氮增加程度与肾功能损害程度程度成正比，通过血BUN的监测可以有助于诊断肾功能不全，尤其对尿毒症的诊断更有价值。肾前性和肾后性因素引起尿量减少或尿闭时可使BUN增高，体内蛋白质分解过多时也可引起血尿素氮增高。

（二）血肌酐（serum creatinine，SCr）

肌酐是肌肉中肌酸的代谢产物，由肾小球滤过而排出体外，分外源性和内源性两种。外源性肌酐是肉类食物在体内代谢后的产物，而内源性肌酐是体内肌肉组织代谢的产物。血肌酐的正常值是83～177μmol/L（1～2mg/dl），肌酐升高可反映肾小球的滤过率降低，肾功能不全时血肌酐水平明显升高。

（三）血肌酐清除率（creatinine clearance rate，Ccr）

血肌酐清除率是反映肾小球滤过功能的重要指标。成人正常值为80～120ml/min，当血肌酐清除率降低至正常值的80%以下时，提示肾小球功能减退，当血肌酐清除率降至为51～70ml/min、31～50ml/min、≤30ml/min分别表示肾小球滤过功能轻度、中度和重度障碍。多数急性和慢性肾小球肾炎患者均会表现为血肌酐清除率降低。

（四）尿/血渗透压比值

尿渗透压测量的意义同尿比重，主要用于评估患者的血容量及肾脏的浓缩功能。临床上血尿渗透压常同时监测，计算两者的比值，用以反映肾小管的浓缩功能。尿渗透压的正常值为600～1000mOsm/L，血渗透压的正常值为280～310mOsm/L，尿/血渗透压的比值为2.5±0.8。急性肾衰竭时尿渗透压接近于血浆渗透压，两者的比值降低，可小于1.1。

（蓝惠兰）

第五节　消化系统功能监测

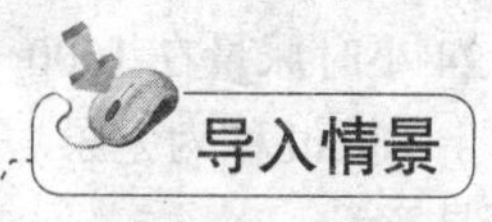

情景描述：

张女士，38岁。胆囊手术后上腹部间歇性疼痛3年，加重1个月入院。实验室检测ALT 40U/L，白蛋白46.2g/L，A/G为1.3，血清总胆红素23.7μmol/L，结合胆红素10.6μmol/L。

请思考：

1. 试分析患者肝功能情况。
2. 试估计患者血中非结合胆红素含量是否正常？
3. 若想明确患者黄疸类型，是否还需要做其他检测？

消化功能监测对危重症患者的预后非常重要，肝脏与胃肠功能障碍会引起机体环境与全身功能状态的改变。消化系统功能监测主要包括肝脏功能与胃肠功能监测。

一、肝功能监测

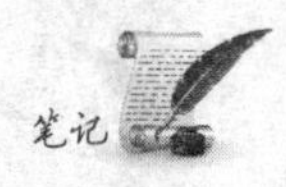

肝脏是人体重要的代谢器官，具有代谢、排泄、解毒、合成等功能。

（一）病原学监测

通过病原学监测患者的甲、乙、丙、丁、戊型肝炎病毒。

（二）血清酶学监测

正常人血清丙氨酸氨基转移酶（ALT）<40U/L，血清门冬氨酸氨基转移酶（AST）<40U/L，肝细胞受损时转氨酶活性随之升高。

（三）三大营养物质代谢的监测

1. 蛋白代谢的监测　测定血清蛋白水平和分析其组化的变化，可以了解肝脏对蛋白的代谢功能。血清总蛋白是血清白蛋白与血清球蛋白的总称。血清总蛋白、白蛋白和球蛋白的正常值分别是 60～80g/L、40～50g/L 和 20～30g/L，血清白蛋白 / 球蛋白比值为（1.5～2.5）∶1。白蛋白逐渐下降时预后多不佳，白蛋白≤25g/L 时易出现腹水。

2. 糖代谢监测　肝脏在维持血糖的稳定性方面起重要作用。肝脏有实质性损害时，引起肝脏的糖代谢异常。

3. 脂类的监测　脂类在肝脏中合成三酰甘油、磷脂等，组成极低密度脂蛋白，还合成高密度脂蛋白和卵磷脂 - 胆固醇转酰酶。肝脏还能将胆固醇异化为胆酸、磷脂及胆固醇进入胆汁。

（四）黄疸监测

黄疸是肝功能障碍的主要表现之一，出现早，进展快。黄疸与血清总胆红素直接相关，血清总胆红素的正常值为 3.4～17.1μmol/L，溶血性黄疸时总胆红素虽增高，但一般小于 85μmol/L，肝细胞性黄疸时总胆红素增高一般也不超过 170μmol/L，胆汁淤积性黄疸时总胆红素可达 510μmol/L 以上。

（五）凝血功能的监测

肝功能衰竭导致凝血因子合成减少，凝血功能障碍的发生，使凝血酶原时间延长，凝血酶原活动度降低。

（六）血氨监测

体内蛋白质代谢产生具有毒性的氨，肝脏能够将氨合成为尿素，经肾脏排泄。血氨正常值为 18～72μmol/L，肝功能严重受损时，血氨升高，引发肝性脑病。

（七）生化监测

分为电解质和酸碱监测（详见本章第六节“水电解质和酸碱平衡监测”）。

二、胃肠功能监测

胃是人体消化系统的一部分，是贮藏和消化食物的器官，主要用于将大块食物研磨成小块，并将食物中的大分子降解成较小的分子，以便于进一步被吸收。

（一）胃液监测

严重创伤、感染、休克等应激状态下可引起胃液分泌增加，易出现以胃黏膜糜烂、溃疡和出血为特征的急性胃黏膜病变。而胃内酸性环境可促进胃内细菌的生长繁殖，引起细菌移位，成为内源性院内感染的重要因素之一，因此对重症患者进行胃液 pH 监测具有重要意义。胃液正常的 pH 值为 0.9～1.8。胃液分泌量受食物影响最大，正常空腹胃液量约为 30～50ml。在未进食的情况下胃液量明显增多，提示胃分泌量过高及胃蠕动能力减低。

（二）胃潴留监测

胃潴留是指胃排空障碍，胃中的食物不能顺利进入到肠道，而潴留在胃内的一种表现。其常见原因是消化不良、急性胃扩张、胃动力减弱、幽门或十二指肠梗阻等。主要症状为上腹痛或不适，常由进食引起或餐后加重，同时有餐后上腹发胀、早饱、恶心或呕吐、食欲不佳等。具有下列症状之一的患者应考虑有胃潴留可能：①饭后 4 小时仍有 300ml 液体储存于胃内；②口服硫酸钡 4 小时后仍有 60% 以上在胃内潴留；③禁食过夜后仍有 200ml 以上胃内容物残留。

三、腹腔内压监测

腹腔内压力（intra-abdominal pressure，IAP）是临床诊断和治疗危重症患者重要的生理学参数之一。任何因素引起腹内压持续增高导致腹腔高压症，继而进展为腹腔间室综合征，可危及患者生命。监测腹内压可预测危重症患者病情变化，降低重症患者的死亡率。

（一）腹腔内压力正常值及分级

正常人腹腔内压力与大气压接近，但存在明显的个体差异。正常情况下平均压力都小于 10cmH_2O，任何引起腹腔内容物体积增加的情况都可以增加 IAP。腹内压可分为 4 级：Ⅰ级 10～14cmH_2O、Ⅱ级 15～24cmH_2O，Ⅲ级 25～34cmH_2O，Ⅳ级 > 34cmH_2O。其中Ⅰ、Ⅱ级对机体危害较小。腹内压≥20cmH_2O 确定为腹内高压。

（二）监测腹内压的适应证

腹腔内压力监测适用于引起腹腔高压症及腹腔间室综合征的危重症患者，包括脓毒血症（sepsis）、全身炎症反应综合征（SIRS）、缺血再灌注损伤、内脏受压、外科手术、严重创伤等。

（三）腹内压测量方法

1. 直接测量法　即通过腹腔引流管或穿刺针连接传感器进行测压，测量值准确，但此方法为有创操作，加之大多数患者腹腔情况复杂，故临床少用。

2. 间接测压法　通过测量腹腔内脏器的压力间接反映腹腔内压力。临床研究表明腹内压与膀胱压或胃内压呈显著正相关。常采用间接测压法，即通过测定胃、上腔静脉、下腔静脉及膀胱的压力来估计腹内压，其中膀胱内压测量法最常用。

（1）膀胱测量方法：首先留置三腔或双腔 Foley 尿管。测压前排空膀胱，保持管道通畅。将三通接头或 Y 型管与测压管或传感器连接。患者取平卧位，通过三通管向膀胱内注入 50～100ml 等渗盐水，连接测压板，以耻骨联合为零平面，通过测压管中水柱或传感器连接的监护仪读取压力腹腔内压力数值。

（2）经股静脉置管测量方法：通过股静脉测量下腔静脉压间接反映腹腔内压力变化。股静脉导管尖端应达腹腔位置（30cm 左右为宜），测量方法同 CVP 监测。

（四）IAP 监测护理

1. 减少人为误差　掌握准确的测量方法，测量结果与病情不相符时，排除影响因素重复测量 2～3 次取平均值，以减少人为误差。

2. 排除影响因素　准确标记零点，利用测压管测量时，测压管必须与地面垂直。利用压力转换器测量时，压力传感器的位置平耻骨联合，高于耻骨联合水平可使测量值偏小；低于耻骨联合水平可使测量值偏高。向膀胱内注入温度为 37～40℃的生理盐水，成人量为 50～100ml，过冷、过热或快速注入会引起膀胱肌肉收缩致膀胱压升高。

3. 预防感染　临床测量腹内压时，均需向腹腔或腹腔内脏器置入管道，为创伤性操作。反复测量容易发生泌尿系逆行感染，故应严格执行无菌操作。

（蓝惠兰）

第六节　水电解质和酸碱平衡监测

一、水电解质平衡监测

水和电解质是体液的主要成分，是构成正常体液容量、渗透压及维持机体正常代谢与脏器功能的基础。

（一）常用监测指标及临床意义

1．血清钠　正常值为135～145mmol/L。血清钠小于135mmol/L为低钠血症，主要见于大量消化液丧失、大面积创面渗液及使用排钠利尿剂等所致的低渗性缺水。血清钠高于145mmol/L为高钠血症，常见于摄入水分不足或丧失水分过多而导致的高渗性缺水。

2．血清钾　正常血清钾浓度为3.5～5.5mmol/L，低于3.5mmol/L时称为低钾血症，主要由于钾离子向细胞内转移、钾摄入不足或丢失所致。高于5.5mmol/L时称为高钾血症，常见于酸中毒所致的钾离子细胞外转移及肾脏排泄功能受损、大量输血等情况。

3．血清镁　正常值为0.8～1.2mmol/L，小于0.8mmol/L时称为低镁血症，可见于饥饿、吸收障碍综合征及长期胃肠消化液丢失，如肠瘘患者等。血清镁高于1.2mmol/L时称高镁血症，主要见于肾功能不全患者。

4．血清钙　正常值为2.1～2.55mmol/L。低钙血症常见于重症急性胰腺炎、肾功能障碍及甲状旁腺受损等情况。

（二）常见的水电解质紊乱

1．水和钠代谢紊乱

（1）等渗性缺水：等渗性缺水又称急性缺水或混合性缺水，水和钠成比例地丧失，血清钠与细胞外液的渗透压可保持正常。此缺水在外科患者最易发生，缺水量大时可伴有血容量不足，严重可发生休克。

（2）低渗性缺水：低渗性缺水又称慢性缺水或继发性缺水，水和钠同时缺失，但失钠多于缺水，故血清钠低于135mmol/L，细胞外液呈低渗状态。

（3）高渗性缺水：又称原发性缺水，虽然水和钠同时缺失，但缺失更多，血清钠高于正常范围，细胞外液的渗透压升高。

（4）水中毒：又称稀释性低血钠，指机体的摄入水总量超过了排出水量，以致水分在体内潴留，引起血浆渗透压下降和循环血量增多。

2．钾代谢异常

（1）高钾血症：血钾浓度超过5.5mmol/L，为高钾血症。临床表现常无特异性，严重高钾血症患者可有微循环障碍表现，最严重时可致心搏骤停。血钾超过7mmol/L，会有心电图改变，早期T波高尖，P波波幅下降，既而出现QRS波增宽。

（2）低钾血症：血钾浓度低于3.5mmol/L表示有低钾血症。最早的临床表现是四肢无力，以后可发展至累及躯干和呼吸肌，出现呼吸困难或窒息，并可出现肠麻痹症状。对心脏的影响主要表现为传导阻滞和节律异常。典型的心电图改变为早期T波低平或倒置，随后出现ST段降低、QT间期延长和U波。

3．钙代谢异常　临床危重患者常见的钙代谢异常是低钙血症。血清钙浓度降低时神经肌肉兴奋性增强，可表现为口周和指（趾）尖麻木与针刺感、手足抽搐、腱反射亢进及Chvostek征阳性。血清钙浓度低于2mmol/L有诊断价值。

4．镁代谢异常　体内镁缺乏时临床表现与钙缺乏相似，可有肌震颤、手足抽搐及Chvostek征；血清镁浓度增高时常有乏力、腱反射消失和血压下降，严重时可发生心传导障碍，心电图与高钾血症相似，表现为PR间期延长，QRS波增宽和T波增高，晚期可出现呼吸抑制、昏迷与心搏骤停。

二、酸碱平衡监测

（一）酸碱平衡常用监测指标及临床意义

1．酸碱度（pH值）　pH值反映血液的酸碱度，正常值为7.35～7.45，平均值为7.40。小于7.35为酸中毒，大于7.45为碱中毒。pH是一个综合性指标，其既受代谢因素影响，又受呼吸因素影响。

2. 动脉血二氧化碳分压（$PaCO_2$）　$PaCO_2$是指血液中物理溶解二氧化碳分子所产生的压力，主要受呼吸性因素影响，是酸碱平衡中反映呼吸因素的指标，正常值为35～45mmHg，临床上以$PaCO_2$≥50mmHg作为诊断Ⅱ型呼吸衰竭的实验室依据。

3. 动脉血氧分压（PaO_2）　指血液中物理溶解氧分子所产生的压力，正常值为80～100mmHg。用于判断缺氧及其程度。①轻度缺氧：PaO_2 60～80mmHg；②中度缺氧：PaO_2 40～60mmHg；③重度缺氧：PaO_2小于40mmHg。临床上以PaO_2＜60mmHg作为诊断呼吸衰竭的实验室依据。

4. 动脉碳酸氢根浓度（HCO_3^-）　以标准碳酸氢盐（SB）和实际碳酸氢盐（AB）表示。SB是血温在37℃，血红蛋白充分被氧饱和的条件下，经用$PaCO_2$为40mmHg的气体平衡后所测得的HCO_3^-浓度。AB是血浆中HCO_3^-的真实浓度。与SB相比，AB包括了呼吸因素的影响。当两者均升高，且AB＞SB时，见于代谢性碱中毒或呼吸性酸中毒代偿；当两者均降低，且AB＜SB时，见于代谢性酸中毒或呼吸性碱中毒代偿。

5. 动脉血氧饱和度（SaO_2）　是单位动脉血红蛋白氧含量的百分数，正常值大于96%～100%。

6. 碱剩余（BE）　指在标准条件下，即血温37℃、$PaCO_2$ 40mmHg、SaO_2 100%的情况下，将1000ml血浆或全血用酸或碱滴定至pH值7.40时所需的酸或碱量。正常值为±3mmol/L。

7. 实际重碳酸盐（AB）　是指未经气体平衡处理的人体血浆中HCO_3^-的真实含量（血气报告中的HCO_3^-即指AB），正常值为22～27mmol/L。

8. 标准重碳酸盐（SB）　在上述标准条件下，所测得的血浆碳酸氢根的含量为SB，也就是排除了呼吸因素对它的影响，故称标准碳酸氢根。正常值为22～27mmol/L。SB是判断代谢性酸碱平衡失衡的定量指标。

（二）酸碱失衡分类

临床上把检查血液pH作为观察酸碱平衡失调的指标，正常范围7.35～7.45。如果酸碱物质超量负荷或调节功能发生障碍，则形成不同形式的酸碱失调。

1. 单纯性酸碱平衡紊乱分类

(1) 代谢性酸中毒：是临床最常见的酸碱失调是代谢性酸中毒。由于酸性物质的积聚或产生过多，或HCO_3^-丢失过多，即可引起代谢性酸中毒。

(2) 代谢性碱中毒：是体内H^+丢失或HCO_3^-增多可引起代谢性碱中毒。很容易彻底治愈。

(3) 呼吸性酸中毒：系指肺泡通气及换气功能减弱，不能充分排出体内生成的CO_2，以致血$PaCO_2$增高，引起高碳酸血症。

(4) 呼吸性碱中毒：呼吸性碱中毒是由于肺泡通气过度，体内生成的CO_2排出过多，以致血$PaCO_2$降低，最终引起低碳酸血症，血pH上升。

2. 混合型酸碱平衡紊乱分类　混合型酸碱平衡紊乱是指有两种甚至两种以上类型的酸碱平衡紊乱同时存在，可能出现pH的相互抵消，或彼此影响导致失代偿。依据临床症状，目前的治疗方案和实验室检查都有助于找到紊乱的病因。

(1) 呼吸性酸中毒合并代谢性酸中毒：两者结合使酸中毒表现为pH明显下降，$PaCO_2$升高，AB和BE（负值增大）均下降。临床上常见于肺心病合并感染性休克或肾衰竭。

(2) 呼吸性酸中毒合并代谢性碱中毒：两者结果相互抵消，表现为pH正常或下降，$PaCO_2$、AB和BE（正值增大）均升高。临床上常见于肺心病急性发作经多次使用利尿剂后。

(3) 代谢性碱中毒合并呼吸性碱中毒：两者合并使碱中毒加剧，表现为pH明显升高，$PaCO_2$下降，AB和BE（正值增大）均升高。临床上见于充血性心力衰竭患者用排钾利尿剂导致缺钾性代谢性碱中毒，又因呼吸过度而发生呼吸性碱中毒。

(4) 代谢性酸中毒合并呼吸性碱中毒：两者结果相互抵消，表现为 pH 可在正常范围，AB、BE 和 $PaCO_2$ 均下降。临床上见于糖尿病酮症酸中毒或肾功能不全合并感染、高热、呼吸过度等。

(5) 代谢性酸中毒合并代谢性碱中毒：两者结果相互抵消，表现为 pH 可在正常范围，AB 和 BE 均下降或相互抵消。临床上见于肾衰竭患者伴严重呕吐或补碱过度。

（三）判断酸碱失衡的步骤

判断酸碱失衡应患者根据病因、病情、电解质、血气分析、治疗措施结果及临床表现等进行动态的综合分析。在血液酸碱监测中，pH、$PaCO_2$、HCO_3^- 浓度或 BE，是反映机体酸碱平衡的三大基本要素。pH 是判断血液酸碱度的指标，$PaCO_2$ 反映呼吸性因素，$PaCO_2$ 的原发性增加或减少，则引起呼吸性酸中毒或呼吸性碱中毒。HCO_3^- 反映代谢性因素，HCO_3^- 或 BE 的原发性减少或增加，可引起代谢性酸中毒或代谢性碱中毒。三者在对酸碱失衡的分析过程中具有重要的意义。

第一步：根据 pH 指标来判断归于以下哪一种基本的紊乱类型，即 pH 值确定有无酸中毒或碱中毒。再根据 $PaCO_2$ 与 HCO_3^- 浓度（或 BE）两个指标的变化关系，判断是呼吸性还是代谢性因素，进而结合 pH 判断机体的代偿情况，同时应将酸碱紊乱的时间因素考虑在内。

第二步：当 $PaCO_2$ 与 HCO_3^- 浓度（或 BE）呈反向变化，即一个指标值增高，另一个指标值降低时，应诊断为复合型酸碱失衡（相加型）。当 $PaCO_2$ 与 HCO_3^- 浓度（或 BE）呈同向变化，即两个指标值同时增高或两个指标值同时降低时，可能会有两种情况：一种是单纯性的酸碱失衡，其中一个指标值的变化是原发性改变，而另一指标的变化是继发的代偿性改变，原发的失衡决定了 pH 值是偏酸或偏碱。另一种是复合型酸碱失衡（相消型），即两种变化均为原发性改变。究竟为两者中的哪种类型需要根据代偿的时间、代偿的限度等进行综合分析。

第三步：酸碱平衡紊乱的病因诊断。应包含：患者的病史、体征、神志、平衡状态和目前的用药情况；电解质情况尤其是钾离子、氯离子和阴离子间隙（AG）；氧状态参数 PaO_2、SaO_2；其他必要的临床实验室检查，如尿 pH、酮体、血糖、血肌酐、乳酸等。

（蓝惠兰）

思考题

1. 简述呼吸功能监测的主要项目及临床意义。
2. 危重患者系统功能检测的主要内容有哪些？
3. 尿液监测的目的和方法有哪些？
4. 男性，25 岁，体重 60kg，肠梗阻术后第 2 天，禁食，T: 36℃，P: 110 次 / 分，R: 22 次 / 分，BP: 80/50mmHg，24 小时尿量 1000ml。主诉头晕、四肢无力。血清钾 3.0mmol/L，钠 130mmol/L。请思考：

(1) 该患者的主要护理问题是什么？

(2) 简述相应的护理措施。

5. 男性，20 岁，复合外伤，体重 70kg，术后高热，40℃，已行气管切开术，使用退热剂，汗液湿透一身衬衣裤。请思考：

(1) 该如何计算患者损失的体液？

（2）请列出2条以上护理诊断及相应护理措施。

6. 女性，48岁。连续水样便3天并无法进食，精神疲倦，面颊潮红，呼吸40次/分，有烂苹果味，血气分析示：BE：-5mmol/L、HCO_3^-：18mmol/L、$PaCO_2$：3.8kPa、pH正常。请思考：

（1）该患者可能是那类酸碱平衡失调？

（2）可以给予哪些主要的处理措施？

7. 男性，78岁，肺心病合并肾衰竭行血液透析，全身水肿，嗜睡、呼吸困难呼出气体带有酮味，胸闷、甲床和唇发绀，pH：7.12、BE：-6mmol/L，$PaCO_2$：12.1kPa、AB：14mmol/L，SB：9.0mmol/L。请思考：

（1）患者目前发生了哪类酸碱平衡失调？

（2）为保证动脉血气分析准确，标本应如何处理？

第十二章 危重症患者的营养支持

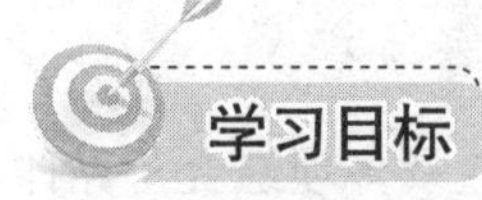

1. 掌握危重症患者营养支持的常见并发症及护理。
2. 熟悉危重症患者营养支持的适应证。
3. 了解危重症患者的代谢特点。
4. 培养有效沟通的能力。

危重症患者由于严重的创伤、手术、感染、炎症或脓毒血症等，无法经口摄取足够的营养，甚至于不能经口摄取营养，从而引起机体内神经系统、内分泌系统以及临床代谢的改变，可造成包括肠功能衰竭在内的多器官功能障碍综合征（MODS），导致极为严重的后果。

营养状态是影响危重症患者病程进展的重要因素之一。临床上有大量资料显示，营养不良严重者可增加患者的死亡率。可见营养支持作为有效的治疗手段，在保护脏器功能、修复创伤组织、控制感染、减少并发症和促进机体康复等方面起着重要作用。

第一节 概 述

一、危重症患者的代谢特点

危重症患者机体处于应激状态，交感神经系统兴奋性增强，体内促分解代谢的激素分泌增加，胰岛素的分泌减少或正常。在物质代谢方面可能出现以下影响：

1. 糖原分解和糖异生活跃，形成高血糖 与饥饿时发生的代谢紊乱情况有所不同，糖的产生成倍增加，但不被胰岛素抑制，出现胰岛素阻抗现象，即无论血浆胰岛素水平如何，原先对胰岛素敏感的组织变为不敏感，使细胞膜对葡萄糖的通透性降低，组织对葡萄糖的利用减少，进一步促成高血糖反应。

2. 蛋白质分解加速，肌肉组织中释放出氨基酸 其中支链氨基酸在肝外器官里被氧化而供能，血中支链氨基酸减少，其他某些氨基酸在血中可增多，血清氨基酸谱紊乱。尿氮排出量增加，机体出现负氮平衡。与饥饿时不同的是，蛋白质的分解呈进行性。这种分解代谢的持续难以被一般外源性营养所纠正，因此也称为自身相食现象。

3. 脂肪动员、分解增强 脂肪分解氧化仍然是体内主要的供能方式，但与饥饿时的营养障碍有所不同，周围组织利用脂肪的能力受损，即脂肪分解产物不能得到充分利用，致使血中游离脂肪酸和甘油三酯都升高，蛋白质分解代谢加速。

4. 严重创伤或感染可导致水、电解质与酸碱平衡紊乱 应激反应时抗利尿激素和醛固酮分泌增多，有水钠潴留的倾向。

二、营养支持的目的

营养支持的目的，主要是供给细胞代谢所需要的能量与营养物质，维持组织器官正常的结构与功能；通过营养支持调理代谢紊乱，调节免疫功能，增强机体抗病能力，从而影响疾病的发展与转归。营养支持虽不能完全阻止和逆转危重患者的高分解代谢状态和人体组成的改变，但合理的营养支持，可减少机体净蛋白的消耗，使蛋白质的合成增加，改善潜在或者已发生的营养不良状态，防止发生严重并发症。

三、营养支持的评估

营养支持评估是通过人体组成测定、人体测量、生化检查、临床检查及多项综合营养评定方法等手段，判定人体营养状况，确定营养不良的类型及程度，评估营养不良所致后果的危险性，并监测营养支持疗效的方法。

（一）营养状态的测定方法

1. 人体测量　包括身高、体重、体重指数、皮褶厚度、上臂肌围的测量。

（1）体重与身高：患者的体重比标准体重低 20%，提示营养不良。体重变化虽可反映营养状态，但应排除缺水或水肿等因素的影响。身高也是反映人体营养状态的基本指标，但它不像体重可以反映短期内营养状况的变化，它需要长时间的观察才能说明问题。

（2）皮褶厚度（skin fold thickness）：人体皮下脂肪含量约占全身脂肪总量的 50%，通过皮下脂肪含量的测定可推算体脂总量，并间接反映热量代谢变化。正常参考值男性为 12.5mm，女性为 16.5mm。实测值在正常值的 90% 以上为正常，80%～90% 为体脂轻度亏损，60%～80% 为中度亏损，<60% 为重度亏损。

（3）上臂围和上臂肌围：测量上臂围时，被测者上臂自然下垂，取上臂中点，用软尺测量上臂的周径，男性小于 23mm，女性小于 22mm，表示有营养消耗。上臂肌围代表体内骨骼肌量，男性小于 15cm，女性小于 14cm，表示骨骼肌有明显消耗。

2. 生化及实验室检查

（1）蛋白质测定：血红蛋白（Hb）、血清蛋白（Alb）、肌酐身高指数（creatinine height index，CHI）、氮平衡（nitrogen balance，NB）及血浆氨基酸谱测定等方法。

（2）细胞免疫功能评定：细胞免疫功能在人体抗感染中起重要作用。蛋白质缺乏常伴有细胞免疫功能的损害，从而增加了患者术后的感染率和死亡率。①总淋巴细胞计数（total lymphocyte count，TLC）：是评定细胞免疫功能的简易方法。计算公式为：TLC = 淋巴细胞百分比 × 白细胞计数。TLC > 20×10^8/L 者为正常，（12～20）× 10^8/L 者为轻度营养不良，（8～12）× 10^8/L 者为中度营养不良，< 8×10^8/L 者为重度营养不良。②皮肤迟发性超敏反应（skin delayed hypersensitivity，SDH）：该试验是将不同的抗原于前臂屈侧表面不同部位注射 0.1ml，待 48 小时后测量接种处硬结直径，若 > 5mm 为正常。常用抗原包括链激酶 / 链道酶、流行性腮腺炎病毒素、白色念珠菌提取液、植物血凝素和结核菌素试验。

3. 综合营养评定　单一指标评定人体营养状况的方法，局限性强而误差较大，目前多数学者主张采用综合性营养评定方法，以提高灵敏性和特异性。常用方法包括预后营养指数、营养评定指数、主观全面评定和微型营养评定。判断患者有无营养不良，应对其营养状况进行全面评价。

（二）能量与蛋白质需要量的评估

1. 能量需要量评估　一般患者能量需要量为 25～35kcal/（kg·d）。不同个体、不同病情及不同活动状态下能量的需要量有较大差异。评估患者能量需要时应综合考虑。可用 Harris-Benedict 公式计算 BEE，并以 BEE 为参数指标计算实际能量消耗（actual energy

expenditure，AEE）。

$$男性 BEE = 66.5 + 13.7W + 0.5H - 6.8A$$

$$女性 BEE = 66.5 + 9.6W + 1.7H - 4.7A$$

$$AEE = BEE \times AF \times IF \times TF$$

其中BEE与AEE的单位为千卡（kcal），W为体重（kg），H为身高（cm），A为年龄（岁），AF为活动系数，IF为应激系数，TF为体温系数。

2. 蛋白质需要量评估　利用氮平衡来评价蛋白质的实际水平及需要量。若氮摄入量大于排出量，为正氮平衡，反之为负担平衡。评价氮平衡的公式：

$$氮平衡(g/d) = 摄入氮量(g/d) - [尿氮量(g/d) + 3]$$

四、营养支持的原则

1. 消化道功能基本正常者，如无禁忌情况下应以经口摄食为主。必要时可经肠外（静脉途径）补充部分热量、水分和电解质。

2. 对不能摄食和拒绝摄食的患者如其胃肠功能尚好，可经管饲代替口服。但要根据管饲预期时间的长短、病情需要等选择管饲方式，如鼻胃管、鼻肠管、胃造口或空肠造口等。

3. 凡不能或不宜口服、管饲及消化与吸收功能障碍者，可采用肠外营养。

第二节　营养支持方式

情景描述：

张先生，45岁，体重60kg，车祸致骨盆骨折。伤后进行手术治疗。卧床50天后，体重减轻到45kg，发生顽固性肺部感染，病情没有得到很好的控制，发展为呼吸衰竭，行气管插管和机械通气，同时留置鼻胃管，转入ICU治疗后，生命体征逐渐平稳。实验室检查：WBC 10×10^9/L，Hb 89g/L，ALB 30g/L，急诊入院。

请思考：

1. 该患者的营养状况如何？
2. 列举该患者能量补充的原则。
3. 可采取何种营养支持途径？可能发生哪些并发症？

营养支持治疗可经肠内营养（enteral nutrition，EN）、肠外营养（parenteral nutrition，PN）或两种途径共用等方法进行。若患者的肠道结构和功能完整，应首选肠内营养。但危重患者多有胃肠功能减退，常首选肠外营养。为防止长期PN造成胃肠道功能减退，可逐步从PN过渡到EN。

一、肠内营养

肠内营养是采用口服或管饲等方式经胃肠道提供代谢需要的能量及营养基质的营养治疗方式。

1. 适应证　胃肠功能恢复、能耐受肠内营养且实施肠内营养不会加重病情者均应尽早创造条件实施肠内营养支持。

2. 禁忌证　肠梗阻、肠道缺血或腹腔间室综合征的患者；严重腹胀、腹泻经一般治疗无

改善的患者。

3. 肠内营养液输入途径　肠内营养的输入途径有口服、鼻胃管、鼻十二指肠管、鼻空肠管、胃造口、空肠造口等多种，具体投给途径的选择则取决于疾病情况、喂养时间长短、患者精神状态及胃肠道功能。

（1）口服途径：口服是最经济、最安全、最简便的投给方式，而且符合人体正常生理过程。口服时，合理足够的膳食能满足大多数患者对各种营养素的需求。不能主动经口摄食或经口摄食不足的患者则可通过其他方式进行肠内营养治疗。

（2）鼻胃、鼻十二指肠、空肠插管喂养途径：接受营养治疗不超过4周的患者，最理想的肠内营养治疗途径是放置细的鼻胃管。此喂养途径简单易行。是临床上使用最多的方法。其优点在于胃的容量大，对营养液的渗透压不敏感，适合于各种完全性营养配方。缺点是有食物反流与吸入气管的危险，长期使用者可出现咽部红肿、不适，增加呼吸系统并发症等。

（3）胃造口术：常用于较长时间不能经口进食者，这种方法接近正常饮食，能供给人体所需要的营养物质，方法简便。常用方法：①剖腹胃造口术：暂时性胃造瘘用于各种原因引起的严重的口腔、咽部或食管损伤，可经胃造瘘供给营养。永久性胃造瘘常用于晚期食管癌而又不能切除者。此外，长期昏迷、吞咽反射消失者亦适合由胃造瘘术供给营养。②经皮内镜辅助的胃造口术（percutaneous endoscopic gastrostomy，PEG）：是近年来发展起来的新型胃造口方法，具有不需剖腹与麻醉，操作简便、创伤小等优点，适用于需长期肠内营养的患者。PEG置管完成6～8小时后，才可开始经胃造瘘管进行喂养。每次应用前后，要用生理盐水冲洗管道。如要拔除胃造瘘，应在2周以后，待窦道形成后才能拔除。

（4）空肠造口术：为临床上肠内营养治疗应用最广泛的途径之一，优点为：①因液体反流而引起的呕吐和误吸发生率低。②肠道营养与胃十二指肠减压可同时进行，对胃、十二指肠外瘘及胰腺疾病者尤为适宜。③喂养管可长期放置，适用于需长期营养治疗的患者。④患者可同时经口摄食。⑤患者无明显不适，机体和心理负担小，活动方便，生活质量好。空肠造口可在剖腹手术的同时完成，亦可单独施行。也可经皮内镜空肠造瘘术（percutaneous endoscopic jejunostomy，PEJ），操作结束后可通过摄X线片以证实喂养管的位置。

4. 肠内营养的输注方式　可以采取：①间歇给予，即将肠内营养液分次喂养，每日4～7次，10～20分钟内完成200～400ml。②连续给予，即24小时内利用重力或营养泵将肠内营养制剂持续输注到胃肠道内的方式。

5. 常见的并发症及其护理　EN的并发症主要分为感染性并发症、机械性并发症、胃肠道并发症和代谢性并发症。

（1）感染性并发症：最常见的是吸入性肺炎。误吸是EN最常见和最严重的并发症。误吸可使营养液被吸入呼吸系统，一方面使呼吸窘迫，另一方面，营养物质为病原微生物提供良好的培养基，可导致肺内感染。护理：一旦发生误吸应立即停止EN，促进患者气道内的液体与食物微粒排出，必要时应通过纤维支气管镜吸出，遵医嘱应用糖皮质激素抵抗肺水肿及应用抗生素治疗感染。

（2）机械性并发症：①黏膜损伤：可因置管操作过程或喂养管对局部组织的压迫，而引起黏膜水肿、糜烂或坏死。护理：护士应选择直径适宜、质地柔软而有韧性的喂养管，熟练掌握操作技术，置管时动作轻柔。②喂养管堵塞：最常见的原因是膳食残渣或粉碎不全的药片黏附于管腔壁，或药物与膳食不相溶形成沉淀附着于管壁所致。护理：发生堵塞后可用温开水低压冲洗，必要时也可借助导丝疏通管腔。③喂养管脱出：喂养管固定不牢或患者躁动不安及严重呕吐均可导致喂养管脱出，不仅使EN不能顺利进行，而且经造瘘置管的患者还有引起腹膜炎的危险。护理：护士置管后应妥善固定导管，加强护理与观察，严防导管脱出，一旦喂养管脱出应及时重新置管。

(3) 胃肠道并发症：①恶心、呕吐与腹胀：接受 EN 的患者均有 10%～20% 可发生恶心、呕吐与腹胀，主要见于营养液输注速度过快、乳糖不耐受、膳食口味不耐受及膳食中脂肪含量过多等。护理：护士应根据情况减慢输注速度、加入调味剂或更改膳食品种等。②腹泻：是 EN 最常见的并发症，主要见于：低蛋白血症和营养不良时小肠吸收力下降；乳糖酶缺乏症者，应用含乳糖的肠内营养膳食；肠腔内脂肪酶缺乏，脂肪吸收障碍；应用高渗性膳食；营养液温度过低及输注速度过快；同时应用某些治疗性药物等。护理：一旦发生腹泻应首先查明原因，针对原因进行处置，必要时可遵医嘱对症给予止泻剂。

(4) 代谢性并发症：最常见的代谢性并发症是高血糖和低血糖。高血糖常见于高代谢状态的患者、接受高碳水化合物喂养者及接受糖皮质激素治疗的患者；而低血糖多发生于长期应用肠内营养而突然停止时。护理：对于接受 EN 的患者应加强对其血糖的监测，出现血糖异常时应及时报告医生进行处理。此外，在患者停止 EN 时应逐渐进行，避免突然停止。

二、肠 外 营 养

PN 是经静脉途径供应患者所需要的营养要素，包括热量（碳水化合物、脂肪乳剂）、必需和非必需氨基酸、维生素、电解质及微量元素等，使不能正常进食的患者仍可以维持营养状况、体重增加和创伤愈合。

1. 适应证　肠外营养支持的适应证有：①胃肠道梗阻；②胃肠道吸收功能障碍，短肠综合征，小肠严重疾病，严重腹泻、顽固性呕吐大于 1 周者；③重症胰腺炎肠麻痹未恢复时；④大面积烧伤、严重复合伤、感染等高分解代谢状态；⑤严重营养不良伴有胃肠功能障碍，无法耐受肠内营养；⑥大手术、严重创伤的围手术期；⑦肠外瘘；⑧炎性肠道疾病病变活动期的治疗；⑨严重营养不良的肿瘤患者围手术期治疗；⑩肝肾心肺等重要脏器功能不全时的支持治疗。

2. 禁忌证　①早期复苏阶段血流动力学不稳定或存在严重水、电解质与酸碱失衡的患者；②严重肝功能障碍的患者；③急性肾功能障碍患者；④严重高血糖未控制的患者。

3. 肠外营养的输入途径　肠外营养的输入途径包括周围静脉营养支持（peripheral parenteral nutrition，PPN）和中心静脉营养支持（central parenteral nutrition，CPN）。

(1) PPN 途径：适应证：① 2 周内短期肠外营养、营养液渗透压低于 800～900mmol/L。②中心静脉置管禁忌或不可行者；③导管感染或有脓毒症者。

(2) CPN 途径：适应证：肠外营养超过两周、营养液渗透压高于 800～900mmol/L 者。置管途径有经颈内静脉、锁骨下静脉或经外周的中心静脉插管（PICC）。

4. 肠外营养的供给方式

(1) 全营养混合液输注：全营养混合液（total nutrient admixture，TNA）输注法，又称“全合一”营养液输注法，即将每天所需的营养物质，在无菌条件下按次序混合输入由聚合材料制成的输液袋或玻璃容器内再输注，以保证所提供营养物质的完全性和有效性。

(2) 单瓶输注：在无条件以 TNA 方式输注时，可以用单瓶方式输注。但可因各营养素的非同步输入而造成某些营养素的浪费或负担过重。如当单瓶输注葡萄糖或脂肪乳剂，可因单位时间内进入人体内的葡萄糖或脂肪酸量较多而增加代谢负荷甚至出现与此相关的代谢性并发症。

5. 常见的并发症及其护理　肠外营养的并发症主要分为机械性并发症、感染性并发症和代谢性并发症。

(1) 机械性并发症：①置管操作相关并发症：包括气胸、血胸、皮下气肿、血管与神经损伤等。护理：护士应熟练掌握操作技术流程与规范，操作过程中应动作轻柔，以减少置管时的机械性损伤。②导管堵塞：是 PN 最常见的并发症之一。护理：护士在巡视过程中应及时调整输液速度，以免因凝血而发生导管堵塞。输液结束时应根据患者病情及出凝血功能状况使用生理盐水或肝素溶液进行正压封管。③空气栓塞：可发生在置管、输液及拔管过程中。护理：置管时应让患者头低位，操作者严格遵守操作规程，对于清醒患者应嘱其屏气；输液过程中加强巡视，液体输完应及时补充，最好应用输液泵进行输注；导管护理时应防止空气经导管接口部位进入血液循环，拔管引起的空气栓塞主要是由于拔管时空气可经长期置管后形成的隧道进入静脉；拔管速度不宜过快，拔管后应密切观察患者的反应。

（2）感染性并发症：是PN最常见、最严重的并发症。导管引起局部或全身性感染是肠外营养主要的并发症。化脓性静脉炎，严重者可引起脓毒症，并且发生局部和全身真菌感染的机会较多。感染的主要原因是插管时污染伤口、输入器具或溶液污染和静脉血栓形成。护理：①护士应严格无菌操作；②动作轻柔，选择合适的导管；③固定的导管不能随意拉出或插进；④避免从导管抽血和输入血液制品；⑤输液溶液现用现配，输液袋每日更换，出现不明原因的寒战、高热应拔出导管，并对导管尖端进行培养，根据致病菌种类进行针对性治疗。

（3）代谢性并发症：常见于：①电解质紊乱：如低钾血症、低镁血症等。②低血糖：持续输入高渗葡萄糖，可刺激胰岛素分泌增加，若突然停止输注含糖溶液，可致血糖下降，甚至出现低血糖性昏迷。③高血糖：开始输注营养液时速度过快，超过机体的耐受限度，如不及时进行调整和控制高血糖，可因大量利尿而出现脱水，甚至引起昏迷而危及生命。因此，接受PN的患者，应严密监测电解质及血糖与尿糖变化，及早发现代谢紊乱，并配合医生实施有效处理。

（王继彦）

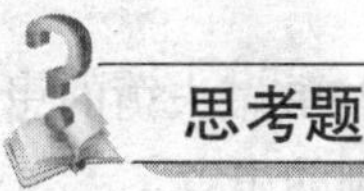

1. 简述急危重症患者肠内营养常见的并发症及其护理。

2. 简述肠外营养的输入途径。

3. 女性，70岁，患高血压20多年，近年来感到心慌、气短，疲乏无力、纳差，下肢水肿。最近只要轻微的活动就感觉到呼吸困难，在夜间熟睡时偶尔被憋醒，被迫端坐，咳出泡沫样血痰，送往医院。查体：口唇、指端呈现青紫色，肺部有湿性啰音，血压90/60mmHg，上腹部胀满，肝脏肿大并有压痛，颈动脉怒张，X线拍片，发现心脏明显肥大。诊断为原发性高血压伴慢性心功能不全。立即抗心衰治疗，吸氧，应用强心利尿剂，同时配合营养支持。请思考：

（1）为确定护理诊断，应对该患者进行哪些营养支持的护理评估？

（2）如何对该患者进行营养支持？

（3）选择的营养支持方式可能引起哪些常见的并发症？如何处理这些并发症？

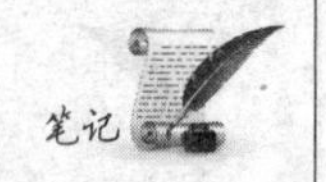

第十三章 常用救护技术

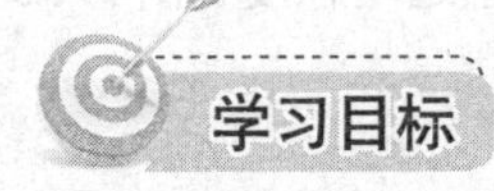

1. 掌握气道异物清除术、球囊-面罩通气术、除颤术、外伤止血、包扎、固定、搬运的急救方法及注意事项。
2. 熟悉建立各种人工气道、动静脉穿刺置管术的适应证、禁忌证和注意事项。
3. 了解建立各种人工气道、动静脉穿刺置管术的操作方法。
4. 具有爱伤观念、评判性思维、团队合作的能力。

急诊医护人员应熟练掌握各种救护技术，如人工气道的建立、电除颤术、外伤急救基本技术等，以便及时有效地对危重患者实施紧急救助，挽救生命，减轻伤残和痛苦。

第一节 人工气道的建立

一、口咽通气管置入术

（一）适应证

口咽通气管仅对没有咳嗽或咽反射的无意识患者使用。常用于以下情况：

1. 较长时间解除舌后坠或上气道肌肉松弛而致气道梗阻者。
2. 手法开放气道无效者。
3. 同时有气管插管时，替代牙垫作用者。
4. 癫痫发作或抽搐时保护舌齿免受损伤者。

（二）禁忌证

口咽通气管不能应用于有意识或半意识的患者，因其可能会引起恶心和呕吐，甚至喉痉挛。此外，有以下情况时应慎用：

1. 频繁呕吐、咽反射亢进者。
2. 牙齿松动、上下颌骨损伤严重者。
3. 咽部占位性病变、喉头水肿、气管异物、哮喘等患者。

（三）操作方法

1. 用物准备　合适的口咽通气管，长度相当于从口角至耳垂或下颌角的距离。选择的原则是宁长勿短，宁大勿小。因口咽管太短不能经过舌根，起不到开放气道的作用，口咽管太小容易误入气管。

2. 操作步骤

（1）放平床头，协助患者取平卧位，头后仰，使口、咽、喉三轴线尽量重叠。清除口腔和咽部分泌物，保持呼吸道通畅。

（2）置入口咽通气管：方法有直接放置法与反向插入法。直接放置法时，可用压舌板或

舌拉钩协助，将口咽通气管的咽弯曲部分沿舌面顺势送至上咽部，将舌根与口咽后壁分开。反向插入法时，把口咽管的咽弯曲部分向腭部插入口腔，当其内口接近口咽后壁时（即已通过悬雍垂），即将其旋转180°，借患者吸气时顺势向下推送，弯曲部分下面压住舌根，弯曲部分上面抵住口咽后壁。此法较直接放置法操作难度大，但在开放气道及改善通气方面更为可靠。对于意识不清者，操作者用一手的拇指与示指将患者的上唇齿与下唇齿分开，另一手将口咽通气管从后臼齿处插入。

（3）检测人工气道是否通畅：以手掌放于通气管外口，感觉是否有气流呼出，或以少许棉絮放于通气管外口，观察其随呼吸的运动情况。此外，还应观察胸壁运动幅度和听诊双肺呼吸音。检查口腔，以防舌或唇夹置于齿与口咽通气管之间。

（四）注意事项

1. 置入口咽通气管后应立即检查自主呼吸，若自主呼吸不存在或不充分，应使用适当装置给予正压通气。

2. 如患者吞咽反射比较强，可适当固定口咽通气管，但不能将出口堵住，以防影响通气。

二、鼻咽通气管置入术

（一）适应证

1. 各种原因致上呼吸道不完全性梗阻，放置口咽通气管困难或无法耐受口咽通气管者。

2. 牙关紧闭，不能经口吸痰，为防止反复吸引致鼻黏膜损伤者。

（二）禁忌证

1. 颅底骨折者。

2. 各种鼻腔疾患，如下鼻大、鼻腔肿物、鼻出血等。

（三）操作方法

1. 用物准备　合适的鼻咽通气管，长度为鼻尖到耳垂的距离，外径尽可能大且易通过患者鼻腔。

2. 操作步骤

（1）患者取仰卧位，评估其神志、呼吸、鼻腔情况，选择合适一侧鼻腔，清洁并润滑，必要时喷洒血管收缩药和局部麻醉药。

（2）置入通气管：润滑鼻咽通气管外壁，将其弯曲面对着硬腭入鼻腔，缓慢沿鼻咽底向内送入，直至通气管尾部达鼻腔外口。如置入遇到阻力，应尝试在鼻道与鼻咽的转角处微转通气管置入或通过另一侧鼻腔置入，也可尝试更换另一根较细的鼻咽通气管。

（3）立即检查人工气道是否通畅：以鼾声消失、呼吸顺畅、解除舌后坠为标准。

（4）置管成功后，用胶布妥善固定于鼻侧部，防止滑脱。

（四）注意事项

1. 置入应小心缓慢，以免引起并发症，置入后，应立即检查自主呼吸情况。

2. 术后每日做好鼻腔护理，定时湿化气道，及时吸痰，加强口腔护理，每1～2天更换鼻咽通气管一次，且从另一侧鼻孔插入。

三、喉罩置入术

（一）适应证

1. 现场急救复苏需紧急通气者。

2. 处理呼吸困难气道时，代替气管内插管或插入气管导管。

3. 作为某些手术时的常规通气道，如头面部烧伤换药、支气管镜检查、头颈部手术等。

(二)禁忌证

1. 饱食、腹内压过高、有胃内容物反流误吸危险者。

2. 肺顺应性降低或气道阻力高需正压通气者。

3. 咽喉部病变致呼吸道梗阻或张口度小而难以置入者。

(三)操作方法

1. 用物准备 根据年龄与体重选择合适的喉罩(表 13-1),检查是否漏气并润滑,另备注射器、胶布、吸引装置等。

表 13-1 喉罩选择型号

患者年龄/体重(kg)	喉罩型号	气囊最大充气量(ml)
新生儿/婴儿<5	1.0	4
婴儿 5～10	1.5	7
婴儿/儿童 10～20	2.0	10
儿童 20～30	2.5	14
儿童/瘦小成人>30	3.0	20
正常体重成人	4.0	30
体型较大成人	5.0	40

2. 操作步骤

(1) 患者仰卧位,清除口腔内分泌物,头、颈部轻度后仰。

(2) 置入喉罩:有盲探和明视插入法。明视插入法类似于气管内插管,一般常用盲探插入法,即操作者左手向下推开下颌,右手持喉罩,罩口朝向下颌,沿口腔中线向下置入,贴咽后壁继续插入直至不能再推进。

(3) 气囊充气封闭,若喉罩位置正确,通气管通常会向外退出一些。

(四)注意事项

1. 术前患者应禁食。

2. 术中密切注意有无呼吸道梗阻。

3. 术后密切观察呼吸情况及常见并发症,如呼吸道梗阻、反流或误吸、喉罩周围漏气、气囊压力过高引起的神经损伤等。

四、气管内插管术

(一)适应证

1. 呼吸心脏骤停或窒息者。

2. 呼吸衰竭需要进行机械通气者。

3. 下呼吸道分泌物潴留需吸引者。

(二)禁忌证

1. 喉部水肿、肿瘤、异物等,插管损伤可引起严重出血。

2. 颈椎骨折、脱位。

3. 严重出血倾向。

(三)操作方法

根据插管时是否利用喉镜显露声门分为明视插管和盲探插管,临床急救中最常用经口明视插管术。

1. 用物准备

(1) 常规消毒治疗盘:内有麻醉喉镜、气管导管、管芯、牙垫、5ml 注射器、听诊器、胶布、简易呼吸器、吸引器、吸痰管等。

(2) 喉镜：镜片有直、弯两型，分成人、儿童、幼儿3种规格。成人常用弯型，因其在显露声门时可不挑起会厌，从而减少对迷走神经的刺激。使用前应检查镜片与镜体连接是否松动，光源是否明亮。

(3) 气管导管：成人多用带气囊的硅胶管，婴幼儿用无气囊导管。导管内径选择须参考患者身高、性别、插管途径等因素，一般成年男性8.0～9.0mm，成年女性7.5～8.5mm，情况紧急时，男女均可选7.5mm；2～12岁儿童选择内径编号(mm)=4.5+(岁数/4)的导管。使用前确认导管气囊不漏气，并将管芯插入导管，距导管前端开口约1cm处。

2. 操作步骤

(1) 患者准备：仰卧位，颈部抬高，使口、咽、喉、气管轴处于同一直线，佩戴义齿者应将义齿取出。呼吸困难或呼吸停止者，插管前用简易呼吸器充分供氧，以防插管费时而加重缺氧。

(2) 置入喉镜：操作者位于患者头顶侧，以右手拇指抵住下门齿、示指对着上门齿，借旋转力量使口张开，左手持喉镜柄将喉镜片由右口角斜形置入。

(3) 显露会厌：喉镜片将舌体稍向左推开，移至正中，显露悬雍垂(此为显露声门的第1标志)，然后沿舌背弯度伸入至舌根，即可见到会厌(此为显露声门的第2标志)。

(4) 显露声门：如用弯镜片，可继续伸入镜片至会厌与舌根交界处，用力向前上方提起(切勿以门齿为支点，应以左手腕为支点)，使舌骨会厌韧带紧张，会厌翘起紧贴喉镜片，即显露声门；如用直镜片插管，应直接挑起会厌，声门即可显露。

(5) 置入导管：充分吸引视野内的分泌物，右手持气管导管，对准声门，在吸气末，轻柔地将导管尖端插入，过声门后约1cm，应迅速拔出管芯，再继续旋转插入气管内，导管插入气管内的深度成人为4～5cm，小儿2～3cm，导管尖端至门齿的距离约18～22cm。

(6) 确认插管位置：轻压胸部，导管口有气流，接简易呼吸器人工呼吸时，两肺可听到对称、清晰的呼吸音。有条件者，可监测呼气末CO_2波形以确认插管位置是否正确。

(7) 固定：放置牙垫，退出喉镜，用长胶布固定牙垫与导管，并向气囊内注入5～10ml空气，以恰好封闭气道不漏气为准。

(8) 充分吸引气道分泌物并连接人工通气装置。

(9) 术后用物合理处理，详细记录。

(四) 注意事项

1. 插管时喉头应充分显露，动作轻柔、迅速、准确，勿使缺氧时间过长，30秒内插管未成功时，应先给予100%氧气吸入后再重新插入。

2. 气囊内充气要适度，其内压一般不高于4kPa(30mmHg)，留置时间不超过72小时，期间需2～3小时放气1次，如果病情仍无改善需改行气管切开术。

3. 加强气道护理，妥善固定导管，每班应记录导管置入的长度。

五、气管切开置管术

(一) 适应证

1. 喉阻塞严重，但病因不能迅速解除者。

2. 需行人工呼吸者，且估计病情短期难以恢复或气管插管时间过长者。

(二) 禁忌证

严重出血性疾病或气管切开部位下占位性病变而致的呼吸困难。

(三) 操作方法

1. 常规气管切开术

(1) 用物准备：气管切开手术包，不同型号气管套管，吸引器，吸痰器，吸氧装置等。

(2) 操作步骤

1) 体位：一般取仰卧位，肩部垫高，头后仰，下颌对准胸骨上切迹，保持正中位，并使气管接近皮肤，暴露明显。

2) 常规消毒、铺无菌巾、检查气管切开包内器械和气管套管气囊是否漏气。

3) 局部麻醉：沿颈前正中上自甲状软骨下缘下至胸骨上窝，局部浸润麻醉。

4) 切开皮肤：多采用纵切口，自甲状软骨下缘至接近胸骨上窝处，沿颈前正中线切开皮肤和皮下组织。

5) 分离组织：用血管钳沿中线分离胸骨舌骨肌及胸骨甲状肌，以便暴露气管。分离过程中，两个拉钩用力应均匀，使手术野始终保持在中线，并经常以手指探查环状软骨与气管，是否保持在正中位置。

6) 切开气管：确定气管后，一般于第2～4气管环处，用尖刀片自下向上挑开2个气管环（切开4～5环者为低位气管切开术）。

7) 插入气管套管：撑开气管切口，插入大小适合，带有管芯的气管套管，插入外管后，立即拔出管芯，放入内管，吸净分泌物，并检查有无出血。

8) 创口处理：气管套管上的带子系于颈部，松紧以放入1指为宜；切口一般不予缝合，以免引起皮下气肿。最后用一块开口纱布垫于伤口与套管之间。

9) 术后用物合理处理，详细记录。

2. 经皮气管切开术　经皮气管切开术是一种新型气管切开术，具有简捷、安全、微创等优点。

(1) 用物准备：一次性经皮导入器械盒，内有扩张钳、穿刺针、套管、空针、带有孔内芯气管套管、刀片、皮肤扩张器、导丝、弹力固定带、注射器。

(2) 操作步骤

1) 体位、切开前准备同常规气管切开术。

2) 切开皮肤：充分吸痰，吸入纯氧并作心电监护，确认解剖标志和穿刺点，一般选用2～3软骨环之间为穿刺点，在选择的穿刺点切一个1.5～2.0cm的横切口或纵切口。

3) 空针抽半管生理盐水，接穿刺针穿入气道，回抽有气泡。

4) 拔出针芯，送入穿刺套管，沿套管送入导丝，进入约10cm，拔出套管。

5) 沿导丝送入扩张器扩开组织和气管壁，将扩张钳夹在导丝上，沿导丝将扩张钳滑入气管前壁，张开钳子使气管前壁前方的软组织扩张，在扩张钳打开的状态下移去扩张钳。

6) 沿导丝放入带内芯的气切套管，拔出内芯和导丝，确认气道通畅后，给气囊充气。

7) 吸引分泌物，固定套管，处理用物。

（四）注意事项

1. 术前　床边备急救药物与用物，以及同型气管套管，以防脱管或堵塞时急用。

2. 术中　患者头始终处于正中位，便于操作，并避免切开第1环，以防引起喉狭窄，也不低于第5环，以防伤及颈总动脉和甲状腺。

3. 术后　①维持下呼吸道通畅：随时吸痰，每日定时清洗内管。定时通过气管套管滴入少许生理盐水，必要时蒸汽吸入。②保持适宜室温在22℃左右，湿度在90%以上。③保持颈部切口清洁，预防感染，每班至少更换开口纱布和消毒伤口一次。④防止套管脱出：一旦脱出，应立即重新置入。

4. 拔管　原发病已愈，下呼吸道分泌物不多，可考虑拔管，但拔管前应试行堵管1～3天，从半堵到全堵，如无呼吸困难即可拔管，拔管后床边仍应准备气管切开包，以备急用。

六、环甲膜穿刺术

（一）适应证

1. 急性上呼吸道严重梗阻，来不及气管切开者。

2. 气管内给药、给氧者。

3. 牙关紧闭经鼻气管插管失败者。

（二）禁忌证

1. 明确呼吸道梗阻发生在环甲膜水平以下者。

2. 有出血倾向者慎用。

（三）操作方法

1. 用物准备　环甲膜穿刺针或用于通气的粗针头，无菌注射器，1% 丁卡因溶液，所需的治疗药物，供氧装置。

2. 操作步骤

(1) 体位：患者取仰卧位，去枕，肩部垫起，头尽量后仰。

(2) 定位：在环状软骨与甲状软骨之间正中处可触到一凹陷，即环甲膜，此处仅为一层薄膜，与呼吸道相通，为穿刺位置。

(3) 局部常规消毒，局部麻醉。

(4) 穿刺：术者左手手指消毒后，以示指与中指固定环甲膜两侧，右手持环甲膜穿刺针从环甲膜垂直刺入，当针头刺入环甲膜后，即可感到阻力突然消失，将穿刺针芯取出，穿刺针管口有空气排出，患者可出现咳嗽反射。

(5) 将金属手柄与穿刺针管连接，连接上呼吸装置，连续给氧，同时可根据穿刺目的进行其他操作。

(6) 术后用物合理处理，详细记录。

（四）注意事项

1. 穿刺时进针不要过深，避免损伤喉后壁黏膜；穿刺部位如有明显出血，应及时止血，以防血液流入气管内。如遇血凝块或分泌物堵塞穿刺针头，可用注射器注入空气，或用少许生理盐水冲洗，以保证其畅通。

2. 穿刺完成后，必须回抽空气，确认针尖在喉腔内，才进行其他操作。

3. 作为一种应急措施，应争分夺秒，在尽可能短的时间内完成，并且穿刺针留置时间不宜过长，一般不超过 24 小时，病情好转后，应改行气管切开。

第二节　球囊－面罩通气术

（一）适应证

1. 现场呼吸停止或呼吸衰竭的抢救。

2. 转运途中或临时替代呼吸机的人工通气。

（二）禁忌证

1. 颌面部严重损伤。

2. 大量胸腔积液或中等以上活动性咯血。

（三）操作方法

1. 用物准备　选择合适面罩：面罩外围的下缘置于下嘴唇和下颌之间的凹槽上，面罩可以放置于鼻梁上。球体、面罩、储氧袋正确连接；检查安全阀，并处于开启状态；调节氧流量至储氧袋充满氧气（氧流量 10～15L/min）。

2. 操作步骤

(1) 开放气道：患者去枕，仰卧，清除义齿与咽喉部的异物，使嘴张开，必要时插入口咽通气管，防止舌咬伤和舌后坠。操作者位于患者头顶侧，使头向后仰，并紧托下颌使其朝上，畅通气道。

(2) 固定面罩：单人操作时，一手拇指和示指呈"C"形按压面罩，中指、无名指和小指呈"E"形紧托下颌骨下缘并使其朝上，保持气道通畅，两组手指相向用力，将面罩紧密置于面部，即"EC手法"(图13-1)。双人操作时，则由一人双手"EC手法"固定面罩，即双手拇指和示指呈"C"形按压面罩，中指、无名指和小指呈"E"形紧托下颌骨下缘并使其朝上畅通气道(图13-2)。

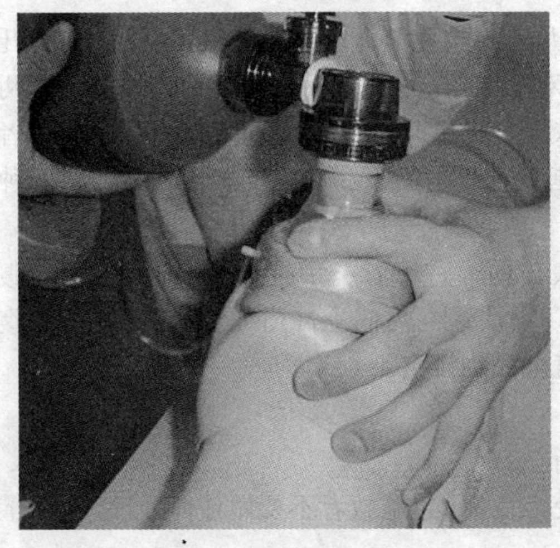

图13-1　单人操作"EC手法"

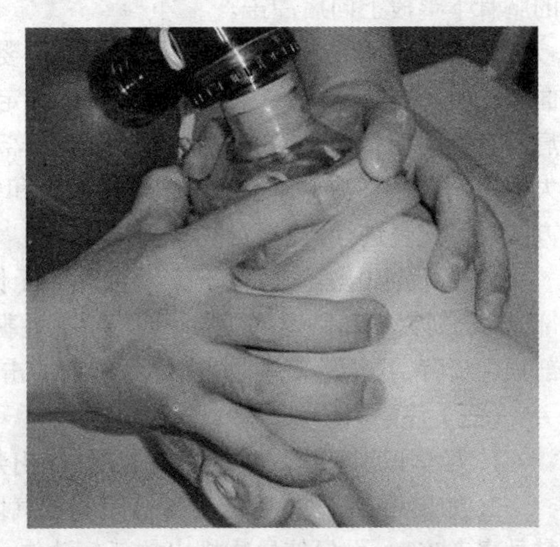

图13-2　双人操作"EC手法"

(3) 挤压球囊：单人操作时，另一手规律、均匀地挤压呼吸囊，挤压球囊时间应大于1秒，待球囊重新膨起后再开始下一次挤压。双人操作时，由另一人挤压球囊。

(4) 观察：观察患者胸部随挤压球囊上升与下降情况、呼气时面罩内是否呈雾气状、口唇与面部颜色的变化情况等。

(四) 注意事项

1. 通气量适宜　通气量以见到胸廓起伏即可，约400～600ml。

2. 呼吸频率　《2010版国际心肺复苏指南》建议：有脉搏，每5～6秒给予1次呼吸(10～12次/分)；若无脉搏，按照30∶2的按压-通气比例进行；若已建立高级气道，则每分钟给予8～10次呼吸；若患者尚存微弱呼吸，则挤压应与呼吸同步。

第三节　气道异物清除术——Heimlich手法

(一) 适应证

具有气道异物梗阻征象者。

(二) Heimlich手法

Heimlich手法是抢救气道异物的一种简便有效的操作手法，其原理是通过手拳冲击上腹部时，使腹压升高，膈肌抬高，胸腔压力瞬间增高后，迫使肺内空气排出，形成人工咳嗽，使气道内的异物上移或驱出。

1. 立位腹部冲击法　适用于意识清楚者。使患者弯腰头部前倾，施救者站于其背后，以双臂环绕其腰，一手握拳，使拇指倒顶住其腹部正中线，脐部略上方，远离剑突尖处，另一

手紧握此拳以快速向内向上力量冲击，连续6～8次，以造成人工咳嗽，重复进行，直至异物排出。

2. 卧位腹部冲击法　适用于意识不清者或因施救者身体矮小而不能环抱住患者腰部时。将患者置于仰卧位，使头后仰，开放气道，施救者双膝骑跨于其髋部，以一手的掌根置于其腹部正中线，脐部略上方，不能触及剑突处；另一手交叉重叠之上，快速向内向上冲击其腹部，连续6～8次，重复进行，直至异物排出。

3. 胸部冲击法　适用于妊娠晚期或过度肥胖者。施救者站于患者背后，双臂绕过其腋窝，环绕其胸部，一手握拳，使拇指倒顶其胸骨中点，避免压于剑突或肋缘上；另一手抓住握拳手实施向后冲击。若患者已昏迷，使其仰卧，施救者跪于一侧，将重叠双手掌放于患者的胸骨下半段上向后冲击。

4. 拍背法和胸部手指猛击法　适用于婴幼儿。施救者前臂支撑于自己大腿上，将患儿面朝下骑跨在前臂上，头低于躯干，一手固定其双下颌角，用另一手掌跟部用力拍击患儿两肩胛骨之间的背部4～6次，使异物排出。若无效，可将患儿翻转过来，面朝上，放于施救者大腿上，托住其背部，头低于躯干，用示指和中指猛压其剑突下和脐上的腹部。必要时两种方法反复交替进行，直至异物排出。

5. 自我冲击法　适用于突发意外而无他人在场时。患者一手握拳，将拇指侧朝向腹部，放于剑突下和脐上的腹部，另一手抓住握拳手，快速向内向上冲击4～6次。也可将腹部顶住椅背、桌沿等坚硬物表面，猛向前冲击，直至异物排出。

（三）注意事项

1. 尽早识别气道异物梗阻的表现，作出判断。

2. 如果患者清醒、呼吸道部分阻塞且气体交换良好，急施救者不要做任何处理，应尽量鼓励患者咳嗽，做促使异物排出的任何动作。

3. 实施腹部冲击，定位要准确，冲击动作应独立、有力，注意施力方向，以防胸部或腹内脏器损伤，并注意胃内容物反流导致误吸。

第四节　体外非同步电除颤术

（一）适应证

主要是心室颤动、心室扑动、无脉性室性心动过速者。

（二）操作方法

1. 用物准备　除颤仪、导电糊或4～6层生理盐水纱布、简易呼吸器、急救药品等抢救用物。

2. 操作步骤

（1）立即置患者于硬板床，除去身上任何导电物品，暴露胸部，检查有无安装起搏器。

（2）监测心电情况：将除颤仪的导联线与患者胸壁相连，开启除颤仪，选择导联获取心电图，快速分析心律，确认需除颤。

（3）确认除颤仪处于非同步状态。

（4）电极板准备：将电极板涂上适量的导电糊或用4～6层生理盐水纱布代替。

（5）放置电极板：①前－侧位：两个电极分别置于胸骨右缘锁骨下或第2～3肋间（心底部）和左侧腋前线第5肋间（心尖部）。②前－后位，两个电极分别置于左侧心前区标准位置和左/右背部肩胛下角区。

（6）选择能量：成人单向波除颤仪为360J，双向波除颤仪为200J（或参照厂家推荐值）。儿童2J/kg，第二次可增加到4J/kg。

（7）充电：按下“充电”按钮，充电至所选能量。

（8）放电：电极板紧贴皮肤并施加一定压力，环顾患者周围，确认无任何人接触患者，并大喊：“准备除颤，大家都离开”，然后按下“放电”按钮，电极板在胸部稍停留片刻。

（9）立即胸外按压：给予5个循环（约2分钟）的高质量心肺复苏，再观察心律情况，需要时再给予除颤。

（10）除颤后处理：取下电极片，擦净胸壁皮肤，关机，清理电极板，用物合理处理，详细记录除颤情况。

（三）注意事项

1. 除颤前应快速分析心律，选择正确除颤方式。

2. 两电极板之间距离应大于10cm，并保持干燥。带有起搏器时，电极板应避开其至少10cm。

3. 导电糊应涂擦均匀，并避免两电极板相互摩擦涂匀。

4. 放电前确保任何人不与患者直接或间接接触。

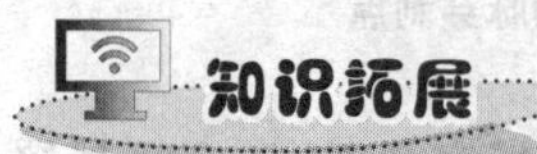

自动体外除颤

自动体外除颤器（automated external defibrillator，AED），是一种便携、易于操作、专为现场急救设计的急救设备，具有心脏节律分析系统和电击咨询系统，可建议何时行除颤，而由操作者按发出的指令执行操作即可实施电除颤。《2010国际心肺复苏指南》建议在心搏骤停概率相对较高的公共场所推广应用AED，以提高患者的生存率。

第五节　动、静脉穿刺置管术

一、动脉穿刺置管术

（一）适应证

1. 需行血流动力学监测或反复采取血标本进行化验者。

2. 需经动脉施行某些检查或治疗，如动脉造影、经动脉注射高渗溶液或区域性化疗等。

（二）禁忌证

局部感染、侧支循环差、出血倾向或高凝状态者。

（三）操作方法

1. 用物准备　注射盘，动脉穿刺包（含洞巾1块、弯盘1个、无菌纱布4～6块、5ml注射器1支、动脉穿刺套管针1根），肝素注射液，无菌手套，局麻药，与操作目的相关的其他用物等。

2. 操作步骤

（1）体位：常取股动脉、肱动脉、桡动脉等穿刺，以左手桡动脉为首选（图13-3、图13-4）。选桡动脉时，置手腕于舒适位置，腕部向下弯曲30°。选肱动脉时，置肘关节于舒适位置，肘部伸直，腕部外旋。选股动脉时，腿部稍外旋。

（2）穿刺部位准备：常规消毒皮肤，操作者戴无菌手套，铺洞巾，局部麻醉。

（3）穿刺：准确摸清动脉搏动最明显处，以左手示指和中指固定，两指间隔约1cm，供进针。右手持动脉穿刺套管针，使针体与皮面呈15°～30°向心穿刺。当发现针芯有回血时，再向前推进1～2mm，固定针芯并向前推送套管，后撤出针芯，如见动脉血喷出，说明穿刺

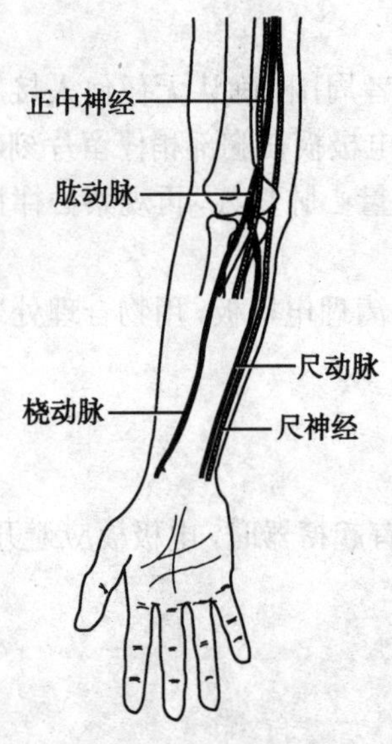

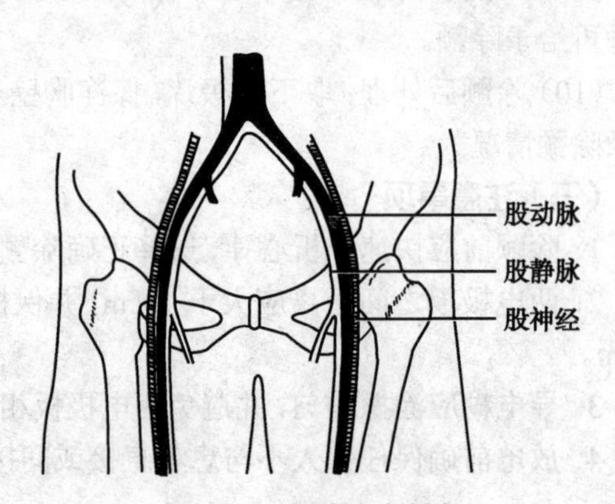

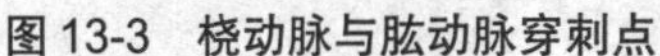

图 13-3　桡动脉与肱动脉穿刺点

图 13-4　股动脉穿刺点

成功，应立即将套管继续推进少许，使其深入动脉以防脱出，而后根据穿刺需要，套管外接所需装置，并固定。如拔出针芯后无喷血，可将套管缓慢后退，直至有喷血；若仍无，则将套管退至皮下插入针芯，重新穿刺。

（四）注意事项

1. 穿刺点要选择动脉搏动最明显处，局部必须严格消毒，遵守无菌原则，以防感染。

2. 置管时间原则上不超过4天，以防导管源性感染。

3. 留置导管需用肝素钠溶液持续冲洗，保证通畅，以防局部血栓形成和远端栓塞。

二、深静脉穿刺置管术

（一）适应证

1. 大量、快速扩容或长期输液治疗者。

2. 需行血流动力学监测、特殊检查或特殊药物治疗者，如中心静脉压监测、血液透析、输注化疗药物等。

（二）禁忌证

穿刺局部感染、血栓形成或出血倾向者。

（三）操作方法

1. 用物准备　深静脉穿刺包，无菌手套，碘附，经稀释的肝素钠溶液，利多卡因，生理盐水，注射器，静脉导管套件（含静脉导管，穿刺套管针、扩张管、导丝）。

2. 操作步骤

（1）静脉的选择：锁骨下静脉、颈内静脉、股静脉。

（2）体位

1）锁骨下静脉：患者仰卧位，肩部垫枕，头后仰15°，并偏向对侧，使静脉充盈，以防空气栓塞。

2）颈内静脉：患者取头低15°～30°仰卧位，并偏向对侧。

3）股静脉：仰卧位，大腿稍外旋外展。

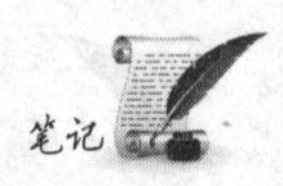

（3）穿刺点定位

1）锁骨下静脉：一般首选右锁骨下静脉，以防损伤胸导管。有锁骨上及锁骨下两种进路。①锁骨上进路：取胸锁乳突肌锁骨头的外侧缘，锁骨上约1cm处为穿刺点。针体与锁骨及矢状面均成 45°，在冠状面针干呈水平或略前偏 15° 穿刺方向始终朝向胸锁关节，进针 1.5～2.0cm。此路成功率高，安全性好。②锁骨下进路：取锁骨中、内 1/3 交界处，锁骨下约 1.0cm 处为穿刺点。针头向内向同侧胸锁关节后上缘进针，如未刺入，可退针至皮下，改针尖指向甲状软骨下缘进针。也可取锁骨中点，锁骨下 1cm 处，针尖向颈静脉，针体与胸壁呈 15°～30°，一般进针 2～4cm 即入静脉。此点便于操作，但进针过深易致气胸。

2）颈内静脉：一般首选右颈内静脉。依照穿刺点与胸锁乳突肌的关系分三种进路。①前路：取胸锁乳突肌前缘中点、颈总动脉外侧处进针，针尖指向同侧乳头，针体与冠状面呈 30°～40° 入颈内静脉。②中路：胸锁乳突肌的胸骨头、锁骨头与锁骨上缘构成胸锁乳突肌三角，在此三角形顶点（距锁骨上缘约 2～3 横指）穿刺。针尖指向同侧乳头（也可指向骶尾），针体与皮面成 30°，一般进针 2～3cm 即入颈内静脉。一般选择中路，因不易误入颈动脉，也不易伤及胸膜腔。③后路：于胸锁乳突肌外侧缘的中下 1/3 交界进针，针体保持水平位，针尖于胸锁乳突肌锁骨头的深部指向胸骨上切迹，勿刺入过深，以防伤及劲总动脉。

3）股静脉：摸清腹股沟韧带下与股动脉搏动最明显处，取腹股沟韧带中内 1/3 交界外下方 2～3cm、股动脉搏动点内侧约 1cm 处为穿刺点，垂直刺入或与皮面呈 30°～45°，一般进针深度 2～5cm。

（4）穿刺部位准备：常规皮肤消毒，铺洞巾，局部麻醉。

（5）穿刺：5ml 注射器抽取生理盐水少量，接穿刺针，按上述穿刺点及方向进针，边回吸注射器边进针，见到暗红色回血并有落空感，提示已入静脉。

（6）置管：固定针头不动，从穿刺针尾端插入导丝，确保无阻力后，拔出穿刺针。沿导丝捻转进扩张器扩开皮肤，经导丝置入导管，插入长度不超过 12～15cm，拔出导丝。

（7）固定：回抽血液通畅后，肝素盐水封管，穿刺口皮肤缝合，固定导管，无菌纱布或敷贴固定置管部位。

（四）注意事项

1. 穿刺插管时要防止空气进入形成气栓。并避免反复穿刺，一般穿刺 3 次不成功时应停止，以防形成血肿。

2. 严格无菌操作，局部敷料保持干燥，术后注意观察有无感染征象。

3. 导管放置期间应严密观察此术常见并发症，如出血、血气胸、血栓、血管损伤等。

第六节　外伤止血、包扎、固定、搬运

一、止　血

（一）适应证

凡有外出血的伤口。

（二）用物准备

无菌敷料、绷带、止血带等。

（三）止血方法

1. 指压法　用手指、手掌或拳头将伤口近心端动脉压迫于深部的骨骼上，以压闭血管，阻断血流。仅适用于临时止血，压迫时间不宜过长，实施时，应正确掌握指压点。

（1）头顶部出血：将伤侧耳屏前方与颧弓根部交界处的搏动点（颞浅动脉）压向颞骨（图 13-5）。

（2）颜面部出血：将伤侧下颌骨下缘与咬肌前缘交界处的搏动点（面动脉）压向下颌骨（图 13-5）。

(3) 头颈部出血：用拇指或四指并拢对准伤侧胸锁乳突肌前缘中点与气管外侧之间的强搏动点（颈总动脉），用力压向第5颈椎横突。禁止同时压迫两侧的颈总动脉，以免造成脑缺氧（图13-5）。

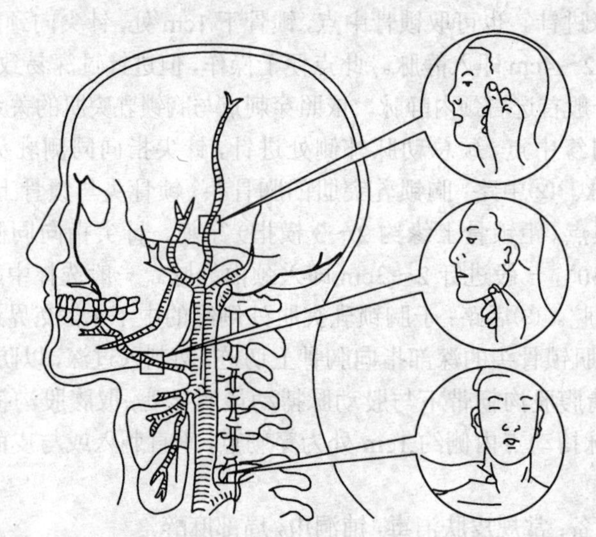

图13-5　头颈部出血常用指压部位

(4) 头后部出血：将伤侧耳后乳突下稍后方的搏动点（枕动脉）压向乳突。

(5) 肩、腋部出血：将伤侧锁骨上窝中部的搏动点（锁骨下动脉）压向第1肋骨[图13-6(1)]。

(6) 上臂出血：抬高患肢，将伤侧上臂内侧的肱动脉压向肱骨干[图13-6(2)]。

(7) 前臂出血：抬高患肢，将伤侧肘窝肱二头肌腱内侧的肱动脉末端压向肱骨头[图13-6(3)]。

(8) 手部出血：抬高患肢，将伤侧腕部的尺、桡动脉分别压向尺骨和桡骨[图13-6(4)]。

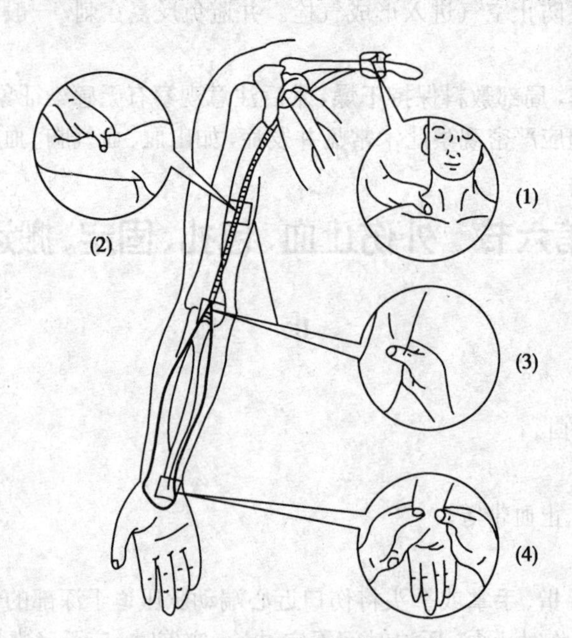

图13-6　上肢出血常用指压部位

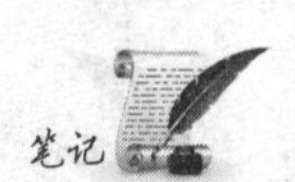

(9) 大腿出血：将伤侧腹股沟中点稍下方的强搏动点（股动脉）用拳头或双手拇指交叠用力压向耻骨上支[图13-7(1)、(2)]。

(10) 小腿出血：压迫伤侧腘窝中部的腘动脉[图13-7(3)]。

(11) 足部出血：压迫伤侧足背中部近腕处的胫前动脉和内踝与跟腱之间的胫后动脉［图 13-7(4)］。

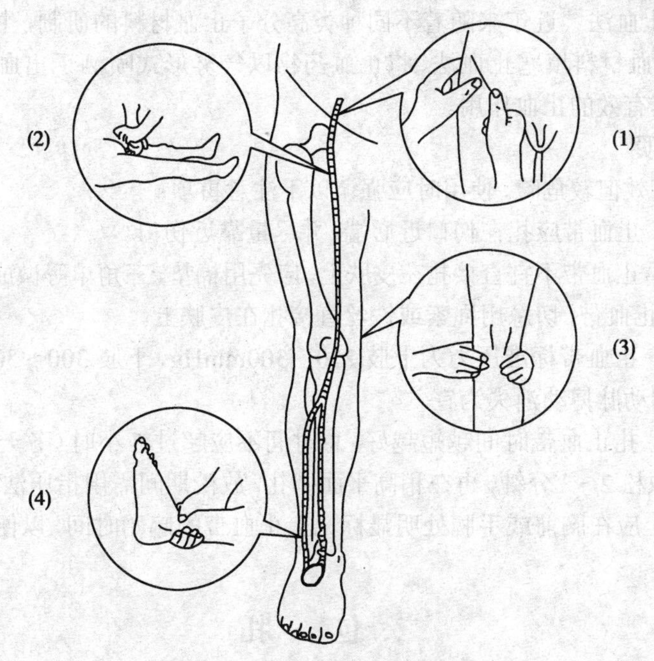

图 13-7　下肢出血常用指压部位

2. 加压包扎止血法　用无菌敷料或衬垫覆盖放在伤口上，再用力加以包扎，以增大压力达到临时止血的目的。此法多用于小动脉、中小静脉或毛细血管出血，但有骨折、可疑骨折或关节脱位时，不宜使用。

3. 止血带止血法　是快速有效的止血方法，但仅适用于不能用加压止血的四肢大动脉出血。紧急情况下，可用绷带、布条、三角巾等代替止血带。

(1) 橡皮止血带止血法：先用绷带或布块等垫平上止血带的部位，左手手背向下，拇指、示指和中指持止血带头端，右手持带中段绕伤肢一圈后压住头端，再绕一圈，然后把尾端塞入左手示指与中指之间并紧夹向下牵拉，使之成为一个活结，外观呈 A 字型(图 13-8)。

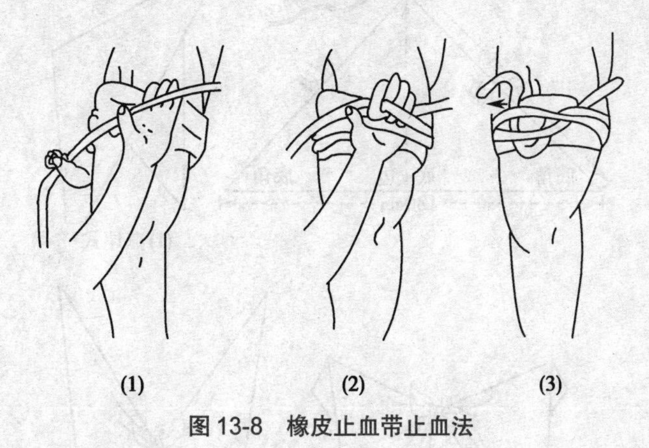

图 13-8　橡皮止血带止血法

(2) 卡式止血带止血法：伤肢抬高，将止血带缠在肢体上，一端穿进自动锁卡，一手按住锁紧开关，另一手拉紧致伤口部停止出血为度。

(3) 充气压力止血带止血法：根据血压计原理设计，有压力指示表指示便于控制压力，其压迫面积大，放松也方便，使用时充气即可。

(4) 其他止血带止血法：经过多年临床实践及计算机技术的发展，衍生出多种类型，如

全自动止血带、计时止血带、多功能现役止血带、按压止血带、血管内止血带等，避免了普通止血带止血带来的一些缺点，操作方便简单、止血效果好。

4. 其他新型止血法　近年来随着不同种类高分子止血材料的研制，生物活性材料绷带止血法、高膨胀止血材料填塞止血法、将止血药物以气雾形式喷洒于出血部位的气雾法等止血技术发挥着其有效的止血作用。

（四）注意事项

止血带止血有效但较危险，使用时应强调以下注意事项：

1. 部位准确　止血带应扎在伤口近心端，并尽量靠近伤口。

2. 下加衬垫　止血带不宜直接扎在皮肤上，应先用棉垫、三角巾等做成平整的衬垫缠绕在结扎部位，再扎止血带，切忌用绳索或铁丝直接扎在皮肤上。

3. 压力适当　止血带标准压力为上肢 250～300mmHg，下肢 300～500mmHg，如无压力表以刚好使远端动脉搏动消失为宜。

4. 掌握时间　扎止血带时间越短越好，总时间不应超过 5 小时（冬天可适当延长），每隔 0.5～1 小时应放松 2～3 分钟，再在稍高平面绑扎，放松期间需用指压法临时止血。

5. 标记明显　应在胸前或手腕处明显标记上止血带的起始时间，以便后续救护人员继续处理。

二、包　扎

（一）适应证

体表各部位伤口除采用暴露疗法者。

（二）用物准备

三角巾、绷带、四头带或多头带等。

（三）包扎方法

1. 三角巾包扎　将三角巾叠成带状、燕尾状、双燕尾状或蝴蝶形等用于肩部、胸部、腹股沟部和臀部等处的包扎（图 13-9）。常用的包扎法有：

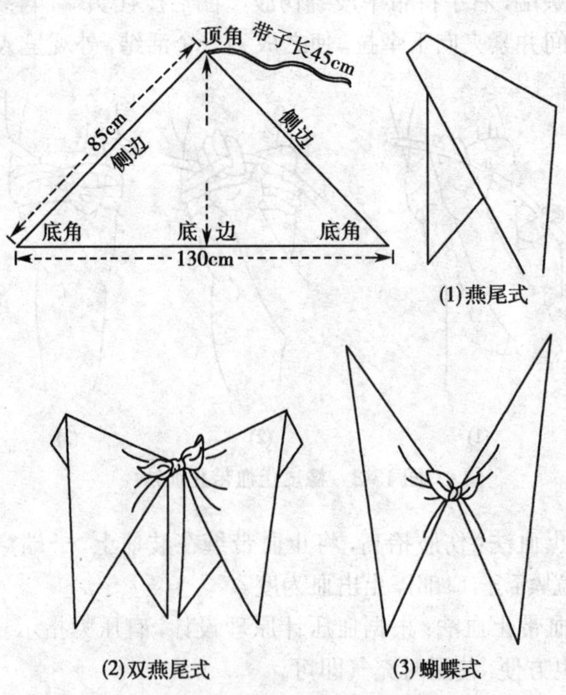

图 13-9　三角巾的常用规格及各种用法

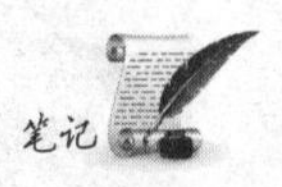

（1）头面部伤包扎

1）头顶部包扎法：三角巾底边反折，正中放于前额，顶角经头顶垂向枕后，将底边经耳上向后拉紧并压住顶角，再交叉绕耳上到额部拉紧打结，最后将顶角向上反掖在底边内。

2）头、耳部包扎法：三角巾顶角和底边中央各打一结成风帽状，顶角结置于额前，底边结置于枕后，包住头部，两角向面部拉紧后向后反折包绕下颌打结（图 13-10）。

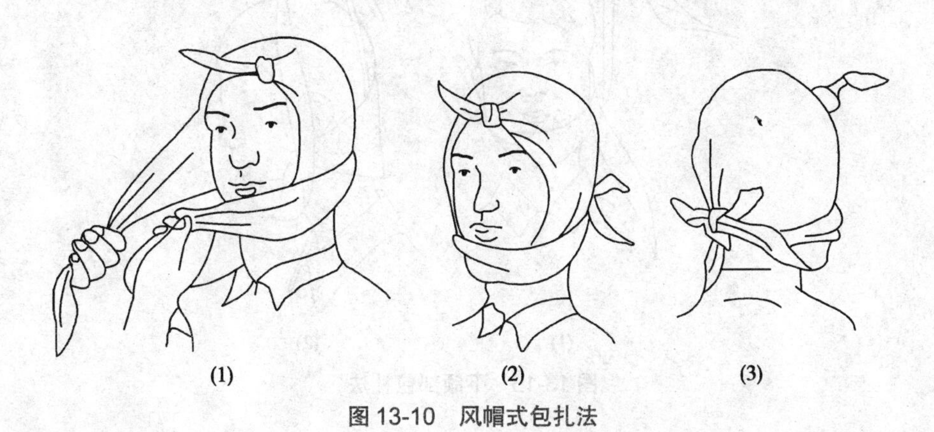

图 13-10　风帽式包扎法

3）面部包扎法：三角巾顶角打结套于颌下，罩住面部及头部拉紧到枕后交叉，再绕到前额打结，最后在口、鼻、眼部剪孔（图 13-11）。

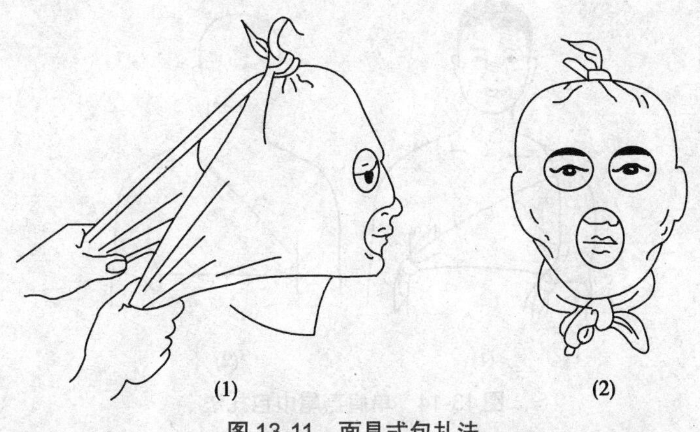

图 13-11　面具式包扎法

4）眼部包扎法：三角巾折成约三指宽的带状。包扎单眼时，上三分之一盖住伤眼，下三分之二经伤侧耳下绕至健侧耳上于前额处压住上端，再绕头一周在健侧颞部与上端打结（图 13-12）。包扎双眼时，从枕部拉向双眼在鼻梁上交叉，绕至枕部打结。

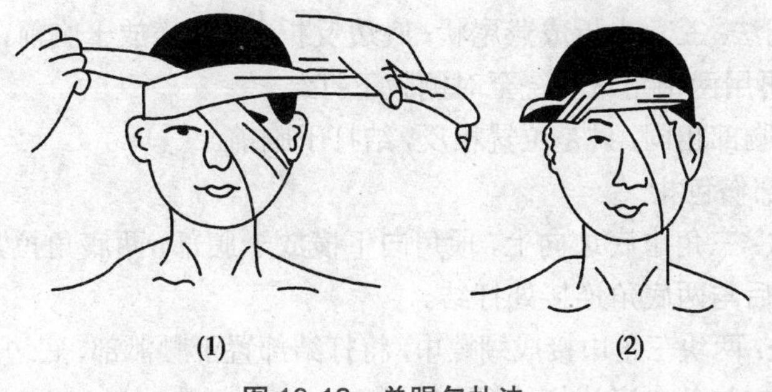

图 13-12　单眼包扎法

5）下颌部包扎法：三角巾折成约三指宽的带状，于一端 1/3 处拖住下颌往上提，另一端拉紧经头顶至对侧耳前与短端交叉，后两端均绕头至对侧耳前打结（图 13-13）。

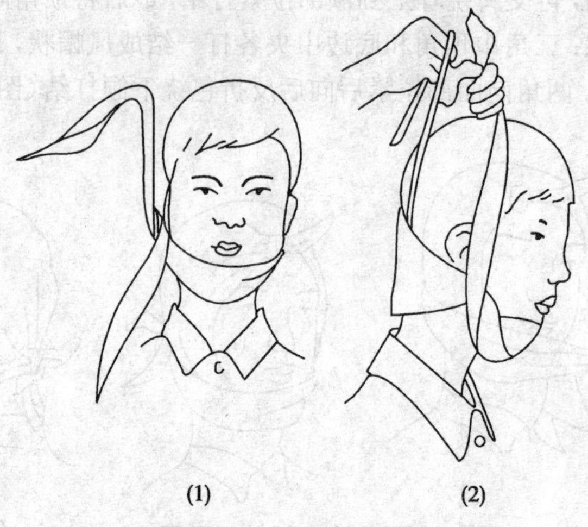

图 13-13　下颌部包扎法

（2）肩部伤包扎法

1）单肩包扎法：三角巾折成燕尾状，燕尾夹角约 90°，大片在后压小片置于伤肩，夹角朝颈部，燕尾底边两角绕上臂上部并打结，两燕尾角分别经胸、背部至对侧腋下打结（图 13-14）。

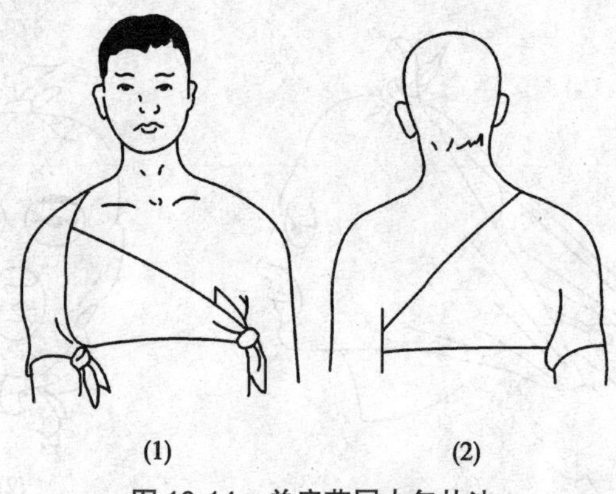

图 13-14　单肩燕尾巾包扎法

2）双肩包扎法：三角巾折成燕尾状，燕尾夹角约 120°，燕尾夹角朝颈后正中部披于双肩，两燕尾角由前往后包双肩于腋下与燕尾底边打结。

（3）胸（背）部伤包扎

1）一侧胸部包扎法：将三角巾的顶角放在伤侧肩上，然后把左右底角经两腋下拉至背部打结，再把顶角拉过肩部与双底角结系在一起（图 13-15）。

2）全胸部包扎法：三角巾折成燕尾状，底边反折一道，横放于胸前，两角向上置于两肩并拉至颈后打结，再用两顶角带子绕至对侧腋下打结。

背部包扎法和胸部相同，只是位置相反，结打于胸前。

（4）腹部及臀部伤包扎

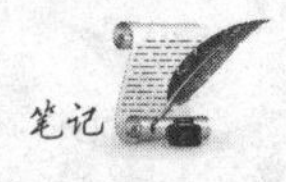

1）腹部包扎法：三角巾底边向上，顶角向下横放于腹部，两底角拉紧绕至腰后部打结，顶角经两腿间拉向后与两底角连接处打结。

2）臀部包扎法：两块三角巾接成蝴蝶巾，将打结部置于腰骶部，底边上端绕至腹部打结，下端经大腿绕至前方与各自底边打结（图 13-16）。

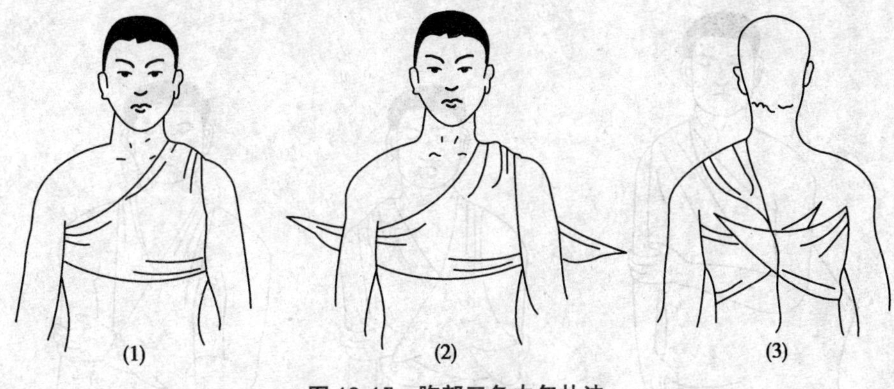

图 13-15　胸部三角巾包扎法

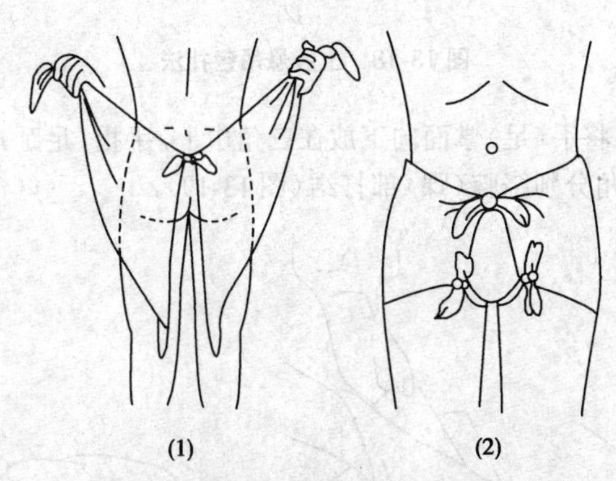

图 13-16　双臀蝴蝶巾包扎法

(5) 四肢伤包扎

1) 上肢包扎法：将三角巾一底角打结后套于伤侧手上，结的余头留长些备用，顶角包裹伤肢与自身打结，伤侧前臂曲至胸前，另一底角沿手臂后方拉至对侧肩上，拉紧两底角打结(图 13-17)。

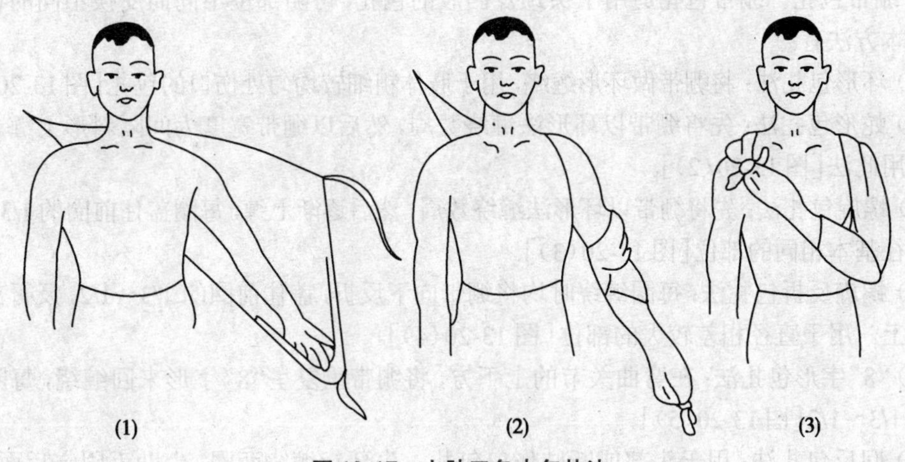

图 13-17　上肢三角巾包扎法

2) 上肢悬吊包扎法：三角巾底边一端置于健侧肩部，伤肢屈肘约 80° 放于三角巾上，然后将底边另一端向上绕过伤侧肩部至颈后，两端打结，顶角折平固定(图 13-18)。

3) 肘(膝)包扎法：将三角巾扎成比伤口稍宽的带状，将中段斜放于伤部，两端向后包绕肢体一周并分别压住中段上下两边，于避开伤口处打结。

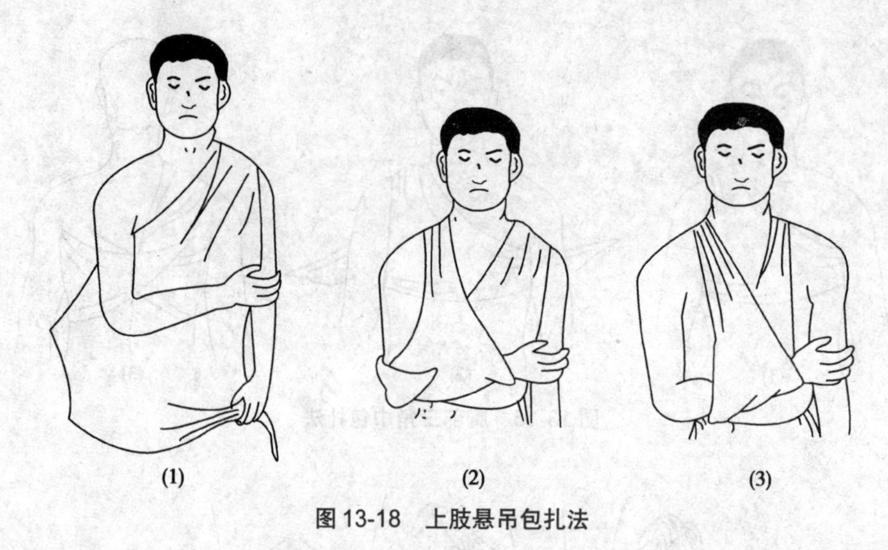

图 13-18　上肢悬吊包扎法

4）手（足）包扎法：将手（足）掌面向下放在三角巾上，手指（足趾）对准顶角，顶角折回，盖于手背（足背），两底角分别绕腕（踝）部打结（图 13-19）。

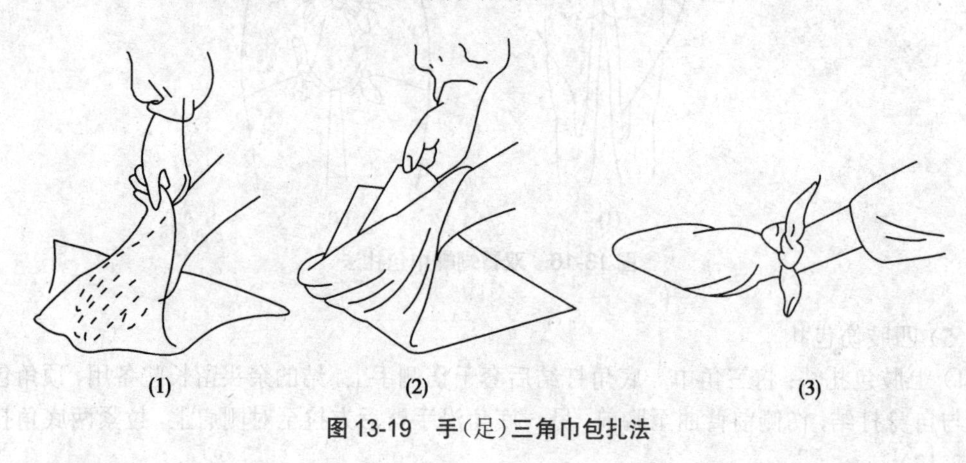

图 13-19　手（足）三角巾包扎法

2．绷带包扎　绷带包扎适用于头颈及四肢的包扎，可随部位不同而变换不同的包扎方法。基本方法有：

(1) 环形包扎法：将绷带做环形缠绕，用于肢体粗细较均匀处伤口的包扎[图 13-20(1)]。

(2) 蛇形包扎法：先将绷带以环形法缠绕数周，然后以绷带宽度为间隔斜形上缠。夹板固定多用此法[图 13-20(2)]。

(3) 螺旋包扎法：先将绷带以环形法缠绕数周，然后逐渐上缠，每圈盖住前圈的 1/3～1/2。用于直径基本相同的部位[图 13-20(3)]。

(4) 螺旋反折包扎法：每圈缠绕时均将绷带向下反折，盖住前圈的 1/3～1/2，反折部排在一条线上。用于直径相差较大的部位[图 13-20(4)]。

(5)“8”字形包扎法：在弯曲关节的上下方，将绷带重复呈“8”字形来回缠绕，每圈盖住前圈的 1/3～1/2[图 13-20(5)]。

(6) 回反包扎法：用于头部或断肢伤口包扎。先环行缠绕两圈，由助手固定后面绷带，经肢体顶端或断肢残端向前，然后固定前面绷带，再向后反折，如此反复，每次均覆盖上次的 1/3～1/2，直至完全覆盖伤处顶部，最后环形缠绕两圈，将反折处压住固定[图 13-20(6)]。

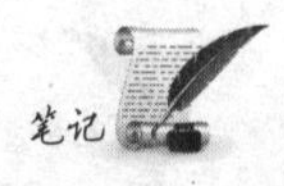

3．尼龙网套、自粘创口贴包扎　均是新型的包扎材料，用于表浅伤口、头部及手指伤口的包扎，现场使用方便、有效。使用尼龙网套时，先将敷料覆盖于伤口，再将尼龙网套套在敷料上即可；自粘创口贴有各种规格，直接粘于创面即可。

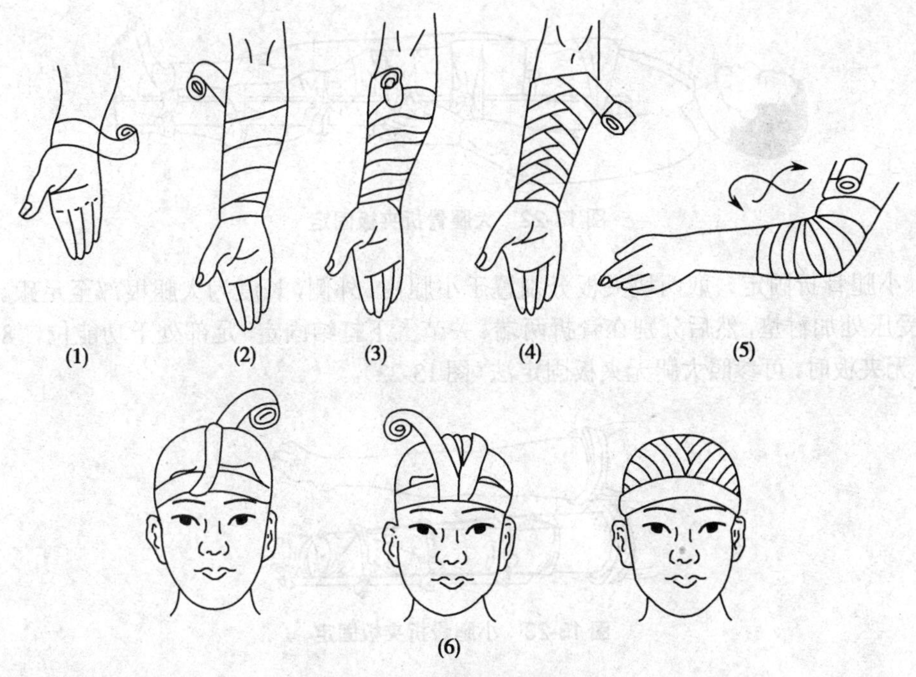

图 13-20　绷带包扎的基本方法

(1)环形包扎法；(2)蛇形包扎法；(3)螺旋形包扎法；(4)螺旋反折包扎法；(5)“8”字形包扎法；(6)回返式包扎法(头部)

(四) 注意事项

1. 包扎前，伤口要先清创并加盖无菌敷料。

2. 包扎时，使肢体处于功能位，由远心端向近心端包扎，不能过紧或过松，避免在伤口或易受压部位打结。

3. 包扎后，要经常检查肢体末梢血液循环情况。

4. 包扎力求达到牢固、舒适、整齐和美观。

三、固　　定

(一) 适应证

外伤骨折者。

(二) 用物准备

夹板、敷料、三角巾、绷带等，紧急情况下，可就地取材。

(三) 固定方法

1. 上臂骨折的固定　取两块夹板，分别置于上臂后外侧与前内侧，如仅一块时，置于上臂外侧，然后绑扎固定骨折两端，曲肘 90°悬吊胸前。无夹板时，可用三角巾将上臂固定于胸前，并屈肘 90°悬吊前臂于胸前(图 13-21)。

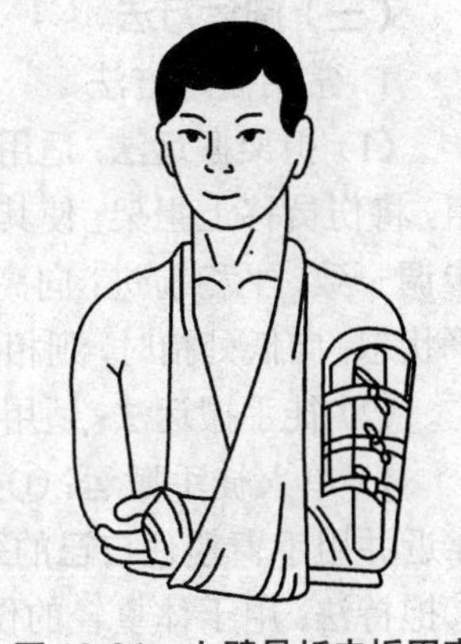

图 13-21　上臂骨折夹板固定

2. 前臂骨折固定　取两块夹板，长度分别为肘关节内、外侧至指尖，分别置于前臂内、外侧，如仅一块时，置于前臂外侧，绑扎固定骨折两端和手掌部，屈肘位大悬臂吊于胸前。

3. 大腿骨折固定　取长、短两块夹板分别置于大腿外、内侧，长夹板从伤侧腋下至足跟，短夹板从大腿根部至足跟，空隙、关节、骨突隆处加衬垫，然后分别在骨折两端、腋下、腰部和关节上下打结固定，足部处于功能位，“8”字形固定。无夹板时，可使健肢与伤肢并紧，中间加衬垫，分段固定在一起(图 13-22)。

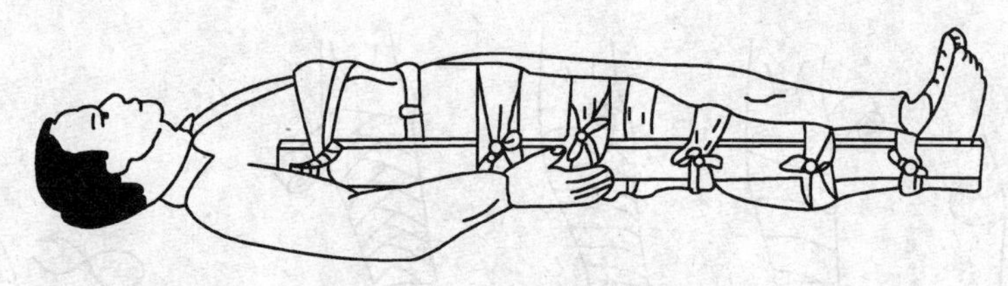

图 13-22　大腿骨折夹板固定

4. 小腿骨折固定　取两块夹板分别置于小腿内、外侧，长度为大腿根部至足跟。在空隙、易受压处加衬垫，然后分别在骨折两端、关节上下打结固定，足部处于功能位，“8”字形固定。无夹板时，可参照大腿无夹板固定法(图 13-23)。

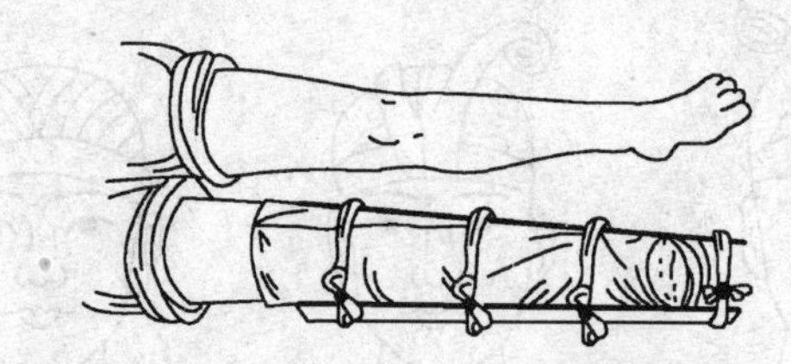

图 13-23　小腿骨折夹板固定

5. 脊柱固定　患者俯卧于硬板床，胸腹部加衬垫，不可移动，必要时绷带固定。

(四) 注意事项

1. 若有伤口和出血，应先止血、包扎，再固定。出现休克者，应先给予抗休克处理。

2. 夹板固定时，不可与皮肤直接接触，要垫软垫。夹板长度应与肢体相适应，下肢必须超出骨折上下两个关节；分别在骨折两端、关节上下固定；空隙、易受压处要加衬垫。

3. 固定应松紧适度，指(趾)端外露，便于观察末梢血液循环情况。

四、搬　运

(一) 适应证

转移活动受限的伤病员。

(二) 用物准备

担架是专用工具，情况紧急时，可徒手搬运或快速寻找其他替代工具。

(三) 搬运方法

1. 常用搬运方法

(1) 担架搬运法：适用于病情较重、转运路途较长的伤病员。动作要领：3～4 人组成一组，将伤员移上担架，使其头部向后，足部向前，便于后面的担架员随时观察病情。担架员步调一致，平稳前进；向高处抬时，前面担架员要放低，后面担架员要抬高，使患者保持水平状态；向低处抬时，则相反。

(2) 徒手搬运法：适用于现场无担架，转运路途较短、病情较轻的伤病员。

1) 单人徒手搬运：①扶行法：用于清醒并能行走伤员。搬运者站在伤员一侧，使伤员靠近并用手臂揽住自己的颈部，用外侧手牵拉伤员的手腕，另一手扶持伤员的腰背部行走。②抱持法：用于体重轻的伤病员。搬运者将伤员抱起，一手托其背部，一手托其大腿，能配合者可抱住搬运者颈部。③背负法：搬运者站在伤员前面，微弯腰部，将伤员背起。此法不适用于胸部损伤的伤员(图 13-24)。

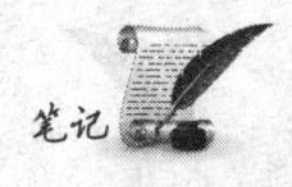

2) 双人徒手搬运：①拉车式搬运法：一人站在伤员头侧，两手插于伤员腋下，将伤员抱在怀里，另一人立于伤员两腿之间，将两腿抬起，两人同方向步调一致前行。②椅托式搬运法：两人分别以左、右膝跪地，各自用外侧的手伸至伤员大腿下并相互紧握，另一手彼此交

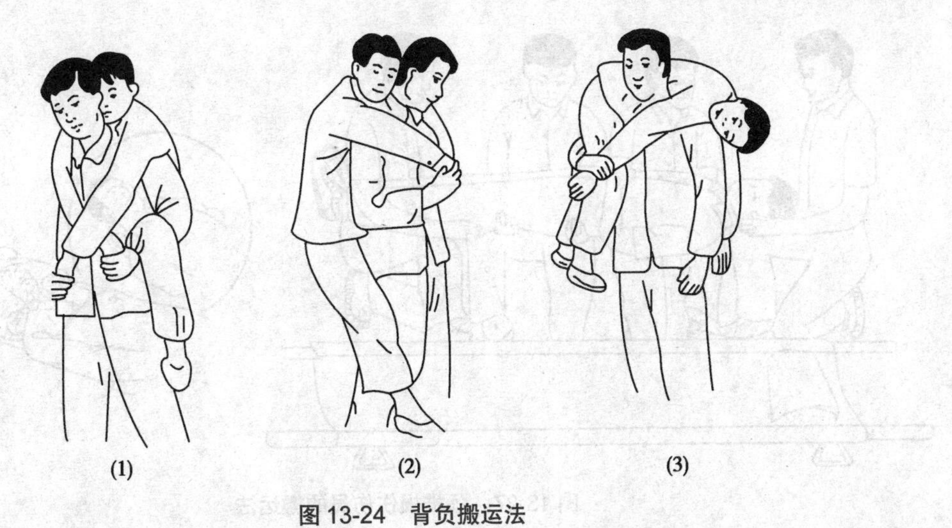

图 13-24　背负搬运法

叉支撑伤员背部，慢慢将其抬起（图 13-25）。③平抬或平抱搬运法：两人并排将伤员平抱，或者一左一右、一前一后将伤员平抬起。注意此法不适用于脊柱损伤者。

3）多人徒手搬运：三人可并排将伤员抱起，齐步前行（图 13-26）。第四人可固定头部，多于四人时，可面对面平抱搬运。

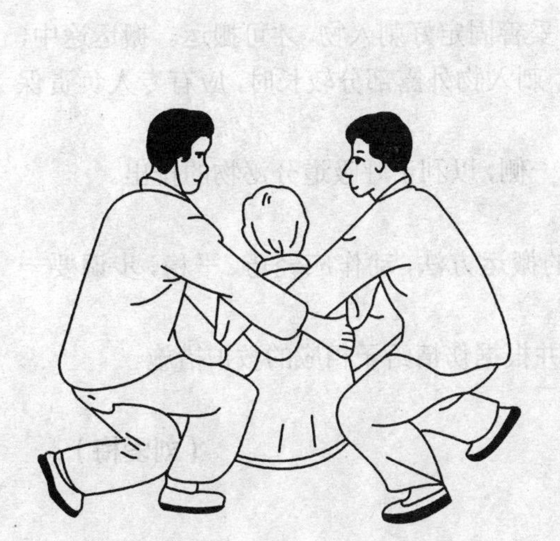

图 13-25　椅托式搬运法

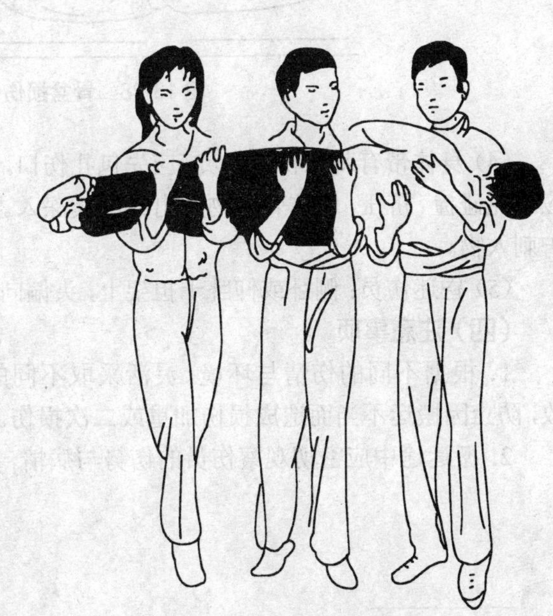

图 13-26　三人搬运法

2. 特殊伤员搬运方法

（1）脊柱、脊柱损伤的伤员：搬运这类伤员时，应保持脊柱伸直，严防颈部与躯干前屈或扭转。颈椎损伤者，需 3～4 人搬运，可一人固定头部，保持颈部与躯干成一直线，其余三人蹲于伤员同一侧，一人托胸背部，一人托臀部，一人托两下肢，四人一起将伤员放于硬质担架上，并用沙袋固定伤员头部两侧，胸部、腰部、下肢与担架固定在一起（图 13-27）。胸、腰椎损伤者，可三人于伤员同一侧搬运，方法同颈椎损伤者。

（2）腹部损伤伤员：伤员取仰卧位，下肢屈曲，膝下加垫，尽量放松腹肌。若腹部内脏脱出，不应回纳，以免感染，应用清洁的碗或其他合适的替代物扣于其上，包扎固定后再搬运。

（3）骨盆损伤伤员：先将骨盆做环形包扎后，让伤员仰卧于硬质担架上，微屈膝，膝下加垫后在搬运（图 13-28）。

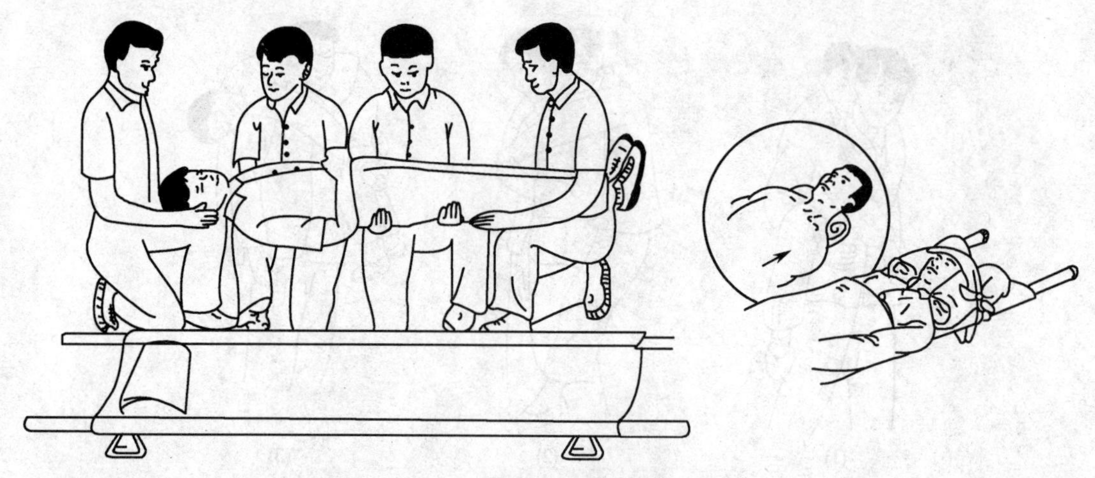

图 13-27　颈椎损伤伤员的搬运法

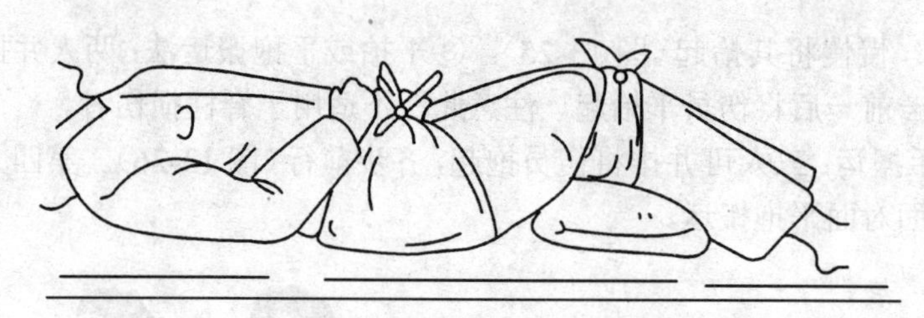

图 13-28　骨盆损伤伤员的搬运法

(4) 身体带有刺入物的伤员：应先包扎伤口，妥善固定好刺入物，才可搬运。搬运途中，应避免碰撞、挤压，以防刺入物脱出或继续深入。刺入物外露部分较长时，应有专人负责保护刺入物。

(5) 昏迷伤员：侧卧或仰卧于担架上，头偏向一侧，以利于呼吸道分泌物的排出。

（四）注意事项

1. 根据不同的伤情与环境，灵活采取不同的搬运方法，动作应轻巧、平稳，步调要一致，防止因搬运不当而造成损伤加重或二次损伤。

2. 搬运途中应密切观察伤员的伤势与病情，并根据伤情给予相应的救护措施。

（刘爱梅）

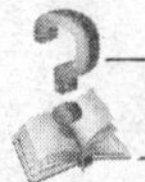

思考题

1. 男性，68 岁，因急性会厌炎引起严重喉阻塞，急诊行气管切开术后入住 ICU。请思考：

针对该患者，你认为该如何做好术后护理？

2. 男童，4 岁，吃瓜子时玩耍，突发剧烈呛咳，口唇发绀，表情痛苦，呼吸困难，被立即送往医院。请思考：

如果你是接诊护士，该作出何种判断和反应？

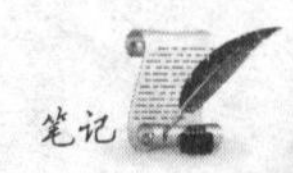

第十四章 机械通气

学习目标

1. 掌握机械通气的目的、适应证、禁忌证，常见报警的原因及处理、护理措施。
2. 熟悉机械通气基本模式、参数的设置、撤机指征与方法、常见并发症及处理。
3. 了解呼吸机的维护、消毒及保养。
4. 具有对机械通气患者运用语言与非语言沟通的能力。

机械通气（mechanical ventilation，MV）是利用人工方法或机械装置来代替、控制或辅助患者呼吸，以达到增加通气量、改善气体交换、减轻呼吸功消耗、维持呼吸肌功能的一种通气方式。根据呼吸机与患者的连接方式不同把机械通气分为有创机械通气和无创机械通气，本章重点讲述有创机械通气。

第一节 概 述

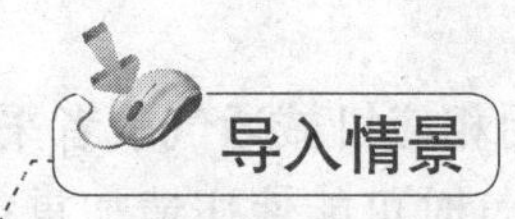

导入情景

情景描述：

小陈值夜班时，有一68岁男患者，体重65kg，以吸入性肺炎收入呼吸内科治疗，因“呼吸困难加重，意识模糊”转入ICU治疗。查体：患者意识模糊，口唇发绀，呼吸困难，呼吸35次/分，SpO_2 85%，ECG示窦性心律，心率125次/分，血压85/46mmHg，查血气pH 7.30，PaO_2 58mmHg，$PaCO_2$ 50mmHg。

请思考：

1. 此患者目前最紧急的处理措施是什么？
2. 医嘱准备机械通气治疗，其目的是什么？
3. 机械通气有哪些适应证和禁忌证？
4. 机械通气过程重点监测哪些项目？
5. 哪些情况异常提示需要进行气管内吸引？

一、机械通气的目的

（一）改善通气与换气功能，提高氧分压

机械通气时，通过建立人工气道维持呼吸道通畅，通过呼吸机正压通气维持患者足够的潮气量，保证代谢所需的肺泡通气量。另外，使用呼吸末正压方法可使肺内气体分布均匀，改善通气/血流比例，减少肺内分流，改善氧运输，纠正低氧血症。

（二）纠正急性呼吸性酸中毒，改善或维持动脉氧合

通过改善肺泡通气使 $PaCO_2$ 和 pH 得以改善，将 $PaCO_2$ 水平维持在基本正常范围内以纠正急性呼吸性酸中毒。

（三）降低呼吸功耗，缓解呼吸肌疲劳

机械通气可以减少患者呼吸肌做功，降低呼吸肌氧耗，达到缓解呼吸肌疲劳的目的，同时也减轻心脏的负担。

二、机械通气的适应证和禁忌证

（一）适应证

应用机械通气范围目前已不仅限于抢救危重呼吸衰竭及呼吸停止，更多用于缓解缺氧和二氧化碳潴留。任何原因引起严重呼吸功能障碍，出现严重缺氧或二氧化碳潴留，均可能适于机械通气治疗。当患者意识障碍，呼吸形式严重异常，如呼吸频率大于35～40次/分或小于6～8次/分，呼吸节律异常，自主呼吸微弱或消失；血气分析提示严重通气和（或）氧合障碍，充分氧疗后无改善，$PaO_2 < 50mmHg$，$PaCO_2$ 进行性升高，pH 动态下降均是应用呼吸机指征。

1. 临床出现明显发绀、呼吸困难、烦躁不安、神志恍惚、嗜睡甚至昏迷，经过保守治疗无好转即应考虑机械通气。

2. 呼吸衰竭虽经保守治疗症状得到缓解，但呼吸功能改善有限，很长一段时间处于临界水平，即在诱因作用下又可以重新出现严重呼衰失代偿，此时也可进行机械通气及早改善症状，恢复呼吸功能。

3. 呼吸功能严重不足，临床呼吸困难较重，但血气表现不很严重，为了减轻心脏负担及呼吸肌疲劳，配合其他治疗也可进行机械通气。

（二）禁忌证

机械通气严格讲没有绝对禁忌证，但对于一些特殊情况，应采用相应机械通气或者采取相应特殊通气方式，否则会造成严重不良后果。下述情况机械通气时可能使病情加重：如张力性气胸及纵隔气肿未行引流，肺大疱和肺囊肿，低血容量性休克未及时补充血容量，严重肺出血，气管-食管瘘等。但出现致命性通气和氧合障碍时，应积极处理原发病（如尽快行胸腔闭式引流、积极补充血容量等），同时不失时机地应用机械通气。

第二节　机械通气的临床应用

一、机械通气的准备

（一）物品的准备

1. 急救物品的准备　机械通气前应准备好急救物品与药物，如气管插管用的喉镜、纤维支气管镜、吸痰机、急救车等。机械通气需建立人工气道者，配合医生做好气管插管或气管切开等准备。

2. 呼吸机准备　呼吸机应有专人管理与维护，随时处于备用状态。①根据患者基本情况选择合适的呼吸机与呼吸机管道湿化系统。②连接好电源、气源和呼吸机湿化管道系统。③设置呼吸机模式、参数和报警上下限。④机器自检各功能部件有无障碍，呼吸机各功能部件检查无异常。⑤用模拟肺测试呼吸机处于正常运作状态，将呼吸机调至待机模式备用。

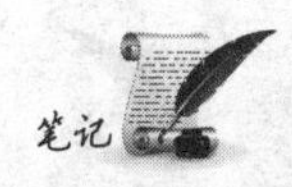

（二）患者准备

1. 清醒患者心理准备　护士应对清醒的患者解释机械通气的目的、治疗作用与配合、注意事项等，解除他们的紧张和恐惧心理。

2. 患者基本情况准备　明确患者的病情、诊断、既往史、年龄、性别、身高、体重及对机械通气的特殊要求。

3. 患者体位准备　选择患者舒适的体位，根据病情给予平卧位、卧位、半坐卧位。

二、机械通气模式

（一）基本模式分类

1. “定容”型通气和“定压”型通气

（1）定容型通气：以呼吸机预设通气容量来管理通气。呼吸机送气达预设容量后停止送气，依靠肺、胸廓的弹性回缩力被动呼气。常见的定容通气有容量控制通气、容量辅助控制通气、间歇指令通气（IMV）和同步间歇指令通气（SIMV）等，也可以将它们统称为容量预设型通气（volume preset ventilation，VPV）。

（2）定压型通气：以呼吸机预设气道压力来管理通气，呼吸机送气达预设压力且呼气相维持该压力水平，潮气量是由气道压力与 PEEP 之差及吸气时间决定，并受呼吸系统顺应性和气道阻力的影响。常见的定压型通气模式有压力控制通气（PCV）、压力辅助控制通气（P-ACV）、压力控制 - 同步间歇指令通气（PC-SIMV）、压力支持通气（PSV）等，统称为压力预设型通气（pressure preset ventilation，PPV）。

2. 控制通气和辅助通气

（1）控制通气（controlled ventilation，CV）呼吸机完全代替患者的自主呼吸，呼吸机控制患者的潮气量、频率、呼吸比、吸气压力、吸气流速来提供全部的呼吸功。CV 适用于呼吸完全停止或呼吸极微弱者，如心搏呼吸骤停、中枢神经系统功能障碍、神经 - 肌肉疾病、药物过量、麻醉等情况。

（2）辅助通气（assisted ventilation，AV）呼吸频率由患者控制，采用压力或流量触发形式，依靠患者的吸气努力触发呼吸机吸气活瓣实现通气，当存在自主呼吸时，根据气道内压力降低（压力触发）或气流（流速触发）的变化触发呼吸机送气，按预设的潮气量（定容）或吸气压力（定压）输送气体，由患者和呼吸机共同完成呼吸功。适用于有自主呼吸但通气不足者，如 COPD 急性发作、重症哮喘等。

（二）通气常用模式

1. 辅助控制通气（assist-control ventilation，ACV）　是控制通气（CV）和辅助通气（AV）两种功能模式，当患者自主呼吸频率低于预设频率或患者吸气努力不能触发呼吸机送气时，呼吸机以预设的潮气量及通气频率进行正压通气（即 CV）。当患者吸气能触发呼吸机时，以高于预设频率进行通气（即 AV）。ICU 机械通气患者的初始模式常为 ACV，然后再根据患者病情进行模式调整。ACV 又分为压力辅助通气（P-ACV）和容量辅助控制通气（V-ACV）。

2. 同步间歇指令通气（synchronized intermittent mandatory ventilation，SIMV）　是自主呼吸与控制通气想结合的呼吸模式，在触发窗内患者可触发和自主呼吸同步的指令正压通气，在两次指令通气之间触发窗外允许患者自主呼吸，指令呼吸是以预设容量（容量控制 SIMV）或预设压力（压力控制 SIMV）的形式送气。SIMV 能与患者的自主呼吸同步，减少患者与呼吸机的对抗，减低正压通气的血流动力学影响，用于长期带机患者的撤机前模式。

3. 压力支持通气（pressure support ventilation，PSV）　属部分支持通气，是患者触发通气、呼吸频率、潮气量及呼吸比，当气道压力预设的压力支持水平时，吸气流速降低至某一阈值水平以下时，由吸气切换到呼气。

4. 持续气道正压通气（continuous positive airway pressure，CPAP）　在自主呼吸条件下，整个呼吸周期内气道均保持正压，由患者完成全部的呼吸功。CPAP 用于通气功能正常的

低氧患者，可防止气道和肺泡的萎缩塌陷，增加肺泡内压力和功能残气量，增加氧合，改善肺顺应性，降低呼吸功。

5. 双相气道正压通气（biphasic positive airway pressure，BiPAP） 是指给予两种不同水平的气道正压，为高压力水平（P_{high}）和低压力水平（P_{low}）之间定时切换，且其高压时间、低压时间、高压水平、低压水平各自可调，从 P_{high} 转换至 P_{low} 时，增加呼出气量，改善肺泡通气。该模式允许患者在两种水平上呼吸，可与PSV合用以减轻患者呼吸功。

三、机械通气常见参数设置与调节

呼吸机参数应根据患者的病情、自主呼吸水平、氧合状态、血流动力学及动脉血气分析进行设置与调整。设置适当的参数能保持良好的人机同步性，改善氧合，预防机械通气并发症。

（一）常用呼吸机参数设置

1. 呼吸频率 呼吸频率的选择根据分钟通气量、目标 $PaCO_2$ 水平进行，一般成人通常设定为12～20次/分。

2. 潮气量（V_T） 潮气量的选择应保证足够的气体交换及患者的舒适度，通常依据体重选择5～12ml/kg。

3. 吸/呼时间比（I∶E） 机械通气患者通常设置吸气时间为0.8～1.2秒或吸呼比为1∶（1.5～2）。

4. 吸气压力 成人先预设15～20cmH_2O，小儿12～15cmH_2O，根据潮气量进行调整。

5. 呼气末正压（PEEP） 初始接受呼吸机治疗时，一般不主张立即应用或设置PEEP。随缺氧难以纠正，当 FiO_2>60% 而 PaO_2 仍小于60mmHg，应加用PEEP，依据缺氧情况，调节PEEP水平。

6. 吸入氧浓度（FiO_2） 机械通气的初始阶段，可给高 FiO_2（100%），以迅速纠正严重缺氧，以后依据目标 PaO_2、PEEP水平、MAP水平和血流动力学状态，酌情降低 FiO_2 至50%以下。长时间通气不超过50%～60%。

7. 峰值流速 理想的峰流速应能满足患者吸气峰流速的需要，成人常用的流速设置在40～60L/min之间。

8. 触发灵敏度 一般情况下，压力触发常为-1.5～-0.5cmH_2O，流速触发常为2～5L/min，合适的触发灵敏度设置患者更舒适，促进人-机协调。

（二）常见报警参数设置

呼吸机常见报警参数设置包括容量（潮气量TV或分钟潮气量MV）报警、高压报警、低压报警、PEEP或CPAP水平报警（未应用PEEP或CPAP时，不需要设置）、FiO_2 报警等参数警报系统。设置界限依据患者病情与呼吸机类型，参照说明书调节。一般设置高于或低于实际参数的10%～30%。

四、常见报警的原因与处理

呼吸机警报系统是呼吸机必备的功能之一，临床上在使用呼吸机过程中，应重视各种报警装置的警报。任何报警都必须引起足够的重视，尽快找出报警的原因，并进行相应的处理见表14-1。

表14-1 常见报警的原因与处理

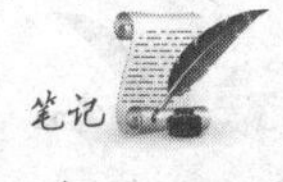

报警内容	原因	处理
电源报警	停电；电源插头脱落；电源掉闸；蓄电池电量低	将呼吸机与患者断开并用呼吸球囊人工通气；检查修复电源

续表

报警内容	原因	处理
气源报警	压缩氧气或空气压力低；气源接头未插到位；氧浓度分析错误	将呼吸机与患者断开；给患者行呼吸球囊人工通气；同时调整和更换气源，或校对 FiO_2 分析仪，必要时更换氧电池
气道高压	呛咳；肺顺应性降低（肺水肿、支气管痉挛、肺纤维化等）；分泌物过多，气道阻力增加；导管移位；呼吸回路阻力增加（如管路积水、打折等）；吸入气量太多或高压报警限设置不当；患者兴奋、激动、烦躁不安	吸痰；解除支气管痉挛；听呼吸音；检查呼吸回路并保持通畅；检查导管位置；调整呼吸机参数；安抚患者；使用药物镇静
气道低压	呼吸回路漏气；导管脱出；气囊充气不良；气体经胸腔闭式引流管漏出；气管食管瘘；峰流速低；设置 Vt 低；气道阻力降低；肺顺应性增加	检查呼吸回路；检查导管位置；检查气囊压力；检查胸腔闭式引流管；重新设置峰流速和潮气量，检查患者是否出现较强自主呼吸
通气不足报警	机械故障、管道连接不好或人工气道漏气；患者与呼吸机脱离；氧气压力不足	维持或更换空气压缩机，及时更换损坏的部件；正确连接电源；正确连接管道，防止管道打折、受压，保持管道正确角度，及时处理储水瓶的积水；保持中心供气中心或氧气瓶的压力正常
吸氧浓度报警	人为设置氧浓度报警的上下限有误；空气-氧气混合器失灵；氧电池耗尽	正确设置报警限度，及时更换氧混合器与氧电池
人机对抗	患者不配合；自主呼吸增强；高热、抽搐、疼痛、体位不适；心肺功能改变、缺氧加重；人工气道不通畅、移位、固定不好或受牵拉刺激患者；呼吸机同步性能差或触发灵敏度调节不当，参数设置不当	取得患者理解与配合；改变卧位；积极治疗原发疾病；保持呼吸道通畅；调整呼吸机模式和参数；合理固定气管导管和呼吸机管道；必要时进行镇静、镇痛

第三节　机械通气的护理

一、机械通气期间的监测及护理

（一）一般护理

1. 心理护理　对呼吸机治疗神志清醒的患者应认真做好心理护理，应耐心细致的解释以及语言上的精神安慰能增强患者治疗疾病的信心，发挥机械通气治疗效果的积极作用。护士可以通过表情、语言、手势、书写、卡片等方式与患者进行交流。同时经常和患者握手，亲切和蔼的语言及近距离的交谈，可以增加患者的安全感，消除或减少紧张恐惧心理。

2. 眼睛护理　昏迷患者为防止眼球干燥及角膜溃烂，可滴氯霉素眼药水或涂四环素眼膏，再用凡士林纱布覆盖眼睛。

3. 口腔护理　机械通气患者，每日应用生理盐水或漱口水口腔护理 2～3 次，或根据口腔 pH 值选择漱口液。经口气管插管患者，应有两人进行口腔护理，注意防止气管导管脱出。

4. 皮肤护理　机械通气患者，由于病情危重、营养不足、末梢循环差、机体抵抗力下降等原因，容易发生压疮。应使用气垫床、根据病区翻身变换体位、保持皮肤清洁干燥、加强营养，增强患者的抵抗力。保持会阴清洁，每天会阴护理 1～2 次。

5. 体位与肺部物理治疗　病情许可应取半坐卧位（床头抬高30°～45°），定时给患者翻身、拍背、震颤等肺部物理治疗。

（二）机械通气过程的监测

患者在机械通气期间，应严密观察患者的生命体征，重点监测神经系统、呼吸系统、循环系统、肾功能系统、动脉血气分析与血氧（详见第十一章各节）等，综合分析判断呼吸机治疗效果，预防机械通气的并发症，提高患者的安全性。

二、人工气道管理

机械通气相关人工气道主要包括气管插管和气管切开置管，护理重点包括人工气道固定、气道湿化、气道分泌物的清除、气囊管理。

（一）人工气道的固定

妥善固定人工气道，防止导管随呼吸移动。严密观察人工气道固定情况，每班记录导管插入深度，及时发现导管移位。在固定人工气道前，应保持患者的面部清洁、干净，并剃净胡须，吸净鼻腔和口腔中的分泌物。人工气道可用胶布、边带、人工气道专用固定带等固定。固定松紧度以通过一根手指为宜。固定人工气道的固定带，应定时更换或潮湿后随时更换，并注意保护面部皮肤，防止皮肤损伤。

（二）人工气道的湿化

当建立人工气道后，吸入气体绕开了上呼吸道，使上呼吸道原有的湿化、加温、过滤等功能消失，防御功能减弱。如果机械通气患者人工气道湿化不足，将在人工气道或气管和支气管内形成痰痂，影响通气治疗的效果，严重者甚至造成气道堵塞导致窒息，直接威胁患者生命。因此，做好气道湿化是所有人工气道护理的重要环节。

1. 湿化方法　机械通气患者气道湿化主要靠呼吸机湿化装置进行气道湿化，临床上最常用的呼吸机湿化装置，包括加热型湿化器、雾化湿化和热湿交换器（人工鼻）。理想的气道湿化状态是使吸入气体温度达37℃，相对湿度达100%。机械通气时使用加热湿化器对吸入气体进行温化和湿化，湿化器内需加入无菌蒸馏水，不能加入生理盐水或其他药液。滴注生理盐水已不作为常规人工气道湿化的方式，而雾化湿化更适合脱离呼吸机患者的气道湿化。

2. 湿化标准　湿化程度评定标准分为：①湿化满意：患者安静，分泌物稀薄，能顺利吸引或咳出，导管内没有结痂，呼吸道通畅，听诊无干鸣音或大量痰鸣音。②湿化不足：痰液黏稠不易吸出或咳出，导管内有痰痂、血痂，严重者可突然出现吸气性呼吸困难、烦躁、发绀及血氧饱和度下降，听诊有干啰音。③湿化过度：患者频繁咳嗽，烦躁不安，痰液过度稀薄需不断吸引，甚至可自行喷出；严重者可出现缺氧性发绀、血氧饱和度下降及心率、血压的改变，听诊肺部和气管内痰鸣音多。

（三）气道分泌物清除

1. 气道分泌物吸引指征　气道分泌物实时清除指征包括以下6个方面：气管导管内看见明显分泌物；患者频繁或持续呛咳；听诊气管或胸部有明显痰鸣音；分泌物引起的SpO_2突然降低；气道峰值压力升高；患者突发呼吸困难，口唇、黏膜发绀等。

2. 负压吸引压力　一般适宜负压为150～200mmHg。负压过大容易损伤气道黏膜引起出血等，负压过小不易清除气道分泌物。

3. 吸引方式　包括开放式和密闭式吸引方式。开放式吸引容易出现气道分泌物和呼吸机管道冷凝水外喷污染环境，同时断开呼吸机回路后PEEP消失，肺容量降低，容易出现肺内负压增加和低氧血症等。密闭式吸引方式对呼吸和循环影响较小，可减少吸引过程中肺容量损失和环境污染。

4. 吸痰注意事项 ①吸痰前、后给予纯氧，可避免出现低氧血症。②吸痰管选择不能太细或太粗、太软或太硬；吸痰管直径不应超过导管内径的二分之一，以三分之一为适宜；吸痰管长度应比气管导管长 4～5cm 为适宜。③每次吸引时间不超过 15 秒，两次吸引的间隔时间应尽量超过 10 分钟，以减少低氧血症的发生率。

5. 气道分泌物黏稠度分级 临床上通常将痰液黏稠度分为 3 度：Ⅰ度为痰如米汤或白色泡沫样，能轻易咳出，吸痰后玻璃接管内无痰液滞留；Ⅱ度为中度黏痰，痰的外观较Ⅰ度黏稠，需用力才能咳出，吸痰后有少量痰液在玻璃接管内壁滞留，但易被冲洗干净；Ⅲ度为重度黏痰，痰的外观明显黏稠，常呈黄色并伴有血痂，不易咳出，吸痰时吸痰管因负压过大而塌陷，玻璃接管内壁上滞留大量痰液且不易用水冲净。

（四）气囊管理

1. 气囊压力 常规使用气囊压力监测仪来监测人工气道气囊压力，高容低压套囊压力监测在 25～30mmHg。正确的气囊注气方法：将听诊器放在患者气管处，边向气囊注气边听漏气声，听不到漏气声时再抽出 0.5ml 气体。最简单的气囊压力监测方法是指触法，指触气囊压力的软硬度达鼻尖硬度即可。

2. 气囊上滞留物的清除 目的是清除气管插管套囊与气管壁间隙的分泌物，防止分泌物积聚引起气管黏膜糜烂及感染。目前一般不主张常规定期气囊放气，因气囊放气时间短，且影响通气功能，而气囊压迫区的黏膜毛细血管血流难以恢复。临床上利用带有侧孔的气管插管或气管切开套管，进行持续声门下吸引或气道冲洗，以清除声门下至插管气囊之间的分泌物。

《机械通气临床应用指南》推荐意见：应常规监测人工气道的气囊压力；有条件的情况下，建立人工气道的患者应进行持续声门下吸引。

三、机械通气并发症的预防与处理

（一）人工气道相关并发症

1. 气管导管堵塞 常见原因是呼吸道分泌物或呕吐物反流引起堵塞、导管位置不当、气囊滑脱嵌顿导管口、导管远端开口嵌顿于气道隆嵴及其他机械性原因。表现为不同程度的呼吸困难，严重时出现窒息、发绀和 SpO_2 下降。出现气道堵塞时应针对原因立即处理，清除呼吸道分泌物、调整人工气道位置、抽出气囊气体调整气囊位置等，必要时配合医生进行纤支镜检查清除气道分泌物及调整导管位置。经处理气道梗阻仍不缓解，则应立即拔除气管导管，重新建立人工气道。

2. 气管导管脱出 临床表现与导管堵塞相似，常见原因是气管插管下端离声门太近、固定不牢、气管套管带太松、套管垫太厚、患者过度肥胖以及咳嗽、移动体位或头后仰过伸等。

3. 喉损伤 随着插管时间延长，喉损伤机会增多。喉损伤中以喉水肿常见，也可有溃疡、坏死、声带肉芽肿形成及喉瘢痕狭窄。

4. 气管黏膜损伤 可有溃疡、坏死、出血，甚至气管食管瘘等。损伤原因有气囊充气过多、物理摩擦、吸引负压过高等。低压高容气囊的应用使气管黏膜损伤明显减少。

（二）机械通气治疗所致的并发症

机械通气过程中因通气影响呼吸与循环功能，引起循环功能障碍、通气不足、通气过度、气压伤、氧中毒与呼吸机相关性肺炎（ventilator-associated pneumonia，VAP）等相关并发症。VAP 是指机械通气 48 小时后发生的院内获得性肺炎。预防 VAP 的发生应用集束化管理模式对机械通气患者进行管理：包括手卫生、患者体位、气道管理、呼吸机管道管理等预防措施。

四、呼吸机撤离的护理

(一)撤机指征

1. 导致机械通气的病因好转或去除。

2. 氧合指标 $PaO_2/FiO_2>150\sim200$,$PEEP\leqslant5\sim8cmH_2O$,$FiO_2\leqslant40\%\sim50\%$,$pH\geqslant7.25$。COPD 患者:$pH>7.30$,$PaO_2\geqslant60mmHg$,$FiO_2<40\%$。

3. 血流动力学稳定,没有心肌缺血动态变化,临床上没有显著的低血压,不需要血管活性药的治疗或只需要小剂量的血管活性药物如多巴胺或多巴酚丁胺<5~10μg/(kg•min)。

4. 患者自主呼吸能力强,咳嗽反射良好。

(二)撤机方法

1. 直接撤机 适用于原心肺功能良好,支持时间短的患者;患者自主呼吸良好,且不耐受气管插管,直接撤离呼吸机,让其自主呼吸。

2. 呼吸模式过渡 可用 SIMV、PSV、MMV、VS 等模式过渡。

3. 间接撤机 在脱机前间隙使用射流给氧、T 管给氧等间接支持,逐渐延长脱机时间。间接撤机注意监测 SpO_2。

(三)撤机实施

撤机实施应尽量选择在白天进行,患者充分休息后的上午进行撤机,此时患者状态较好,医务人员较多,能保证及时有效观察与处理。撤机后严密观察患者病情,包括呼吸状况、SPO_2、心率、血压等,及时发现不耐受撤机指针并进行相应处理。

(四)撤机后监护

撤机后密切观察患者的呼吸情况,一旦出现以下变化,应立即行二次气管插管机械辅助通气:①发绀、呼吸频率>30 次 / 分,出现三凹征、鼻翼扇动等呼吸困难表现;②心脏手术后患者出现低心排量;③血压升高或降低超过 20mmHg,心率增加或减慢超过 20 次 / 分或突然出现心律失常;④ $PaO_2<60mmHg$,$PaCO_2>55mmHg$;⑤烦躁不安、出汗及尿量进行性减少;⑥拔管后喉头水肿或痉挛导致通气困难。

(五)呼吸机依赖护理

呼吸机依赖是指机械通气患者使用呼吸机通气支持的实际时间超过患者病情所预期的通气支持时间的一种状况,患者至少有一次撤机失败。呼吸机依赖的原因包括生理和心理因素两方面,生理因素包括气体交换降低、通气负荷增加、通气需求增加、通气驱动力降低和呼吸肌疲劳等;心理因素包括不能控制呼吸模式、缺乏动机和信心及精神错乱等。对呼吸机心理依赖的患者,应确切告知其生理指标已达到脱机标准,鼓励患者尝试脱机,脱机时做好安全保障措施,床旁严密观察患者,及时向患者反馈其各项生命体征稳定的信息,增强患者对脱机的信心。

五、呼吸机维护与消毒

(一)呼吸机定期维护

呼吸机维护应根据呼吸机厂家说明要求定时检测维护。定期检查更换氧电池、活瓣、氧流量器、过滤器及过滤网等。呼吸机每工作 1000 小时,应由工程师进行保养及检修,建立保养和维修档案。主机运行每 5000 小时、空气压缩泵使用 5000~8000 小时,进行一次大的检修。

(二)呼吸机使用前检测

呼吸机使用前一般要先接通气源和电源,接好外部管道和模拟肺,通电试机,观察机器有无故障,管道有无漏气,参数能否根据需要设置,参数显示是否准确,并运行 30 分钟左右，看看设置参数和显示参数是否一致，是否稳定，有无漂移，以便决定机器是否可以使用。检测内容包括：电源检测、气源供气检测、气密性检测、呼吸机模式和各种参数检测、报警系统检测、湿化器装置检测等。

（三）呼吸机使用中维护

保持管道的通畅性，检查呼吸机回路有无扭曲、打折、脱落、漏气；观察及处理管道内积水与冷凝水，使积水瓶处于朝下方向，随时倾倒积水瓶内的水，避免其阻塞呼吸回路或反流入机器或患者气道内；观察及时添加湿化器内湿化液，使其保持在允许刻度范围内；观察呼吸机各种设置和监测有无异常变动；各种导线、传感线有无松脱；查看空气进气口端或空气压缩机出气端的汽水分离器有无积水，机器的散热通风口有无堵塞现象。

（四）呼吸机使用后维护与消毒

1. 主机消毒　包括内部消毒和外部消毒。内部由于具有精密电子元件，建议由专业工程师进行专业消毒。外部可参考呼吸机出厂说明进行，可使用酒精或含氯的消毒液进行擦拭消毒。

2. 呼吸回路消毒　呼吸回路中包括呼吸机管道、过滤器、湿化器等。多次性呼吸管路使用后统一送供应室清洁消毒或灭菌处理，可选择使用浸泡消毒法、高压蒸汽灭菌法、环氧乙烷灭菌法等方法进行呼吸回路消毒或灭菌。有条件的医院尽可能选择使用一次性呼吸回路，以减少患者的交叉感染。

（蓝惠兰）

思考题

1. 简述机械通气的适应证与禁忌证。
2. 机械通气前应做好哪些准备？
3. 如何判断人工气道湿化效果与痰液黏稠度分级？
4. 简述呼吸机使用过程中常见报警原因与处理措施。
5. 简述机械通气常见并发症与预防措施。

中英文名词对照索引

R

S

T

W

X

参考文献

1. 吴太虎，王运斗，何忠杰. 现代院前急救与急救装备. 北京：军事医学科学出版社，2013.
2. 杨丽丽，陈小杭. 急重症护理学. 第2版. 北京：人民卫生出版社，2012.
3. 张波，桂莉. 急危重症护理学. 第3版. 北京：人民卫生出版社，2012.
4. 尤黎明，吴瑛. 内科护理学. 第5版. 北京：人民卫生出版社，2012.
5. 贾建平. 神经病学. 第6版. 北京：人民卫生出版社，2012.
6. 李乐之，路潜. 外科护理学. 第5版. 北京：人民卫生出版社，2012.
7. 刘大为. 重症医学科诊疗常规. 北京：人民卫生版社，2012.
8. 方芳. 危重症监护. 北京：人民卫生出版社，2012.
9. 席淑华. 实用急诊护理. 第2版. 上海：上海科学技术出版社，2012.
10. 康健. 内科学. 北京：人民卫生出版社，2012.
11. 美国心脏协会. 高级心血管生命支持. 杭州：浙江大学出版社，2012.
12. 美国心脏协会. 医务人员基础生命支持. 杭州：浙江大学出版社，2011.
13. 袁丽. 内分泌科护理手册. 北京：科学出版社，2011.
14. 刘春雨，王亚玲. 止血带拓展使用的研究进展. 护理学杂志，2011，26(19)：92-95.
15. 谭进. 急危重症护理学. 第2版. 北京：人民卫生出版社，2011.
16. 黄叶莉，王玚. 灾害护理学的研究现状及我国灾害护理学存在的若干问题. 齐鲁护理杂志，2011，17(31)：45-47.
17. 杨丽丽. 急救护理学. 第2版. 北京：清华大学出版社，2011.
18. 许方蕾，陈淑英，吴敏. 新编急救护理学. 上海：复旦大学出版社，2011.
19. 沈洪. 急诊医学. 北京：人民卫生出版社，2011.
20. 陆再英，钟南山. 内科学. 第7版. 北京：人民卫生出版社，2011.
21. 狄树亭，马金秀，王扣英. 急危重症护理护理技术. 北京：中国协和医科大学出版社，2011.
22. 万小燕，杜利. 急救护理. 武汉：湖北科学技术出版社，2011.
23. 吴在德，吴肇汉. 外科学. 第7版. 北京：人民卫生出版社，2011.
24. 熊云新. 外科护理学. 第2版. 北京：人民卫生出版社，2010.
25. 李春盛. 急诊医学高级教程. 北京：人民军医出版社，2010.
26. 陈孝平. 外科学(上册)(8年制及7年制). 第2版. 北京：人民卫生出版社，2010.
27. 周秀华. 急危重症护理学. 第2版. 北京：人民卫生出版社，2010.
28. 李维棣. 急救护理学. 西安：第四军医大学出版社，2010.
29. 张凤梅，贾丽萍. 急救护理技术. 北京：科学出版社，2010.
30. 傅一明. 急救护理技术. 第2版. 北京：人民卫生出版社，2008.
31. 王丽华. ICU专科护士资格认证培训教程. 北京：人民军医出版社，2008.
32. 王建，葛宝丰，刘兴炎，等. 战伤止血方法及材料研究进展. 人民军医，2008，51(1)：5-6.
33. 王艳，朱大乔，王志红. 各类止血带止血性能的研究进展. 解放军护理杂志，2008，25(5A)：34-35.
34. 博恩. 急救病人时的搬运方法. 解放军健康，2007，22(6)：9.
35. 林才经，蒋健. 现代院前急救医学. 福州：福建科学技术出版社，2007.
36. 王平. 急危重症护理学. 北京：人民军医出版社，2007.
37. 刘化侠. 急危重症护理学. 北京：人民卫生出版社，2007.
38. 王志红，周兰姝. 危重症护理学. 第2版. 北京：人民军医出版社，2007.

39. 周秀华，张静，王可富，等. 急危重症护理学. 第2版. 北京：人民卫生出版社，2006.
40. 许虹，方强，汪国建，等. 急危重症护理学. 北京：人民卫生出版社，2006.
41. 杨丽丽，方强. 急重症护理学. 杭州：浙江科学技术出版社，2005.
42. 江观玉. 急诊护理学. 北京：人民卫生出版社，2005.
43. 张波. 急救护理. 北京：中国协和医科大学出版社，2004.
44. 邓小明. 危重病医学. 第3版. 北京：人民卫生出版社，2000.
45. 肖正伦. 急危症监护医学与ICU. 广州：广东人民出版社，2004.
46. 中华医学会. 临床诊疗指南重症医学分册. 北京：人民卫生出版社，2009.
47. 王春亭，王可富. 现代重症抢救技术. 北京：人民卫生出版社，2007.